国家卫生和计划生育委员会"十三五"规划教材

全国高等中医药院校研究生教材

供中医药、针灸推拿、中西医结合等专业用

难经理论与实践

第2版

主　　审　烟建华

主　　编　翟双庆

副 主 编（以姓氏笔画为序）
　　　　　孙丽英　张永臣　陈　晓　钱会南

编　　委（以姓氏笔画为序）

马作峰（湖北中医药大学）　　张永臣（山东中医药大学）

王　黎（广州中医药大学）　　张红林（北京中医药大学）

王洪武（天津中医药大学）　　陈　晓（上海中医药大学）

朱向东（甘肃中医药大学）　　陈子杰（北京中医药大学）

孙丽英（黑龙江中医药大学）　胡亚男（长春中医药大学）

李翠娟（陕西中医药大学）　　钱会南（北京中医药大学）

吴颢昕（南京中医药大学）　　郭文娟（山西中医学院）

何秀丽（黑龙江中医药大学）　韩　捷（河南中医药大学）

谷　峰（辽宁中医药大学）　　翟双庆（北京中医药大学）

学术秘书: 陈子杰(兼)

人民卫生出版社

图书在版编目(CIP)数据

难经理论与实践 / 翟双庆主编 . —2 版 . —北京：人民
卫生出版社，2017

ISBN 978-7-117-24417-6

Ⅰ. ①难… Ⅱ. ①翟… Ⅲ. ①《难经》- 研究生 - 教材
Ⅳ. ①R221.9

中国版本图书馆 CIP 数据核字（2017）第 078536 号

| 人卫智网 | www.ipmph.com | 医学教育、学术、考试、健康，购书智慧智能综合服务平台 |
| 人卫官网 | www.pmph.com | 人卫官方资讯发布平台 |

难经理论与实践
第 2 版

主　　编：翟双庆
出版发行：人民卫生出版社（中继线 010-59780011）
地　　址：北京市朝阳区潘家园南里 19 号
邮　　编：100021
E - mail：pmph @ pmph.com
购书热线：010-59787592　010-59787584　010-65264830
印　　刷：天津安泰印刷有限公司
经　　销：新华书店
开　　本：787×1092　1/16　印张：13
字　　数：316 千字
版　　次：2009 年 2 月第 1 版　2017 年 5 月第 2 版
　　　　　2017 年 5 月第 2 版第 1 次印刷（总第 2 次印刷）
标准书号：ISBN 978-7-117-24417-6/R·24418
定　　价：45.00 元

打击盗版举报电话：010-59787491　E-mail：WQ @ pmph.com
（凡属印装质量问题请与本社市场营销中心联系退换）

出版说明

为了更好地贯彻落实《国家中长期教育改革和发展规划纲要(2010—2020年)》和《医药卫生中长期人才发展规划(2011—2020年)》,进一步适应新时期中医药研究生教育和教学的需要,推动中医药研究生教育事业的发展,经人民卫生出版社研究决定,在总结汲取首版教材成功经验的基础上,开展全国高等中医药院校研究生教材(第二轮)的编写工作。

全套教材围绕教育部的培养目标,国家卫生和计划生育委员会、国家中医药管理局的行业要求与用人需求,整体设计,科学规划,合理优化构建教材编写体系,加快教材内容改革,注重各学科之间的衔接,形成科学的教材课程体系。本套教材将以加强中医药类研究生临床能力(临床思维、临床技能)和科研能力(科研思维、科研方法)的培养、突出传承,坚持创新,着眼学生进一步获取知识、挖掘知识、提出问题、分析问题、解决问题能力的培养,正确引导研究生形成严谨的科研思维方式和严肃认真的求学态度为宗旨,同时强调实用性(临床实践、临床科研中用得上)和思想性(启发学生批判性思维、创新性思维),从内容、结构、形式等各个环节精益求精,力求使整套教材成为中医药研究生教育的精品教材。

本轮教材共规划、确定了基础、经典、临床、中药学、中西医结合5大系列55种。教材主编、副主编和编委的遴选按照公开、公平、公正的原则,在全国40余所高等院校1200余位专家和学者申报的基础上,1000余位申报者经全国高等中医药院校研究生教育国家卫生和计划生育委员会“十三五”规划教材建设指导委员会批准,聘任为主编、主审、副主编和编委。

本套教材主要特色是:

1. 坚持创新,彰显特色 教材编写思路、框架设计、内容取舍等与本科教材有明显区别,具有前瞻性、启发性。强调知识的交叉性与综合性,教材框架设计注意引进创新的理念和教改成果,彰显特色,提高研究生学习的主动性。

2. 重难热疑,四点突出 教材编写紧跟时代发展,反映最新学术、临床进展,围绕本学科的重点、难点、热点、疑点,构建教材核心内容,引导研究生深入开展关于“四点”的理论探讨和实践研究。

3. 培养能力,授人以渔 研究生的培养要体现思维方式的训练,教材编写力求有利于培养研究生获取新知识的能力、分析问题和解决问题的能力,更注重培养研究生的思维方法。注重理论联系实际,加强案例分析、现代研究进展,使研究生学以致用。

4. 注重传承,不离根本 本套研究生教材是培养中医药类研究生的重要工具,使浸含在中医中的传统文化得到大力弘扬,在讲述现代医学知识的同时,中医的辨证论治特色也在教材中得以充分反映。学生通过本套教材的学习,将进一步坚定信念,成为我国伟大的中医药事业的接班人。

5. 认真规划，详略得当　编写团队在开展工作之前，进行了认真的顶层设计，确定教材编写内容，严格界定本科与研究生的知识差异，教材编写既不沿袭本科教材的框架，也不是本科教材内容的扩充。编写团队认真总结、详细讨论了现阶段研究生必备的学科知识，并使其在教材中得以凸显。

6. 纸质数字，相得益彰　本轮教材的编写同时鼓励各学科配备相应的数字教材，此为中医出版界引领风气之先的重要举措，图文并茂、人机互动，提高研究生学以致用的效率和学习的积极性。利用网络等开放课程及时补充或更新知识，保持研究生教材内容的先进性、弥补教材易滞后的局限性。

7. 面向实际，拓宽效用　本套教材在编写过程中应充分考虑硕士层次知识结构及实际需要，并适当兼顾初级博士层次研究生教学需要，在学术过渡、引导等方面予以考量。本套教材还与住院医师规范化培训要求相对接，在规培教学方面起到实际的引领作用。同时，本套教材亦可作为专科医生、在职医疗人员重要的参考用书，促进其学术精进。

本轮教材的修订编写，教育部、国家卫生和计划生育委员会、国家中医药管理局有关领导和相关专家给予了大力支持和指导，得到了全国40余所院校和医院、科研机构领导、专家和教师的积极支持和参与，在此，对有关单位和个人致以衷心的感谢！希望各院校在教学使用中以及在探索课程体系、课程标准和教材建设与改革的进程中，及时提出宝贵意见或建议，以便不断修订和完善，为下一轮教材修订工作奠定坚实的基础。

人民卫生出版社有限公司

2016 年 6 月

国家卫生和计划生育委员会"十三五"规划教材
全国高等中医药院校研究生教材目录

一、基础系列

1	自然辩证法概论(第2版)	主编 崔瑞兰	
2	医学统计学	主编 王泓午	
3	科研思路与方法(第2版)	主编 季 光	赵宗江
4	医学文献检索	主编 高巧林	章新友
5	循证中医药临床研究方法(第2版)	主编 刘建平	
6	中医基础理论专论(第2版)	主编 郭霞珍	王 键
7	方剂学专论	主编 李 冀	谢 鸣
8	中药学专论	主编 钟赣生	杨柏灿
9	中医诊断学专论	主编 黄惠勇	李灿东
10	神经解剖学	主编 孙红梅	申国明
11	中医文献学	主编 严季澜	陈仁寿
12	中医药发展史专论	主编 程 伟	朱建平
13	医学英语	主编 姚 欣	桑 珍

二、经典系列

14	内经理论与实践(第2版)	主编 王 平	贺 娟
15	伤寒论理论与实践(第2版)	主编 李赛美	李宇航
16	金匮要略理论与实践(第2版)	主编 姜德友	贾春华
17	温病学理论与实践(第2版)	主编 谷晓红	杨 宇
18	难经理论与实践	主编 翟双庆	

三、临床系列

19	中医内科学临床研究	主编 薛博瑜	吴 伟
20	中医外科学临床研究(第2版)	主编 陈红风	
21	中医妇科学临床研究(第2版)	主编 罗颂平	刘雁峰
22	中医儿科学临床研究(第2版)	主编 马 融	
23	中医骨伤科学临床研究(第2版)	主编 王拥军	冷向阳

24　中医优势治疗技术学　　　　　　　　主编　张俊龙

25　中医脑病学临床研究　　　　　　　　主编　高　颖

26　中医风湿病学临床研究　　　　　　　主编　刘　维

27　中医肺病学临床研究　　　　　　　　主编　吕晓东

28　中医急诊学临床研究(第2版)　　　　主编　刘清泉

29　针灸学临床研究(第2版)　　　　　　主编　梁繁荣　许能贵

30　推拿学临床研究　　　　　　　　　　主编　王之虹

31　针灸医学导论　　　　　　　　　　　主编　徐　斌　王富春

32　经络诊断理论与实践　　　　　　　　主编　余曙光　陈跃来

33　针灸医案学　　　　　　　　　　　　主编　李　瑞

34　中国推拿流派概论　　　　　　　　　主编　房　敏

35　针灸流派概论(第2版)　　　　　　　主编　高希言

36　中医养生保健研究(第2版)　　　　　主编　蒋力生　马烈光

四、中药学系列

37　中药化学专论(第2版)　　　　　　　主编　匡海学

38　中药药理学专论(第2版)　　　　　　主编　孙建宁　彭　成

39　中药鉴定学专论(第2版)　　　　　　主编　康廷国　王峥涛

40　中药药剂学专论(第2版)　　　　　　主编　杨　明　傅超美

41　中药炮制学专论(第2版)　　　　　　主编　蔡宝昌　龚千锋

42　中药分析学专论　　　　　　　　　　主编　乔延江　张　彤

43　中药药房管理与药学服务　　　　　　主编　杜守颖　谢　明

44　制药工程学专论　　　　　　　　　　主编　王　沛

45　分子生药学专论　　　　　　　　　　主编　贾景明　刘春生

五、中西医结合系列

46　中西医结合内科学临床研究　　　　　主编　杨关林　冼绍祥

47　中西医结合外科学临床研究　　　　　主编　何清湖　刘　胜

48　中西医结合妇产科学临床研究　　　　主编　连　方　谈　勇

49　中西医结合儿科学临床研究　　　　　主编　虞坚尔　常　克

50　中西医结合急救医学临床研究　　　　主编　方邦江　张晓云

51　中西医结合临床研究方法学　　　　　主编　刘　萍　谢雁鸣

52　中西医结合神经病学临床研究　　　　主编　杨文明

53　中西医结合骨伤科学临床研究　　　　主编　徐　林　刘献祥

54　中西医结合肿瘤临床研究　　　　　　主编　许　玲　徐　巍

55　中西医结合重症医学临床研究　　　　主编　张敏州

前　言

　　为了更好地贯彻落实《国家中长期教育改革和发展规划纲要》和《医药卫生中长期人才发展规划（2011-2020年）》，进一步适应新时期中医药研究生教育和教学的需要，推动中医药研究生教育事业的发展，经全国高等医药教材建设研究会、人民卫生出版社研究决定，在总结汲取首版教材成功经验的基础上，开展全国高等中医药院校研究生规划教材（第二轮）的编写工作。

　　本教材以上版《难经理论与实践》教材为参考版本，组织全国《难经》专家编写，是国家卫计委"十三五"规划教材，供全国高等中医药院校中医类、针灸推拿、中西医结合类专业研究生使用。

　　《难经》全名《黄帝八十一难经》，以问答体形式讨论了八十一个医学问题，对《内经》相关理论进行补充和发挥，在元气、命门、三焦、奇经、腧穴理论以及脉法、针刺补泻手法等方面，均有重要阐述，对于中医基础理论、中医诊断学、针灸学等学科的形成和发展，有着重要贡献。全国高等中医药研究生培养教育开展以来，《难经》规定为中医基础理论的学位课和其他专业的选修课。北京中医药大学烟建华教授于2009年主持编写研究生教材《难经理论与实践》，重点阐述《难经》原创理论和特有的诊治方法，并紧密联系有关科研成果和临床实践，以期加深对《难经》理论的理解，打好中医研究基础并开拓思路，提高中医研究能力，同时为《难经》教材编写积攒了宝贵的经验。为适应时代发展和高等中医药教育教学的要求，本教材在原有教材的基础上，进行了如下改动：教材分为总论和各论两部分，总论部分介绍《难经》成书与流传及《难经》的主要内容与学术成就，并强调《难经》与《内经》的学术传承。各论部分分为五章，第一章《难经》藏象理论，阐述《难经》的解剖学成就、脏腑理论、营卫气血理论及其应用，以及《难经》元气、命门、三焦理论与应用；第二章《难经》脉学理论，阐述《难经》寸口脉法、阴阳脉法、元气脉诊及应用；第三章《难经》疾病理论，重点讨论《难经》病机理论特点及伤寒、积证、不寐等病证理论与应用；第四章《难经》经络腧穴理论，重点阐述奇经八脉理论及五输穴、原穴的概念与临床应用；第五章《难经》针刺理论，介绍《难经》针法原则、刺法要领及补泻法。另外，由于学生对《难经》原文较为生疏，所以在每一章末附相关《难经》原文及校释,援引注家注文,以资检索学习参考。

本教材所辑《难经》原文,据1991年人民卫生出版社《难经校注》为底本,凡与其他版本有重要出入而义理难明或疑似处,在校释中加以说明。由于我们在《难经》教材编写方面经验不足,其中难免存在不成熟乃至不当之处,希望师生们在使用中发现问题,给予指正,以便进一步修订提高。

编 者

2017年1月

目 录

总 论

第一章 《难经》的成书与流传 ……………………………………………………………… 1
　　第一节 《难经》的作者与成书年代 ………………………………………………… 1
　　第二节 《难经》的流传与后世注本 ………………………………………………… 5

第二章 《难经》的内容与学术成就 ……………………………………………………… 11
　　第一节 《难经》的主要内容 ………………………………………………………… 11
　　第二节 《难经》的学术成就 ………………………………………………………… 13
　　第三节 《难经》与《内经》的学术传承 ………………………………………… 17

各 论

第一章 《难经》藏象理论 ………………………………………………………………… 19
　　第一节 《难经》的解剖学成就 ……………………………………………………… 19
　　第二节 《难经》脏腑理论及其临床应用 ………………………………………… 23
　　第三节 《难经》营卫气血理论与应用 …………………………………………… 28
　　第四节 《难经》元气、命门、三焦理论与应用 ………………………………… 31
　　【相关原文校释】……………………………………………………………………… 48

第二章 《难经》脉学理论 ………………………………………………………………… 56
　　第一节 《难经》寸口诊法 …………………………………………………………… 56
　　第二节 《难经》阴阳脉法 …………………………………………………………… 70
　　第三节 《难经》元气脉诊 …………………………………………………………… 74
　　【相关原文校释】……………………………………………………………………… 77

第三章 《难经》疾病理论 ………………………………………………………………… 92
　　第一节 《难经》病因病机理论 ……………………………………………………… 92
　　第二节 《难经》病证举要 …………………………………………………………… 98
　　【相关原文校释】……………………………………………………………………… 115

第四章 《难经》经络腧穴理论 …………………………………………………………… 123

第一节 《难经》经络理论 ………………………………………………………… 123

第二节 《难经》腧穴理论 ………………………………………………………… 140

【相关原文校释】 ………………………………………………………………… 159

第五章 《难经》针刺理论 ……………………………………………………………… 168

第一节 《难经》针刺治疗原则 …………………………………………………… 168

第二节 《难经》针刺方法 ………………………………………………………… 170

第三节 针刺补泻手法 ……………………………………………………………… 176

第四节 配穴补泻手法 ……………………………………………………………… 182

【相关原文校释】 ………………………………………………………………… 190

主要参考书目 …………………………………………………………………………… 195

总 论

第一章 《难经》的成书与流传

　　《难经》是与《内经》并称的中医经典著作之一,不仅在藏象、经络、病机、病证以及脉诊、针灸等方面对中医学系统理论的形成有重要贡献,而且有其独特的学术思想,在中医学术发展史上占有重要地位。

第一节 《难经》的作者与成书年代

　　《难经》,全称《黄帝八十一难经》,计三卷,是在《内经》之后又出现的一部中医经典著作,其成书年代及作者众说不一,历代医家、学者虽有考论,但迄今仍无定论。

一、《难经》成书年代诸说举隅

　　关于《难经》的成书年代,历代论说不一,主要有战国成书说、西汉成书说、东汉成书说等。

　　(一)战国成书说

　　《难经集注·杨玄操序》云:"《黄帝八十一难经》者,斯乃渤海秦越人之所作者也。"《旧唐书·经籍志》亦载有"《黄帝八十一难经》二卷,秦越人撰。"此论主要依据《史记·扁鹊仓公列传》,因书中有"至今天下言脉者,扁鹊也"之说,而此扁鹊即战国时秦越人。唐后医家,多宗此说。如清·叶霖曰:"世传之《难经》者,其为汉以前书无疑。"

　　(二)西汉成书说

　　此说主要依据《内经》《难经》的学术源流继承关系,或以《难经》为仓公淳于意的门徒弟子所著,因而有学者认为:"《难经》是继《内经》之后的又一部中医古典著作,其成书年代可以确定在东汉以前,大约编撰于西汉时代"。

　　(三)东汉成书说

　　日·丹波元胤《难经疏证》云:"详玩其文,语气较弱,全类东京,而所记亦多与东京诸书相出入者。"并举元气、金木浮沉、泻南补北等说以及脉法三部、仓公诊籍不见,而仲景、叔和

1

据而用之的情况，推测"其决非出西京人手"，而是东汉时期的作品。现代学者李今庸亦赞成此说，认为《难经》成书的时间，大约在后汉，并进一步确定"下限很大可能就在公元106年，即后汉殇帝延平左右"。

（四）其他观点

除上述外，还有成书于上古说、六朝说、唐以后成书说等。如晋·皇甫谧《帝王世纪》云："黄帝有熊氏，命雷公、岐伯论经脉，旁通问难八十一，为《难经》"，将成书推之于上古。又，清·姚际恒《古今伪书考》倡六朝伪书之托名说，认为此书《史记》《汉书·艺文志》未载而首见于《隋书·经籍志》，最早注释者吕广并非汉末三国吴人而是隋代吴地人，近代学者恽铁樵、廖平、范行准等亦推此说。更有人从《难经》与《脉经》《针灸甲乙经》的关系推论此为唐后著作，如黄云眉《古今伪书考补正》，响应者甚少。

二、《难经》成书年代考订与沿革

有关《难经》成书年代的不同观点，并非只是确定书成何时的简单问题，而是涉及学术源流及其发展的重要内涵，有利于更准确理解、掌握其理论内容，也有利于全面、系统地整理和确立中医有关理论的学术发展脉络，在《难经》的学术研究中占有重要地位。

上古成书说不足为信，言"黄帝"只是尊崇、托名而已。战国成书说，主要依据《史记》所言"至今天下言脉者，由扁鹊也"，但书中并未记载秦越人撰写《难经》的史实；且《脉经》中所载《难经》之文，并未标明为扁鹊所言，而所引扁鹊之文，并不见于今本《难经》，据此，多数学者对战国成书说持怀疑或否定的意见。六朝成书、唐后成书两说，所持依据多为推论，而东汉·张仲景《伤寒杂病论·自序》撰用《八十一难》则为难以回避的事实，书中以独取寸口为基本脉法指导辨证治疗更是无可否认的证据，因而此两说不能成立。至于汉代成书说，则多有支持者，但又有西汉、东汉之别。从其书名不载于《汉书·艺文志》而初见于《伤寒杂病论·自序》这一基本事实来看，东汉之说似更有力。

（一）《难经》成书年代的考订

经典著作的成书年代的考订是一项十分复杂且难度很大的学术研究。一是由于经典著作本身写作与成编历程复杂，往往既有创始人的原作，又有门徒、后人的补充或注释混杂其中；二是传承过程久远而其中又多变故，如篇目文字移易、脱简蚀阙以及传抄错误等，在所难免。特别是医学著作，古称"禁方"，门派学验，各不交流。即便传世，集文成书，又时空悬隔，给研究者造成诸多困难。为此，古代文献成书时代的考订，难取孤证，必须综合分析，方臻可信。今就《难经》成书的有关资料分析如下。

1. 文献记载　先秦文献中未见《难经》之名；西汉官私文献之著于世者，如《史记》《汉书》《春秋繁露》《淮南子》等，亦无《难经》的记载。《难经》之名，最早见于东汉·张仲景《伤寒杂病论·自序》，其曰："撰用《素问》《九卷》《八十一难》《阴阳大论》《胎胪药论》，并平脉辨证，为《伤寒杂病论》，合十六卷。"《难经》全名称《黄帝八十一难经》，因此一般认为，这是最早记载的历史文献。

晋·王叔和《脉经》是中医第一部脉学专著。书中虽未言及《难经》之名，但文字多与《难经》同，如《辨尺寸阴阳荣卫度数》与一难、二难、三难同，《持脉轻重法》与五难同，《辨脉阴阳大法》前半部分与四难同等。从书中内容看，其所引用、发挥的内容，以《内经》《难经》《伤寒杂病论》为主，特别是其所载《难经》内容，全是直接引用而不标明出处，是《脉经》对

《难经》在脉学上的直接继承。此外,晋代文献除《脉经》外,晋·皇甫谧的《帝王世纪》亦提及《难经》,皇甫氏云:"黄帝有熊氏,命雷公、岐伯论经脉,旁通问难八十一,为《难经》。"如此,则可确定《难经》成书下限在东汉末之前。

另,官方史志最早记载见于《隋书·经籍志》,其列目有"《黄帝八十一难》二卷;梁有《黄帝众难经》一卷,吕博望注,亡。"《旧唐书·经籍志》亦载有:"《黄帝八十一难经》二卷,秦越人撰。"自此之后历代均有记载。

2. 学术发展 学术发展水平是考查古代文献写作或成书年代的较为可靠、扎实的基础依据。《难经》成书年代的考订中,学术考据也能发挥其基础作用。

其一,元气理论医学化。"元气"最早见于道家著作《鹖冠子》,其后西汉·董仲舒《春秋繁露》始论元气,如其《王道》云:"元者,始也,言本正也……王正,则元气和顺,风雨时,景星见,黄龙下。"及至东汉,元气之说才遍及学术,如东汉·王充《论衡》。《难经》亦论及元气,虽全书仅一次,如十四难:"脉有根本,人有元气",《春秋繁露·重政》云:"元犹原也。"所以其同义词"原气"出现多次,并成为其学术创新基础。《内经》无元气之说。医学元气之论,显然是从哲学引入的。因此,《难经》成书的时间,自然不会早于西汉。

其二,脉法水平。《史记》虽载扁鹊善脉,但未提及其著作。从西汉·淳于意二十余"诊籍"分析,虽已运用独取寸口之脉诊法,但与《难经》相比,却显得粗浅幼嫩,或与《难经》有师承源流关系。《内经》虽有"气口何以独为五脏主"之论独取寸口脉法,但未分寸关尺三部、浮中沉九候及配套理论与方法,而至《难经》已臻成熟,其间之学术源流发展,自然需要时间来造就,因而《难经》成书应晚于《史记》与《内经》。

其三,阴阳五行泛化。阴阳五行虽渊源甚深,但在春秋战国的诸子当中并未得到独尊,西汉时期儒家为适应需要,将其经典阴阳五行化,深得汉皇心意,于是以西汉·董仲舒《春秋繁露》为代表,运用阴阳五行作为"天人相副"的工具,在营造"独尊儒术"政治气候的同时,阴阳五行成为解释一切自然、社会现象的"万能工具"。考《难经》也有学术内容阴阳五行化的明显倾向,如三十三难以阴阳互根、五行交会论肝肺浮沉,四十一难以系阴近阳、犹有二心论肝有两叶,六十四难以阴阳刚柔、五行生克论五输穴属性等。可见,与西汉政治环境的时代关系亦可作为《难经》成书时代的佐证。

3. 文词术语 《难经》中的文词术语称谓具有汉代特征,如《中国医籍考》丹波元胤引其先子曰:"《八十一难经》较之于《素问》《灵枢》,其语气较弱,似出于东都以后之人,而其所记又有与当时之语相类者。若'元气'之称,始见于董仲舒《春秋繁露》、扬雄《解嘲》,而至后汉,比比称之;'男生于寅,女生于申',《说文》'包'字注,《淮南子》高诱注、《离骚章句》,俱载其说;'木所以沉,金所以浮',出于《白虎通》;'金生于巳,水生于申','泻南方火,补北方水'之类,并是五行纬说家之言,而《素》《灵》中未有道及者,特见于此书。"亦有先秦习语而汉代改称者,如有学者考证,五难"菽"字乃先秦称谓,汉代则改称"豆",《难经》用"菽"而不用"豆",说明某些部分可能写作较早。

4. 辟讳 辟讳是中国古代特有的现象,也可作为文献年代的佐证。今举数例如下:

其一,《难经集注》有吴·吕广注,多数学者认为吕为汉末三国吴之太医令。唐人在《玉匮针经》序中云:"吕博,吴赤乌二年为太医令,撰《玉匮针经》及注《八十一难》,大行于世。"此吕博与《隋志·经籍志》引梁·阮孝绪《七录》"《黄帝众难经》一卷,吕博望注,亡"之吕博望系同一人,即吴·吕广。因避隋炀帝之讳而改"广"为"博"。吕与张仲景或为同时代人,而距晋·王叔和晋·皇甫谧不远，可证《难经》已成书并流行于世。

其二，十五难有："春脉弦……益实而滑，如循长竿曰病""夏脉钩……来而益数，如鸡举足者曰病"之文，与《素问·平人气象论》文字同，唯《素问》作"盈实而滑，如循长竿曰病""实而盈数，如鸡举足者曰病"。文中的两个"盈"字，《难经》均作"益"，有人认为是避汉惠帝刘盈的庙讳而成书其后。惠帝刘盈是西汉第二帝，公元前194—公元前188年在位7年。

其三，十六难有"其病四肢满，闭癃，溲便难，转筋"之文，而《金匮要略》均用"淋"不用"癃"。隆，是汉殇帝刘隆之讳，殇帝刘隆于公元106在位1年，《难经》用"癃"而避其讳，可能已经成书。

从以上讨论可基本推断，《难经》的成书大约可定于汉代，但有些内容较为古老，或可追溯到战国，而下限不晚于东汉末，如果考虑《汉书·艺文志》未予载录诸情况，很可能最后于东汉成书。

（二）《难经》之沿革

最早记载《难经》的是东汉·张仲景的《伤寒杂病论》，最早注释《难经》的是三国时期吴太医令吕广，最早引用《难经》原文的是晋·王叔和的《脉经》。官方文献资料第一次记载《难经》的是《隋书·经籍志》，此后，唐·杨玄操亦为《难经》作注，《旧唐书·经籍志》《新唐书·艺文志》均记载了此书。然而随着历史的变迁，《难经》原书及这些注本均已佚。

现行的《难经》，虽然经过历代医家的编辑注释，古今文字可能有所不同，如清·孙鼎宜曰："今文之注，始吴广而渐盛；而古文则传云出自王叔和。"《难经集注·杨玄操序》亦云："此教所兴，多历年代，非唯文字舛错，抑亦事绪参差，后人传览，良难领会，今辄条贯编次，使类例相从。"但这些编注，仍基本保留了《难经》原貌，故张寿颐《难经汇注笺正·自序》云："是真医经中的最早古者。"

三、《难经》的作者问题

《难经》的作者问题上亦有不同观点，有黄帝说、扁鹊秦越人说、淳于意师徒说等。黄帝说自不必辨，今就扁鹊秦越人说、淳于意师徒说略作解析。

秦越人说，首见于《难经集注·杨玄操序》，其云："黄帝八十一难经者，斯乃渤海秦越人之所作者也"。《旧唐书·经籍志》取其说，《新唐书·艺文志》亦称"秦越人《黄帝八十一难经》二卷。"其根据即《史记·扁鹊仓公列传》"至今天下言脉者，由扁鹊也"及"（公乘阳庆）传（仓公）黄帝扁鹊之脉书"等记载。唐以后的历代医家多赞同此说。如清·叶霖《难经正义》云："世传之《难经》者，杨玄操《序》言渤海秦越人所作……是即史迁《仓公传》所谓扁鹊之脉书也。"近世有人怀疑秦越人著《难经》的说法。其理由：一是文献无证。《史记·扁鹊仓公列传》《汉书·艺文志》均无记载；《伤寒杂病论》《隋书·经籍志》虽提及书名，但未注明作者；《脉经》引扁鹊诸说，未见于《难经》，而引《难经》文又不属于扁鹊。二是文字、术语的时代性不合。如元气之称，男生于寅、女生于申，金木沉浮之说均是汉人所为，非先秦之语。

淳于意师徒说，主要以《难经》"独取寸口"脉法与仓公淳于意诊籍中的脉法相合为据，前已提及，两者在脉法水平上的差距较大。唯从诊籍中的"肝脉弦，出左口""心脉浊""切之，得肾反肺""脉无五脏气"等记载，亦可知其已有寸口分部以察五脏气、诊断五脏病的方法，因此若认为西汉·淳于意师徒或许是《难经》脉法成熟过程中的推进者，也是可以的。

从《难经》的学术内容与文字表述情况来看，理论观点有不同的痕迹，如经脉有十一说、十二说、手心主及其经脉的定位,诊脉切按指力三种模式等,说明《难经》非一人之作,故烟建华教授认为:"就文献记载,文义医理而论,此书当非一人所为,很可能是古代医家私授门徒释难解惑的记录,辗转相传,又不断整理补充而成的。"张寿颐《难经汇注笺正》也云:"《八十一难》本文,盖出于战国秦汉之间,各道其道,必非一时一人之手笔。"

第二节 《难经》的流传与后世注本

《难经》是中医学理论奠基的经典之一,其文辨析精微,词致简远。自其成书以来,历代医家多有注释。由于《难经》原书早已亡佚,今所传本,都是诸家的注本。据不完全统计,有书名可考的研究专著达140余种,注释方法分为以下几类:

第一,随文注释。如三国时期吴太医令吕广撰《难经注解》,采取随文注释的方法,共24难167条,是《难经》最早的注释本,惜已亡佚。《难经集注·杨玄操序》云:"逮于吴太医令吕氏为之注解,亦会合玄宗,足可垂训,而所释未半,馀皆见阙。"如今吴·吕广注本已不可见,其注文载于《难经集注》中。

第二,分类注释。如唐·杨玄操是分类研究注释《难经》的第一人。杨氏《难经注释》对《难经》重新编次,采取"类例相从"的分类方法,将《难经》分为十三类。其后,元·吴澄也采取分类注释的方法,将《难经》分为六类。元·滑寿在撰写《难经本义》时,又将《难经》分为七类。

第三,训诂校勘。历代对《难经》进行校勘训诂研究的医家颇多。宋代有王九思、王鼎象、石友谅、王惟一等,主要是校正音释,论在《难经集注》中。元·滑寿《难经本义》校勘《难经》中错简衍文19条,多为理校。张寿颐《难经汇注笺正》,对元·滑寿《难经本义》中的"难经汇考""阙误总类"进行了审订。

第四,集注荟萃。现知最早的《难经》集注本是《王翰林黄帝八十一难经集注》,简称《难经集注》,它保存了北宋以前的五家注、三家校及一家音释,是现存的最早注本。据日·丹波元胤《医籍考》转引,有《难经十家补注》,当是《难经集注》的前身。金·纪天锡《集注难经》及现代郭霭春《八十一难经集解》等,均系集注。

历代《难经》注本为我们今天研究《难经》提供了很好的素材。现将一些有关《难经》代表性注本简介如下:

一、难经集注

书名原为《王翰林集注八十一难经》。题王九思、王鼎象、石友谅、王惟一,集吴·吕广、唐·杨玄操、宋·丁德用、宋·虞庶、宋·杨康侯的注释而成,并附有音释,共五卷,简称《难经集注》。王惟一是北宋翰林医官,王鼎象、石友谅并不可考。数人中以王九思最晚出,故一般称该书为王九思辑。注家中,保存了吴·吕广、唐·杨玄操、宋·丁德用、宋·虞庶、宋·杨康侯五家的注释,其中引吕注167条(共计二十四难),杨注185条,丁注247条,虞注291条,唐·杨玄操与宋·杨康侯之说混,康侯仅存2条。丁、虞注文在医理方面每多阐发,对吕、杨之注有所评议。该注本是《难经》一书现存最早的注本,流传较广。

本书依照唐·杨玄操"条贯编次,使类例相从"的原则,按脉诊、经络、脏腑、疾病、腧穴、针法等次序分为十三篇。书中的分类虽然较为繁琐，注释并未尽善，但是，该书集宋以前注《难经》的成就，有注有评，对于经义隐奥者又列有图表加以阐发，因而可以开拓思路，是学习《难经》的重要参考书。清·钱熙祚《难经集注·跋》评价云："此书所集诸家之注，未必尽是，然尚循文释义，不为新奇可喜之谈。由是以讲求蕴奥，俾古人之意，晦而复明，而妄议古人者，亦得以关其口而夺之气，讵不是重也与！"

该书中的吕注是已知《难经》的最早注文，丁注中载有最早的古本《难经》遗文。另外，书中还多处引用《黄帝内经》等经典医籍及其他经史书籍的书文，故本书对于后人整理研究古本《难经》，了解《难经》早期注本情况及古医籍的校勘等，均有重要参考价值。

二、难经句解

宋·李駉《难经句解》仍有存本，共七卷，又称《黄帝八十一难经纂图句解》，成书于南宋咸淳五年（1269年），初刊本《黄帝八十一难经纂图句解》八卷，已佚。《绛云楼书目》作《图注难经》，《元史·艺文志》作《李晞范注难经》，现存最早者为元刊本，书名《新刊晞范注解八十一难经》八卷，日本静嘉堂所藏其影印本，已收入《难经古注集成》。明代《道藏》太玄部作《黄帝八十一难经纂图句解》七卷，图一卷，共76页，有上海涵芬楼影印本，上海商务印书馆影印本，文物出版社等影印本（1988年）。

宋·李駉，字子野，南宋临川人，其据前人注本加以注解。其注融会诸家之说，而断以己意。对荣卫部位、脏腑脉法、经络腧穴，论之尤详。编末附《黄帝八十一难经注义图序论》一篇，综述大法，并指摘唐·杨玄操注本之有害义理者。李氏在自序中云："敬以十先生《补注》（指《难经十家补注》）为宗祖，言言有训，字字有释"。其编次与《难经集注》同，书前载图30余幅，包括内脏部位图等。注文内容平平，清·戴元《九灵山房集·沧洲翁传》记载明·吕复对是书的评价是"无所启发"，但宋代的《难经》注本得以保存并流传至今者很少，此书现存《道藏》本，是研究宋代《难经》注解成就的重要参考书。

三、难经本义

元·滑寿所著，共上、下二卷，撰注于元代末期至正二十一年（1361年），初刻于至正二十六年（1366年），初刊本已不存。现存最早者为明万历十八年（1590年）刊蓝印本（上海图书馆藏）。其次为明万历二十九年（1601年）《古今医统正脉全书》本（1963年人民卫生出版社有此书校勘排印本）。其他刊本多种，如清·周学海《增辑难经本义》，还有日本医家的多种补注本，如《难经本义抄》《难经本义摭遗》《难经本义疏》等。

滑氏鉴于《难经》原书文字缺漏，编次错乱，而历代注本又不够理想的情况，遂参考元代以前《难经》注本及有关医籍诠注《难经》，对其中的部分内容进行考订辨析。本书首列"汇考"一篇，论述原书名义源流；次列"阙疑总类"一篇，记述脱文误字；再次列"图说"一篇，制图十三幅，将有关疑难的内容加以图解。正文二卷，先列原文，次置注释，注中考证原文在《内经》的出处，融合唐、宋、金、元二十余家的论述，并结合个人见解加以发挥，因此能够博采诸家精要，发明《难经》本义。

全书说理条达，注释晓畅，在《难经》注本中影响较大。《四库全书总目提要》云："其注则融会诸家之说，而以己意折衷之。辨论精核，考证亦极详审""寿本儒者，能通解古书文义，故其所注视他家所得为多云"。

又《难经本义·难经汇考》载:"滑氏曰:此书固有类例,但当如《大学》,朱子分章以见记者之意则可。不当以已之立类,统经之篇章也。今观一难至二十一难,皆言脉。二十二难至二十九难,论经络流注、始终、长短、度数、奇经之行,及病之吉凶也。其间有云脉者,非为尺寸之脉,乃经隧之脉也。三十难至四十三难,言营卫、三焦、脏腑、肠胃之详。四十四、五难,言七冲门,乃人身资生之用,八会为热病在内之气穴也。四十六、七难,言老幼寐寤,以明气血之盛衰,言人面耐寒以见阴阳之走会。四十八难至六十一难,言诊候病能,脏腑积聚,泄利,伤寒杂病之别,而继之以望、闻、问、切,医之能事毕矣。六十二难至八十一难,言脏腑荣俞,用针补泻之法,又全体之学所不可无者。此记者以类相从,始终之意备矣。"

四、勿听子俗解八十一难经

明·熊宗立所著,共七卷(包括首卷一卷),又名《新编俗解八十一难经图要》。撰于明正统三年(1438年),刊于成化八年(1472年),原书已佚。现存中国中医科学院藏日本宽永四年(1627年)复刻本。1983年中医古籍出版社据日本翻刻明成化八年鳌峰中和堂本影印。

明·熊宗立(约1409—1482年),一名均,字道轩,自号勿听子,明建阳(今福建建阳县)人,师从明·刘剡学医,推崇五运六气之说,著述甚丰,日本医生真长兰轩曾从其学。本书卷首1卷,为《新编俗解八十一难经图》,共绘有解释《难经》本文的图表28幅。正文6卷,则逐条作注,系作者根据自己的体会,用浅显的文字,对《难经》难释的字义、词义及主要的内容都做了较通俗的解释,故名"俗解",便于初学者阅读。

五、图注八十一难经辨真

明·张世贤所著,共八卷(又有四卷本,内容同),又名《图注八十一难经》,简称《图注难经》,为全图注释《难经》较早的,且注文较通俗;刊本又多与张氏注释的《图注叔和脉诀》合刊,并称《图注难经脉诀》,是注本之中刊本最多,流传甚广的一种《难经》注本。撰注于明正德元年(1506年),最早版本为明正德五年(1510年)吴门沈氏碧梧亭校刊本,为八卷。《明史·艺文志》载:"张世贤《图注难经》八卷。"清初顺治庚寅武林马之骧校定为四卷。后世书商曾改称《图注八十一难经辨真》刊行。现有多种明刻本、二十种清刻本、上海中医书局铅印本等。

明·张世贤,字天成,号静斋,四明人。张氏鉴于《难经》一书文义隐奥,以前各代学者的注本中,除诠解文义外,附图解较少。《四库全书总目提要》载:"《图注难经》八卷,明·张世贤撰。世贤,字天成,宁波人,正德中名医也。《难经》旧有吴·吕广,唐·杨玄操诸家注。宋嘉祐中,丁德用始于文义隐奥者,各为之图。元·滑寿作《本义》,亦有数图,然皆不备。世贤是编于八十一篇,篇篇有图,凡注所累言不尽者,可以披图而解。惟其中有文义显然,不必待图始解者,亦强足其数,稍为冗赘。其注亦循文敷衍,未造深微。"张氏重新为之增绘图表,使每难一图,以帮助读者理解原文蕴义。

明·徐昂《图注八十一难经·序》中指出本书的特点:"折衷群书,修以己意,每节为之注,每难为之图,精微曲折,如指诸掌。然后八十一难答以发明,而八十一图始见详备。"张氏注文之中间有见地,附图之中亦有成就者,如他根据《难经》的记述,绘制了两幅人体脏腑解剖图,都达到了相当高的科学水平,一幅是四十一难"肝有两叶图",是一个躯体右侧斜向矢面图,各脏器部位基本上与现代解剖学的描述一致,另一幅是四十二难"人身之背面脏腑形状图"，图中心、肝、脾、肺、肾、胃、小肠、大肠等的解剖部位，几乎与现代解剖学所见一样。本书出版于1510年，比魏扎里《人体的构造》要早半个世纪。

六、难经经释

清·徐大椿所著，二卷，撰注于清雍正五年（1727年）。初刊本为1727年徐氏洄溪草堂自刊本，有清乾隆间半松斋《徐氏医书六种》刻本，《徐灵胎医学全书》本。

清·徐大椿，字灵胎，晚年自号洄溪老人，江苏吴江人。徐氏对医学修养有素，知识渊博，他振笔直书，独抒所见，文理畅达，别具风格，注文中常前后联系参照，有助于理解。

徐氏认为，《难经》不能称为经典著作，而是"以《灵》《素》之微言奥旨，引端未发者，设为问答之语，俾畅厥义"，把《难经》视为是传《内经》之学者。他认为历代注家，不能从源及流，纵然有对此大存可疑者，也多曲为解释，"于是本其发难之情，先为申述《内经》本意，索其条理，随文注释，既乃别其异同，辨其是否"，即采取"以经释经"的方法研究注释《难经》。因此，其注《难经》以《内经》理论为本，对照《内经》《难经》二书有关内容，阐发义理及其学术渊源，至其内容有不本于《内经》，而与《内经》相发明者，则承认其别有师承，而摘《内经》之言以证之。

此书引《内经》以释《难经》，并从而发挥经旨，阐发真义，说理条畅，特别是不杂引诸注，而独抒己见，更难能可贵，不失为学习《难经》较好的参考书。故日·丹波元胤曰："注中浚明注家未发之义者，亦不为少矣""其传于今者，可以为后学之津梁也"。

本书的不足之处，主要是把"《难经》之必不可违乎《内经》"的信条绝对化，因而对于"有不合《内经》之旨者，援引经文以驳正之"，造成失当之举。如援引《内经》论述，驳《难经》右肾命门、三焦无形之说，便是如此。

七、古本难经阐注

清·丁锦所著，共四卷，撰注于清乾隆元年（1736年），初刊本为乾隆三年（1738年）苏州刻本。此后有多种复刻本，如嘉庆五年（1800年）张近溪重刻本，同治三年（1864年）赵春普重刻本等。

清·丁锦，字履中，号适庐老人，江苏云间（今上海市松江县）人。丁氏自称曾获见《难经》古本，其排列次序及文字均与通行本有一定出入。故据此本并参考其他刊本予以校订、注释，注文主要参阅《内经》等书以发《难经》之蕴义，书中颇多个人独到见解，并对某些病证提出方治意见。他在《自序》中曰："予自庚戌（清·雍正八年，1730年）之秋，游武昌，客参政朱公所。公素好医，出箧中《古本难经》，乃晋·王叔和医范三经之一也。开卷观之，异于坊本，如古之三难误列十八难；古之十二难误列七十五难，共误三十余条。而式亦不类于坊本，其问词升一字，经也；其对词降一字，引经以释经也。以今本对校，心目之间，恍若有见。由是而推其论脉、论症、论治，莫不曲畅旁通。此诚济世之津梁，医林之至宝也。"丁氏乃以今本对勘之，凡互异之三十余条悉依古本厘正；又参考吴·吕广、唐·杨玄操、宋·庞安常、元·陈瑞孙、宋·虞庶、宋·丁德用、宋·宋廷臣、宋·谢晋翁、宋·王宗正、金·张元素、元·滑伯仁、明·熊宗立、金·纪天锡、宋·周与权、明·张世贤、明·马莳、明·吴鹤皋十七家之说，加以注释评述，以骥本义复显；其阐述注释，通俗扼要，使《难经》之旨曲畅旁通，向为学者所推崇。

八、难经正义

清·叶霖所著,共六卷,撰注于清光绪二十一年(1895年),初刊于光绪二十一年。1936年上海世界书局铅印《珍本医书集成》本。1980年上海科学技术出版社出版吴考槃据初刻精抄本点校本,收入《中医古籍整理丛书》。

清·叶霖,字子雨,江苏扬州人。此书有考证、有分析。吴考槃《难经正义·点校后记》云:"本书为叶霖晚年著作,叶氏医林物望,名满遐迩,本书探微索隐,寻其旨趣,辨析精切,考证详审。如浮象火上炎,沉象水润下;三菽之通称三部,至骨之微举其指,数热迟寒之只言其常,针石之去邪即所以补正等。均能发前人之所未发,明前人之所未明。且所引《素》《灵》文字,全有篇名查对,对于脏腑部分,兼采西说引证,为近今中西医结合之先河,确是《难经》注疏之有数善本,虽其书限于历史条件,尚存可议之处,亦属瑕难掩瑜。"上述吴氏之评议,颇为中肯。

九、难经汇注笺正

民国·张寿颐所著,分上中下三卷。撰注于1923年。有1923年兰溪中医专门学校石印本,1961年上海科学技术出版社铅印本。

张寿颐,字山雷,浙江嘉定人。张氏对于《难经》进行了深入的研究,他在浙东兰溪中医专门学校执教《难经》课程时,撰写了本书作为教材。本书主要以元·滑寿《难经本义》及清·徐大椿《难经经释》为据,参考选用历代各家《难经》注文,并结合张氏本人的见解,将《难经》原文进一步予以校注,引用资料较多,对《难经》经文的阐释较为明晰。卷首录唐·杨玄操、宋·李子埜、元·张翥、清·徐洄溪、清·周徵之等序文,并录元·滑寿《难经本义》中的"难经汇考""阙误总类"等,都一一加以"笺正",提出自己的见解。书中注释《难经》的基本方法是,以元·滑寿《难经本义》及清·徐大椿《难经经释》为主,"汇集各注,释其精切不浮者,摘取入录,而删除其空廓无谓之语,参以拙见所及,为经文疏通而证明之。颜以'笺'字,遇经文之不通者,必直抒己见,不欲转展附会,以盲引盲,则别以'正'字标之"。在正文之前,另有卷首,内列作者认为善本之序、跋、提要七则,以及元·滑寿《难经本义》中"难经汇考""阙误总类"两项;每难之下,首列"汇注"后附"笺正",有疑异则加"考异"。

此书汇集各注精要,并结合自己的见解而进行疏证,颇能阐发真义。如注二十五难曰:"肾脏属水,而真阳之窟宅即寓其中。所谓生气之原者,即此肾间之动气,所以肾之真水,能生万物,若水中无火,则何以为生之本? 故圣人画卦,坎为水,以一阳居两阴之间,是即肾脏之真相""难经左为肾、右为命门二句……盖亦有先天太极之理,阴阳并包,元气氤氲,必无离而为二之理",对左肾右命门之说,做了认真深入的分析,对读者颇有启迪。同时,张氏遇经文不可通者,决不穿凿附会,而能直抒己见,所持理论与本经歧异,亦不怕担"违背本师,大犯不韪"之名,必欲确合生理病理为正鹄,以求临证时有功效,所以论中多有新义。但是,由于作者生活的年代正值20世纪初期,受当时中西医汇通学派影响,其以西医解剖学、生理学方面的知识,来否定中医的藏象学说、经络理论,存在一定问题。

十、难经疏证

日·丹波元胤所著,二卷。有《皇汉医学丛书》本及1957年人民卫生出版社重印本,《聿修堂医书》本及1984年人民卫生出版社《聿修堂医书选：素问识·素问绍识·灵枢识·难经疏证》合刊本。

日·丹波元胤（1789—1827年），日本东都人，为汉方医学名家之一，著有《中国医籍考》一书，其中对《难经》的作者、注本、注者作过考证。该书首列"《难经》解题"一篇，录入其父丹波元简之说，征引各家学说结合个人见解补其义理，讨论《难经》名义、沿革及分篇、注家；次即原文疏证。盖以《难经集注》为本，兼采诸家之注，按元·吴澄之法分六篇注释。所选注家，以吕、杨、丁、虞参引较多，宋以后惟斟于滑、徐二家之间，选注相当慎审。又作者精于疏义之理，采用汉学家训诂法疏证经文，在字、义、理各方面，提出了相当宝贵的佐证，为之疏通，实非望文生义者可比，如八难肾间动气之辨，十四难元气考证等，甚为精彩，足以启发后学。

十一、难经校注

此书由上海中医药大学凌耀星教授主编，全书不分卷，按《难经》原文八十一难次序编排。首列目录，以备检索。每难内容均依"提要""原文""校注""按语"的顺序，对《难经》的每一难钩玄旨要、校勘讹误、训释词义，并联系临床实际，论述医理，探隐发微，解析疑难。末附"校注后记"及"附录"部分，是目前较好的《难经》读本。

该书校勘所选底本是《王翰林集注黄帝八十一难经》庆安五年日本武村市兵卫本；主校本为《难经集注》文化元年日本濯缨堂刻本、《难经集注》文久三年日本林衡氏重刊《佚存业书》本（1956年人民卫生出版社影印本）、《新刊晞范句解八十一难经》元刊本、《难经本义》明万历十八年蓝印本、明刻白文本《难经》《医要集览》本；参校本有《勿听子俗解八十一难经》（1983年中医古籍出版社据明成化八年鳌峰熊氏中和堂本影印本）、《图注八十一难经》（明正德五年吴门沈氏碧梧亭校刊本、《镂王氏秘传图注八十一难经评林捷径统宗》（明万历二十七年书林安正堂本）、《古本难经阐注》（上海科学技术出版社校印本）；旁校本有《黄帝内经素问》1956年人民卫生出版社影印明代顾从德刻本、《灵枢经》1956年人民卫生出版社影印明代赵府居敬堂刊本、《黄帝内经太素》1956年人民卫生出版社校刊本、《针灸甲乙经》1956年人民卫生出版社据明《医统正脉》本加句影印本、《脉经》1957年上海科学技术出版社据邻苏圆复宋本影印本等；旁校共计十一种医籍。

此书的校注后记，探讨了《难经》的成书年代与作者；钩玄《难经》一书的主要内容；论述其学术思想及主要成就；缕述其历代注本的版本源流及流传情况；简述本书整理研究经过。

附录部分，一为序文，除《难经集注·杨玄操序》按底本体例，列于本书书首外，选录《难经》各家注释本序文三篇，并作校注。附录二为历代《难经》书目，收载历代以来《难经》注本一百三十六种。存亡兼收，包括日本医家所注汉文本。

第二章 《难经》的内容与学术成就

《难经》对于中医基础理论和诊断学、针灸学等学科的形成和发展，产生了深远而重要的影响，受到历代医学家的重视，被尊为"医经"，是中医学奠基的重要典籍之一。

第一节 《难经》的主要内容

历代《难经》注家在研读经文时，也将《难经》的主要内容进行分类，具有代表性的，如《难经集注》依照唐·杨玄操"类例相从"的原则，按原文次序分为经脉诊候、经络大数、奇经八脉、营卫三焦、脏腑配象、脏腑度数、虚实邪正、脏腑传病、脏腑积聚、五泄伤寒、神圣工巧、脏腑经腧、用针补泻十三类。《难经本义》则认为一难至二十一难，计21篇，言脉；二十二难至二十九难，计8篇，论经络流注始终、长短度数、奇经之行及病之吉凶也；三十难至四十三难，计14篇，言营卫三焦脏腑肠胃之详；四十四难至四十五难，计2篇，言七冲门乃人身资生之用，八会为热病在内之气穴也；四十六难至四十七难，计2篇，言老幼寤寐，以明气血之盛衰，言人而耐寒，以见阴阳之会；四十八难至六十一难，计14篇，言诊候病能脏腑积聚、泄利、伤寒、杂病之别，而继之以望、闻、问、切，医之能事毕矣；六十二难至八十一难，计20篇，言脏腑荥腧，用针补泻之法。元·吴澄在《赠医士章伯明序》中云："昔之神医秦越人撰八十一难，后人分其八十一为十二篇，予尝慊其分篇之不当，厘而正之，共篇凡六。"此六类包括论脉、论经络、论脏腑、论病能、论穴道、论针法。上述这些分类法中，元·吴澄的六分法较为恰当，《难经》的主要内容体现在以下六个方面。

一、脉学

《难经》在继承了《内经》"寸口独为五脏主"诊脉的基础上又有创新。在脉学基本理论方面，提出独取寸口诊断疾病的原理，在于寸口是"脉之大会"，是经脉脏腑之气汇聚之处；并用阴阳理论探讨经络脏腑在寸口三部中的配合关系；提出脉有胃气、原气的重要意义等。

在脉诊的基本知识方面，提出诊脉独取寸口、脉分寸关尺三部浮中沉九候，以及切脉候阴阳、经络脏腑之气的方法，诊尺脉的意义等。

对于正常与反常脉象方面，论述了正常脉象以胃气为本、脉象随四时气候变化呈四时旺脉，并以此辨析其反常脉象。反常脉象，有辨别脏腑疾病的十变脉、歇止脉和损至脉；有辨别

11

寒热证的迟脉与数脉；有辨别虚实证的损小脉与实大脉；有阴阳相乘的复溢脉和伏匿脉；还有脉证相应、色脉尺肤相应、脉证逆从判断吉凶等。

二、经络

《内经》奠定了系统的经络学理论，《难经》又做了新的补充与阐发。主要介绍了经脉的长度，流注次序，阴阳各经气绝的症状和预后，十二经脉与十五别络的关系以及奇经八脉的问题。提出了手厥阴心包经是手少阴心经的"别脉"，故脏腑十一、经脉十二的观点。在奇经八脉方面，系统地整理与阐述了奇经的名称、数目、循行部位及其与十二经的关系，发病证候等，特别是对奇经生理功能的论述，丰富和发展了《内经》奇经八脉的理论。并对《灵枢·经脉》十二经"是动"和"所生病"的含义提出独到见解。

三、藏象

主要介绍人体脏腑解剖知识，生理功能及其与组织器官之间的关系等。

在解剖方面，详细地记载了五脏六腑的形态；分别介绍了一些脏腑的周长、直径、长度、阔度以及重量、容量等；提出了"七冲门"的概念。

在脏腑的生理功能及其内外联系方面，论述了各脏腑的功能及与五声、五色、五臭、五味、五液、七神的对应联系，介绍了营卫气血的生成、循行、功能，其中详细指出了三焦的部位、功能和主治腧穴，同时还提出三焦有名无形的论点；提出命门的新概念，强调命门在生命活动中的重要意义。此外，对八会穴的生理作用也做了论述。

四、疾病

《难经》中有关疾病学方面的内容，主要包括病因、病证、诊断与治疗等。

在病因方面，提出了风、寒、暑、湿、温、热和忧愁、思虑、恚怒、饮食、劳倦等致病因素，运用五行学说论述"正经自病"和"五邪所伤"两类不同性质的疾病，并以此作为临床分析病因的示范。

在病证方面，举出伤寒、积聚、泄泻、癫狂、头痛、心痛等常见病，作为临床辨证的范例，特别是外感病的分类，提出"伤寒有五"，区分了广义伤寒与狭义伤寒，同时鉴别了它们的脉象，指出了汗下治疗的原则。

在疾病的诊断方面，系统提出望、闻、问、切四种诊法；结合脏腑的生理功能，分析病证的阴阳、表里、寒热、虚实，作为辨证的基础；运用五行生克理论说明疾病的传变规律和预后的顺逆。

五、腧穴

《难经》中主要论述五输穴命名含义、主治病证，阴阳经五输穴的五行属性及其阴阳相配的道理，分析了阳经之原、阴经之俞与三焦的关系等，特别是原穴理论的阐发，乃是对命门原气和三焦理论的具体应用。此外，还讨论了脏腑俞募穴的意义和治疗作用。

六、针法

《难经》主要论述了针刺补泻的临床运用，其中有迎随补泻法、刺进泻荥法、补母泻子法、迎随母子补泻法以及刺营刺卫深浅等。对针刺补泻的步骤、手法和误用后的不良后果,也进行了详细讨论。

其次,还介绍了针刺深浅程度,进针、出针、留针待气等多种手法;提出针刺因时制宜的原则,介绍四时刺法、四时五脏刺法;强调临证要掌握治未病的原则。

第二节　《难经》的学术成就

《难经》是学习中医的必读书,也被尊为经典著作与《内》《难》并称。一般认为,《难经》本《素问》《灵枢》以为问答,意在阐发《内经》微旨,然而某些观点并不见于《内经》,或别有师承,或作者独创,已成为中医学基础理论的重要组成部分。故清·徐大椿曰:"是书之旨,盖欲推本经旨,发挥至道,剖晰疑义,垂示后学,真读《内经》之津梁也""其中有自出机杼,发挥妙道,未尝见于《内经》,而实能显《内经》之奥义,补《内经》之所未发,此盖别有师承,足与《内经》并垂千古。"因此,全面分析《难经》的学术成就,对于探中医理论之源流,究中医理论之实质,有重要意义。深入研究《难经》,就会发现其所引"经言",不仅限于《内经》。异于《内经》的"经言",当是别有师承,或出于现已亡佚的古医经,或为《难经》所独创。在脉学方面,倡导并完善了独取寸口的切脉方法,发明了阴阳脉法、元气脉诊,并突出了脉症合参;在藏象学说方面,创说原气,发明命门,开拓三焦理论,形成以命门原气为根本,三焦为别使以输布原气至全身的系统模式;在经络针灸方面,发挥完善经络学说,丰富针刺治疗方法等。从而使《难经》具有独特的学术观点,自成体系,成为中医之经典。

一、《难经》的脉学成就

《难经》提倡和完善独取寸口的诊脉法:《难经》从一难至二十一难,用了全书四分之一的篇幅集中论述了脉学,特别是在独取寸口诊脉方面,较《内经》有创新。《内经》虽有"气口独为五脏主"之说,但诊脉并非独取寸口,实际上是以三部九候遍诊法为主。《难经》则提出寸口为"脉之大会""五脏六腑之所终始",诊脉时"独取寸口",并系统论述了这种诊法的有关问题。

1. 关分尺寸,属阴阳而定三部　《内经》诊脉三部是指头、手、足,不是寸、关、尺,全书没有涉及关部,所论尺部,是就尺肤而言。《难经》则以关为界,取关至尺泽(同身寸之一尺)之一寸为尺,取关至鱼际(同身寸之一寸)之九分为寸,尺属阴而寸属阳,确立了《难经》阴阳脉法;另外,又将关部与寸、尺并列而三分寸口部位,寸关尺名为三部,各主人体上中下疾病,代替了《内经》中的诊脉三部。

2. 寸口三部,脏腑经脉五行相生配位　《内经》中的脏腑脉位遍及全身,而《难经》则根据五行特性及其相生原理,配脏腑经脉于寸口三部,提出肺大肠属金,生肾膀胱水,肺位上藏于右而居右寸,水流下而肾居左尺;水生木,木生火,火炎上,故肝胆在关而心小肠在左寸;火生土,土居中,故脾胃在关而心主三焦在右尺。这是《难经》的创举。历代医家的脏腑脉位虽与此有出入,但大致相同。

3. 菽法权轻重,浮中沉而定九候　《内经》九候,指遍诊法中切脉部位。《难经》则认为"九候者,浮中沉也",指出九候是指切脉指力的轻重,并且提出以菽豆多少度量指力大小:

"初持脉如三菽之重,与皮毛相得者,肺部也",余如六、九、十二菽重,依次为心、脾、肝之部,最深至骨是肾部。在施行诊脉时,提出以"按"作沉取,"举"作浮取。通过体察不同层次的脉象,判断相应脏腑的功能状态,这就是后世"举、按、寻"诊法的依据。《难经》寸口脉诊,寸关尺三部察上中下纵向信息,浮中沉九候察表里横向信息,表里上下、纵横交错,故取可以诊全身。

4. 呼吸定息,脉分阴阳　《难经》论脉的阴阳之法,指出:"呼出心与肺,吸入肾与肝",即呼气自内而出,由下达上,出于上焦阳分,心肺主之,故脉搏由内至外,浮者属阳,以候心肺;吸气自外而入,由上达下,纳于下焦阴分,肝肾主之,故脉搏由外至内,沉者属阴,以候肝肾。从而提出浮沉为脉象的阴阳两纲,统长短滑涩,加之迟数,为辨脉八纲,执简驭繁。后世舍脉而专论呼吸,提出了"肺主呼气,肾主纳气"的观点,对中医呼吸理论进行了更深入的探讨。

总之,《难经》提出"独取寸口"的脉诊方法,系统论述其诊病原理、脏腑配位、具体手法和辨脉识证的一般原则,简便、易行、有效,沿用至今,具有实际运用价值,堪称中医诊断学上的伟大创举。《难经》一出,《内经》三部九候遍诊法在实际应用中逐渐减少。

二、创说原气,发明命门,开拓三焦理论

这是《难经》在藏象方面最有原创性的学术成就,它发《内经》之未发,创建了中医先天生命系统理论,并用于辨析重大危急病证的病机,指导诊断、治疗与养生防病。

1. 创说原气　元气即原气,首见于道家著作《鹖冠子》。《内经》无元气之说。《难经》引入医学中来,用以说明人体生命本原之气。它源于先天父母之精,生于肾中命门,其功能是激发和维持各脏腑经脉活动,同时又能抗御邪气,称为"守邪之神",因此它是先天之气的概括。《难经》关于原气的论述,在中医"气"学理论中是新的创说。《内经》述先天之气者,有《素问·上古天真论》"真气""肾气"。但真气又有广义和狭义之分,肾气又有先天本原之气与后天脏腑之气的不同含义,不能明确表达先天之气的基本特点。《难经》提出原气(元气)这一新概念,阐述了它的来源生成,生理功能,活动方式和诊察方法,成为中医学的基本理论。后世从中又分出元阴元阳以统身之阴阳的理论,盖导源于此。

2. 发明命门　命门,首见于《内经》,指目,后人以此指目旁睛明穴,为太阳经气所注。《难经》则独辟蹊径,提出命门为"诸神精之所舍,原气之所系也。男子以藏精,女子以系胞""其气与肾通"。自《难经》命门说问世,历代医家就其名称、形态、部位与功能特点争论不休。但异中求同,诸家对《难经》所述命门的生理功能及与肾相通的关系没有争议。它是人体精气神的根柢,是维持脏腑经脉组织器官活动的动力源泉。至于命门的部位,《难经》提出"左肾右命门"之说,据《难经》时代特点分析,其"左右"义,似指代水火阴阳,则命门当为肾内生气根源之意。"右肾""动气",特别强调了命门对于人体的温煦和动力作用。《难经》命门新义一出,《内经》目之命门说逐渐被取代,命门作为先天之脏的概念则成为中医基础理论的基本内容。

3. 开拓三焦理论　《内经》中的三焦是水谷精气津液的出入通道,所以《灵枢·营卫生会》有三焦运化水谷精气,《素问·灵兰秘典论》有三焦为"决渎之官,水道出焉"之论。《难经》则提出三焦为"原气之别使""主持诸气"的观点,明确指出三焦敷布先天元气,这与《内经》所说三焦输布后天水谷精气津液的作用从理论上是不同的。命门元气赖三焦导引以布达全身,"经历五脏六腑",使脏腑得元气而藏泻。贯通于大经小络,使经脉得元气而行血气营阴阳,沟通上下内外;其聚之处即是原穴。临床针灸原穴主治脏腑疾病,道理就在于此。同时,

三焦本身因元气才有所禀受,气化有源,故后世论者,皆以布达元气为三焦的主要功能,如《金匮要略》云:"腠者,是三焦通会元真之处,为血气所注;理者,是皮肤脏腑之文理也",《中藏经》云:"三焦者,人之三元之气也,号曰中清之腑,总领五脏六腑、营卫经络、内外左右上下之气也",现在所说三焦是气机升降出入之道,机体气化之所,与《难经》的论述,是有直接的源流关系的。

《难经》关于原气、命门、三焦的理论,相互贯通。命门者,原气系之,乃人生之根本;原气由三焦布达于全身,聚注于十二经五输之原穴,诊察于寸口之尺部,从而构成一个原气产生、输布、效应、诊察和调节的完整系统。医家依据这一点明生理,探病机,指导诊治;佛道依据这一点修炼,"坐禅""思神",调运原气以求延年。此系统与《内经》脏腑经络系统既有联系,又有区别,是《难经》对于中医基础理论的重要贡献。

三、发挥经络、腧穴理论

《难经》在经络腧穴方面也有众多发挥,既专篇讨论经络、经脉大数、奇经八脉以及腧穴等问题,又多通过经脉探讨藏象病机与临床诊断相关的一些内容。

1. 补充了《黄帝内经》中十二经脉理论的不足 在继承《内经》中有关经络学说的基础上,《难经》撷其要点,对经脉的长度、流注次序的运行规律、手足三阴三阳经经气绝的症状和预后均做了论述,使之更加简明扼要,条理清晰。首先,二十三难论述了经脉的功能、长度、流注,以及人迎、寸口脉诊的意义。其次,阐述了十二经脉、十五络脉的功能和流注关系及其诊断学价值。最后,通过阐述脉气的终始问题,将脏腑与经络有机结合起来,共同起到行血气、营阴阳的作用,并可辨识疾病之所在,辨证论治。

《难经》论十二经脉,特别提出了手少阳三焦经与心主相表里,"俱有名而无形"的问题,在学术界引起了争论,促进了经络学说的发展。《难经》之十五络说,与《内经》有别,可作一说而成立。

2. 发展了奇经八脉理论 八脉的名称与内容,最早散见于《内经》各篇,但记述零散、简要,欠系统。《难经》首次提出了"奇经八脉"这一总名称,并对奇经概念做了深刻阐述,对其起止循行以及病候也做了简要而系统的整理,从而提出奇经八脉是有别于十二正经,而又对十二经起着维系调节作用的脉络体系。首先,《难经》对奇经八脉起止循行路线较之《内经》所述更加详细精当,为后世进一步确立奇经八脉理论奠定了基础。其中有关任、督、冲三脉的循行分布论述,较《内经》有显著进步。其明确指出,督脉分布于人体的后正中线,任脉分布于人体的前正中线,冲脉并足阳明经夹脐上行。同时,还补充了带脉的循行"起于季胁,回身一周。"

对于奇经的概念和八脉的生理功能,《难经》认为其有别于正经,它既没有手经和足经之分,也没有经脉对称,更没有属络的脏腑,是正经以外的人体气血运行过程中的一个别道奇行的脉络系统。对它的功能,《难经》把奇经喻为深湖,储聚十二经多余的气血,这是《难经》的创见。正如明·李时珍所曰:"正经犹如沟渠,奇经满溢,霶霈妄行,流于湖泽,此发《灵》《素》未发之秘旨也。"同时又进一步指出:"医不知此,罔探病机;仙不知此,难安炉鼎。"说明《难经》这一发明,对于临床辨证论治,指导养生实践,有着重要的现实意义。此外,在奇经八脉的病理变化方面,《难经》补《内经》之不足,对其病候做了纲领性的论述。《难经》奇经八脉系统理论提出之后,中医的经络理论体系才臻于成熟。

3. 关于"是动""所生病"的解释 对于《灵枢·经脉》十二经"是动""所生病"的解释,

众说纷纭,见仁见智。《难经》认为"是动者气也,所生病者血也""气留而不行者,为气先病也;血壅而不濡者,为血后病也。"此说虽未尽善,但简洁明快,有一定的说服力,不愧为诸注第一说。特别是论中提出"气主呴之,血主濡之"的观点,对气血功能做了高度概括,颇有启发性。

4. 十二经五输五行化　十二经之五输穴,《灵枢》中仅言其命名含义,而《难经》则根据阴阳刚柔相济,五行生克制化的原理,探讨其穴位属性的五行归类,提出阴经井穴属木,阳经井穴属金,为临床运用五输配穴方法治疗脏腑疾病,奠定了理论基础。

四、丰富针刺治疗理论和方法

《难经》全书八十一难中有三十二难涉及或专论针刺内容,进一步充实和发展了《内经》的针刺治疗理论和方法。

1. 提出了简便易行的针刺操作手法　《难经》对针刺的方法、进针及行针与候气等,均做了详细的介绍。针刺方法,在《灵枢·九针十二原》"右主推之,左持而御之"基础上予以发扬,《难经》要求医生针刺时"必先以左手按在所针荥输之处,弹而努之,爪而下之,其气之来,如动脉之状,顺针而刺之",从而使针刺方法更具体化,便于临床操作,对后世针灸手法影响很大。临床实践证明,施针时运用左右手配合,既有利于探准穴位,方便进针,益于调气、催气和行针得气,又有利于针刺补泻手法的实施,减轻或免除进出针时的不适感,从而获得最佳的治疗效果。此外,《难经》重视进针的角度和深度,提出进针的深浅一定要根据病情而定,还要根据不同时令气候人体经气运行情况而定,提出了沿皮而刺的平刺法。

2. 丰富创新了针刺补泻方法　《难经》在《内经》"实则泻之,虚则补之"的基础上提出了"虚则补其母,实则泻其子"的母子补泻法,这一原则不但对后世针刺治疗方法产生了深远影响,而且后世医家还将其拓展到临床处方用药,如临证中的滋水涵木法、培土生金法、益火补土法、金水相生法等。《难经》在"补母泻子"法的基础上根据五行生克理论,首创肝实肺虚证的补水泻火法,提出"东方实西方虚,泻南方补北方"的治疗原则,以泻火补水法治疗心肝之火有余、肺肾之阴不足的证候,为临床治疗学运用五行学说做了示范。后世将其发展为"损有余,补不足"并由此拓展为五行相克理论指导下的"抑强扶弱"原则,如抑木扶土法、佐金平木法等均是在此思想启迪下产生的。此外,《难经》还拓展了迎随补泻法,倡导泻井刺荥法,开创提插补泻法,规范了营卫补泻法等多种针刺方法,为后世针灸学的发展奠定了基础。

3. 发挥了因时施针法　《难经》对《内经》提出的因时取穴、因时施针等方法进行了补充和发挥。根据五脏的发病季节,《难经》采取五行生克规律取穴或五脏主时取穴等方法,并重视因时致气的原则,根据时令气候的寒热温凉,引导人体阴阳之气,使人与自然界的阴阳趋于调和状态而达到治病除疾的目的。首次提出五输穴主治作用及四季应用,为后世子午流注开穴规律提供了理论依据。

五、论上工治未病思想

《难经》对《内经》提出的"治未病"思想进行了发挥,以肝病传脾为例,《难经》指出:"所谓治未病者,见肝之病,则知肝当传之与脾,故先实其脾气,无令得受肝之邪,故曰治未病焉。"这种根据五脏乘侮而传的规律,实施"先安未受邪之地"的观点,突出了既病防变的积极思想,为后世根据疾病传变规律,截断其传变途径,使疾病得以及时治疗的思路,树立了典范。如东汉·张仲景《金匮要略·脏腑经络先后病脉证》即引用《难经》之论,并加以发挥云:

"夫治未病者,见肝之病,知肝传脾,当先实脾,四季脾旺不受邪,即勿补之。中工不晓相传,见肝之病,不解实脾,唯治肝也。"可见《难经》治未病之论对后世的影响。

六、其他成就

在人体内脏器官的解剖方面,《难经》对肝、心、脾、肺、肾五脏,胆、胃、小肠、大肠、膀胱五腑的形态进行了较精细的解剖介绍,包括各自的长度、内径、外形特征、容积、重量及对肝与肺的比重和分叶进行了观察。将消化道的七个关键部位称为"七冲门",并对每一部位按其功能特征予以命名。《难经》记载的古代解剖学资料,虽然仍显简略,但基本正确。有的名称,如会厌、贲门、幽门等,仍为现代解剖学所沿用。《难经》的记载,展现了中医学在解剖学发展史上所取得的极其重要的成就,显示出当时的解剖学已经达到世界先进水准。

第三节 《难经》与《内经》的学术传承

关于《难经》与《内经》的关系,历代学者大多认为《难经》系为《内经》释难解惑而作,如《难经集注·杨玄操序》云:"按黄帝有《内经》二秩,秩各九卷,而其义幽颐,殆难穷览,越人乃采摘英华,抄撮精要,二部经内凡八十一章,勒成卷轴,伸演其道,探微索隐,垂示后昆,名为《八十一难》,以其理趣深远,非卒易了故也。"后世医家均本其说,遂成"定论"。有的医家甚至不承认《难经》是经典著作,如清·徐大椿《难经经释》云:"《难经》非经也。以《灵》《素》之微言奥旨,引端未发者,设为问答之语,俾畅厥义也。"这种认识固然有一定道理。盖书中自七难起,引"经言"者凡35处,其中大部分可以在《内经》找到出处,如十一难曰:"经言脉不满五十动而一止,一脏无气",文在《灵枢·根结》篇;十二难曰:"经言五脏脉已绝于内,用针反实其外;五脏脉已绝于外,用针者反实其内。"文在《灵枢·九针十二原》篇。但也有称"经言"而《素问》《灵枢》无其文亦无其义者,如二十难曰:"经言脉有伏匿"、四十五难曰:"经言八会者"等,在《内经》找不到出处。更有《内经》虽可找到出处,但其答辞不相属者,如二十二难十二经"是动""所生"病,文在《灵枢·经脉》篇,但《难经》答云:"经言是动者,气也;所生病者,血也。邪在气,气为是动;邪在血,血为所生病。"众皆哗然,皆以《难经》为非。除此而外,还有许多重要学术发明,如一至二十一难之寸口脉诊理论与方法,三十六难、三十九难之命门说,三十八难、六十六难之三焦说,虽在《内经》有其名,但《难经》之论与之大有不同,并能敷畅发明、创新学术,即使清·徐大椿亦不得不承认是"别有师承"。其实,所谓"经言",不一定均出自《素问》《灵枢》,因为《内经》尚引《上经》《下经》等二十多种古代医学文献,则《难经》所引"经言"安知非亡佚之古经?故《难经》作为中医经典著作之一,其学术价值在于有原创理论,并在中医学术发展中经受住了考验而成为中医学范式的基本内容,如独取寸口脉法,命门、元气、三焦理论,奇经理论等。因此,《难经》作为阐释、发挥中医古典文献的学术理论和临床方法而著称于世,虽与《内经》关系密切,亦不必限于《内经》,两者各有阐发,并为中医经典而共存。

一、阐释《内经》理论,巩固《内经》创建的医学理论体系

元·滑寿指出,《难经》"盖本黄帝《素问》《灵枢》之旨,设为问答,以释疑义,其间荣卫

度数、尺寸部位、阴阳王相、脏腑内外、脉法病能与夫经络流注、针刺腧穴，莫不该备，约其词，博其义，所以扩前圣而启后贤，为生民虑者，至深切也。"可见，《难经》的主要学术成就之一是传《内经》之学，普及《内经》关于人体生理、病理以及疾病诊断、治疗的知识。

1. 以阴阳五行学说阐发医学理论 《内经》运用阴阳五行学说总结古代医疗经验，归纳片断的医学理论，确立了中医学的理论体系。《难经》承而继之，用阴阳五行学说论证中医理论指导临床实践，巩固了《内经》建立的医学理论体系。如藏象方面，突出五脏为主体的内外统一的"四时五脏阴阳"整体观；病机证候方面，从五邪所伤、五脏正经自病概括外感和内伤的病因，从五脏之气太过不及论病变，从五脏生克乘侮论病传，以寒热、动静、喜恶之阴阳论脏腑证候等，都是阴阳五行学说的具体应用；诊治方面，脉位尺寸和脉象动静分阴阳，脏腑经脉五行相生定脉位，以及脏腑五腧、子母补泻配五行合阴阳等，都是在阴阳五行学说指导下制定的原则。纵观全书，在运用阴阳五行学说方面，《难经》较之《内经》更全面、深刻。但同时也存在着阴阳五行化的神秘倾向，如十九难中男生于寅、女生于申，四十一难中肝属于少阳，犹如两心，故有两叶等，这是汉代崇尚阴阳五行学说这一社会学背景的遗痕。

2. 贯穿五脏为主体的内外统一的整体观 整体观是中医学的基本观点，以五脏为主体，内外统一的藏象学说是中医学术的基石。继承《内经》藏象学说的基本精神，《难经》对五脏生理功能、内外联系、病理变化及其证候表现进行概括，如脏腑的解剖生理知识，五脏主五声、五色、五臭、五味、七窍、七神，以及四时五脏脉象等，言简意赅，条分缕析，无怪乎历代选为教科书。同时，它还运用藏象学说的基本原则，集五脏系统异常变化的材料，确定五脏的病证等，对《内经》理论的普及和中医学的发展起了承上启下的作用。

二、沟通《内经》理论与中医临床

清·任锡庚《难经笔记》云："《黄帝内经》已阐医学之理，仲景之书始昭医学之实，而《难经》承《内经》之理，启《伤寒》之实，谈理之处固多，尚实之处亦复不少，体用兼备，华实并茂者也。"这种评论是十分中肯的。如《内经》虽然提出了"气口独为五脏主"的寸口诊脉理论，但并未解决寸口脉诊一系列"配套"方法，只得推荐三部九候遍诊法，而《难经》则进一步论述了它"独取"便能诊全身疾病的原理，并且完善了寸关尺及其脏腑配位以及浮中沉切按指法。同时，还提出阴阳脉法、元气脉诊等，使寸口脉诊切实可行，成为中医诊治活动中的基本规范。又如《素问·热论》指出热病是伤寒一类外感病的总称，但没有对外感病进行明确分类，以致辨证混淆，论治失误。《难经》则明确指出"伤寒有五"，并鉴别了五种外感病的基本脉象，既区分了广义、狭义伤寒，又判别了伤寒与温热病，为东汉·张仲景专篇探讨伤于寒邪之外感病的辨证论治奠定了理论基础。对于热病的治疗，《素问·热论》仅说"各通其脏脉"，并以日数为限使用汗泄法，临床应用中难得其要。《难经》则指出"阳虚阴盛，汗出而愈，下之即死；阳盛阴虚，汗出则死，下之即愈"，以病证表里区分使用汗泄之法。《伤寒例》全引此文，为临床所遵循。再如重阳气，治未病的思想等，对《伤寒论》《金匮要略》的影响也是十分明显的。其实，《难经》非但"启《伤寒》之实"，对于《内经》理论的临床应用也做了多方面的探讨与示范，如望闻问切、脉证合参的诊法，按察脐周动气断五脏病变的腹诊，多种针刺补泻等，较之《内经》有关论述，更切于临床应用。

各　论

第一章　《难经》藏象理论

藏象理论源于《黄帝内经》,《难经》对藏象理论的阐发,有其独到见解,如在藏象理论的解剖学基础方面,在元气、命门、三焦的认识方面均富有创见,对后世藏象理论的发展及其临床运用产生了深远的影响。

第一节　《难经》的解剖学成就

《灵枢·经水》云:"若夫八尺之士,皮肉在此,外可度量切循而得之,其死可解剖而视之,其脏之坚脆,腑之大小,谷之多少,脉之长短,血之清浊……皆有大数。"可见《内经》时代不仅对机体外部有了细致的观察度量,而且在相当进步的人体解剖技术基础上,对机体内部器官也有了很多研究。而《难经》对于解剖学记载,较之《内经》更为系统和精细,将中医的解剖学提高到一个新的水平。

一、内脏的解剖

《难经》在《灵枢》的基础上,对人体脏腑组织展开了更加细致的观察。

1.肝脏解剖　《难经》对肝脏的形态重量有明确的论述,如四十二难曰:"肝重四斤四两,左三叶,右四叶,凡七叶,主藏魂。"认识到肝脏形态的分叶特点,为左右两大叶,左又分三小叶,右又分四小叶,共有七叶。四十一难中又提出"肝独有两叶",与现代解剖认为肝脏属分叶脏器的观点是一致的。对于肝在腹腔中的位置,原文虽没有明确,但据后文与胆位置关系的叙述,可以判断其与现代对肝脏位于右胁间的认识应该是相同的。

2.心脏解剖　四十二难曰:"心重十二两,中有七孔三毛,盛精汁三合,主藏神。"对心脏的重量、结构、心腔的血容量做了比较细致的描述。对照今日解剖学,其中"七孔"是指上腔静脉口、下腔静脉口、肺动脉口、肺静脉口、左房室口、右房室口等心脏腔室的构造,"三毛"指乳头肌与瓣膜之间的腱索。关于心脏在体内的位置,三十二难曰:"心肺独在膈上。"说明其位于膈上胸腔之中。

3. **脾脏解剖** 四十二难曰："脾重二斤三两,扁广三寸,长五寸,有散膏半斤,主裹血,温五脏,主藏意。"指明了脾脏的宽度是"三寸",长度是"五寸",则知脾脏宽与长的比例是3∶5,这与今日解剖所见也基本吻合。"散膏"一般认为指胰腺,因为胰腺横于脊柱前,在横结肠之上,胰头在后,被十二指肠所包围,头后是颈,颈后是体,左侧为胰尾,接触脾门,以血管相连,胰有一部分和胃相连,这与《素问·太阴阳明论》"脾与胃以膜相连"的描述相符。从其解剖所见胰腺的外表形态特点,将其名之为"散膏"。可见五脏中的脾,实包括西医学中的脾和胰两个脏器。

4. **肺脏解剖** 四十二难曰："肺重三斤三两,六叶两耳,凡八叶,主藏魄。"记载了肺脏的重量,并指明肺的分叶状态,"六叶"与今日解剖所见左肺两叶,右肺三叶共五叶,不完全符合;旁出为耳,"两耳"当指左、右肺尖。

5. **肾脏解剖** 对于肾的解剖,四十二难曰："肾有两枚,重一斤一两,主藏志。"明确了肾为成对器官。《难经》中还提出左肾右命门说,则是从功能角度对肾的进一步认识。

6. **胆腑解剖** 四十二难曰："胆在肝之短叶间,重三两三铢,盛精汁三合。"记述了胆囊的解剖位置、重量、容量及与肝脏的位置关系,并指出胆囊中贮藏着精纯、清净的胆汁。

7. **胃腑解剖** 四十二难曰："胃重二斤二两,纡曲屈伸,长二尺六寸,大一尺五寸,径五寸,盛谷二斗,水一斗五升。"记述了胃腑的重量及胃腑的形态、长度。其中形态、长度与《灵枢·肠胃》的描述相一致。

8. **小肠解剖** 四十二难曰："小肠重二斤十四两,长三丈二尺,广二寸半,径八分分之少半,左回叠积十六曲,盛谷二斗四升,水六升三合,合之大半。"记述了小肠的重量及小肠的长度、大小、形态和容量。内容与《灵枢·肠胃》基本相同,但《难经》补充了小肠重量。

9. **大肠解剖** 四十二难曰："大肠重二斤十二两,长二丈一尺,广四寸,径一寸,寸之少半,当脐右回十六曲,盛谷一斗,水七升半。"记述了大肠的重量、长度、大小、形状和容量。又曰："广肠大八寸,径二寸半,长二尺八寸,受谷九升三合八分合之一。"广肠相当于今日解剖中的乙状结肠和直肠部分。大肠解剖内容与《灵枢·肠胃》基本相同,但《难经》补充了大肠重量。

10. **膀胱解剖** 四十二难曰："膀胱重九两二铢,纵广九寸,盛溺九升九合。"记述了膀胱的重量、大小和容量,指明膀胱是贮存尿液的器官。

11. **口腔,舌头,咽门、喉咙、肛门解剖** 四十二难对口腔,舌头,咽门、喉咙、肛门等器官做了解剖测量。对口腔其描述为："口广二寸半,唇至齿长九分,齿以后至会厌深三寸半,大容五合。"对舌描述了舌体重量和大小:"舌重十两,长七寸,广二寸半。"测量了咽门的重量、长度及至食道的长度:"咽门重十两,广二寸半,至胃长一尺六寸。"对喉咙测量了重量和长度、宽度:"喉咙重十二两,广二寸,长一尺二寸,九节。"对肛门也测量了重量和大小:"肛门重十二两,大八寸,径二寸大半,长二尺八寸,受谷九升三合,八分合之一。"与《内经》相关内容比较,《难经》补充了喉咙重量和长宽的资料,并首次提出其由九节软骨构成;另外还补充了对肛门重量的记载。

12. **七冲门的认识** 四十四难首次记述了人体消化道中的七道门户,称之为七冲门。其云:"唇为飞门,齿为户门,会厌为吸门,胃为贲门,太仓下口为幽门,大肠小肠会为阑门,下极为魄门,故曰七冲门也。"七冲门是人体整个消化道的重要门户,在解剖及生理、病理上有特殊意义。如《素问·脉要精微论》言"仓廪不藏者,是门户不要也"。即指门户功能失常,不能约束消化道而导致的病变。七冲门中如会厌、贲门、幽门等名称已经被今日解剖学所沿用。

可见，《难经》在《内经》解剖学成就的基础上，进行了较大的补充和发展。如明确了肺、肝是分叶性器官，首次记载了胰脏"散膏半斤"并归之于脾，指出胆与肝的解剖关系及胆的形态结构，发现肾有左右两枚，明确了膀胱是盛溺器官，记录了七冲门的大体解剖，补充了对脏器重量的测量等。说明《难经》在《内经》之后，在人体解剖上做了大量的研究。《难经》对于解剖学的成果，对后世解剖学有着重要的影响。明·张世贤在其《图注难经辨真》（1510年）中，以《难经》的描述为基础，绘制了两幅人体解剖图，即"肝有两叶图"和"脏腑形态图"，其中心、肝、脾、肺、肾、小肠、大肠的解剖位置均与今日解剖学一致，在学术上达到了相当高的水平。较西方人体解剖学鼻祖维萨里1543年写就的启蒙著作《人体的构造》还早了33年。

今人曾对《难经》记载的脏器重量和大小与现代解剖学的结果进行了对照研究。张瑞麟等认为，《难经》所载脏器重量，是使用战国时期以铢、两、斤为重量单位的衡器所测得的重要解剖资料。据《汉书律历志》载，二十四铢为两，十六两为斤，并引1990年中州古籍出版社出版的《中国古代度量衡论文集》，根据出土的战国时期秦、晋、楚等国的器物实测数所推算的单位量值为：1斤≈250g，1两≈15.625g，1铢≈0.651g。将《难经》所载五脏重量，按上述量值折合成克，再与全国脏器重量协作组所做13~17岁青少年的五脏重量对照，结果如表1。

表1 古今人体五脏重量对照表

五脏	《难经》记载	按战国衡制折算结果（g）	全国脏器重量协作组统计结果（g）	
肝	四斤四两	1063	男：1069	女：1102
心	十二两	188	男：201	女：194
脾	二斤三两	547	男：115	女：115
肺	三斤三两	797	男：727	女：689
肾	一斤一两	266	男：226	女：225

从表1可见，五脏中的肝、心、肺、肾与现代解剖脏器的重量数值较为接近，显示《难经》的数据基本是可靠的，但脾脏的数值相差较多，《难经》载"脾重二斤三两……有散膏半斤。"若除去散膏（胰腺）的重量，仍有422g左右，超过现代脾重近3倍，其原因还有待考证。

另外，由于时代的局限，《难经》中也存在诸多错误，如四十二难言肺有"六叶"的说法，影响长远，元·滑寿的《十四经发挥》仍云："肺之为脏，六叶两耳。"直到明代才摒弃六叶的说法，如明·赵献可《医贯·形景图》云："喉下为肺，两叶百莹。"以左右肺叶分为二叶。

二、对构建藏象学说的作用

从医学发展的历史角度看，《难经》在解剖学方面的成就对中医学，乃至世界医学的发展有着重要的贡献。虽然，中医藏象学说的确立，取代了其之前试图从解剖形态了解生命活动的方法，但古代医家在解剖学上积累的知识也奠定了中医藏象学说的形态学基础。

藏象学说对脏腑功能、脏腑之间的关系等方面的认识，不同程度地受解剖知识的影响，其中如"心主血脉""肺主呼吸""肝藏血"等功能的确定,应该说很大部分来自于解剖学的肉眼观察。以"肝胆相表里"为例,四十二难记载了"胆在肝之短叶间,重三两三铢,盛精汁三合"。西医学证实肝脏与胆囊有密切的解剖关系,胆囊位于肝右叶下方,通过胆囊管、肝总管与肝脏相连。结合三十五难的论述,可以推断肝胆表里关系的确认是建立在肝胆解剖位置邻近的基础上的。

藏象学说中有些似乎与解剖知识关系不大的内容,实际上也隐含着解剖知识的影响。以肺脏为例,藏象学说认为,肺为相傅之官,又有"华盖"之称;在水液代谢过程中,肺为水之上源,主司通调水道、下输膀胱;肺主气,肺气通于天。这些对肺的功能认识,已经超出了解剖意义上的肺,成为更注重整体功能的肺藏象的重要内容,但从其本源来看应是建立在对肺解剖位置及其形态认识之上的。三十二难关于"心肺独在膈上"的讨论,是通过解剖观察,在了解了心肺居膈上的解剖位置之后,运用类比思维,以上位为尊,心主血、肺主气,营卫气血能荣养生身,来解读心肺居膈上的问题,突出它们在生命活动中的重要作用,故《素问·刺禁论》有"膈肓之上,中有父母"之论。可见,肺解剖位置在膈上的认识,是肺藏象理论中相傅之官、肺为华盖、水之上源、肺气通天等形态学基础。由此可见,没有解剖学基础便没有脏腑的基本概念,也不会形成藏象学说理论体系。

当然,由于受到当时解剖水平的限制,人们还不能完全解读复杂的生命活动现象,又由于当时哲学思想的深刻影响,古人探索出了一条由结构到功能的认识方法,逐步发展为通过对表现于外的正常或异常的生命现象进行长期大量的观察,借助既有的初级解剖知识去推测这些现象与内在脏腑联系的认识方法,并通过对大量生命现象的观察和临床经验的积累,使这种认识方法日趋完善,在实践中反复得到验证,最终形成了中医的藏象学说。但必须指出,中医学的脏腑首先是解剖意义上的脏器,而后才被取象类比为中医学的藏象。

这种认识方法的转变,在《难经》中也留下了许多烙印。如四十一难对肝有两叶的解释:"肝独有两叶,以何应也? 然:肝者,东方木也,木者,春也。万物始生,其尚幼小,意无所亲,去太阴尚近,离太阳不远,犹有两心,故有两叶,亦应木叶也。"其问以肝分两叶的解剖现象,回答则完全脱离了形态的范畴,而是以草木甲坼之初,萌生两叶等自然现象,比类肝有两叶,也就是说,以非解剖的认识来解读解剖的现象。这里肝左右分为两叶,是被作为与肝的功能具有同等地位的象来认识的,肝于五行属木,木对应于春天。春天由于木气主时而万物开始生发,强调肝左右分叶正是要强调肝气与春气相通,在表现上与春气一致。在此,肝气的运动才是肝功能活动的内在结构和机制,是"藏象"之"藏",而肝的形态只不过是肝气运动诸多表现形式中的一种,是"象"。有学者从把解剖器官作为人体功能的内在结构的观点来看,肝的解剖实体实际上是被看做人体的"象",而不是真正意义上的"藏"本身。

正由于类似上述对形态结构赋予"象"的解说,在学术界,有学者认为藏象学说的"五脏"有自己特定的结构与功能,与解剖器官"五脏"虽有一定相关性,但两者存在着原则性差异。从《难经》有关脏腑解剖和功能的讨论来看,虽然脏腑解剖手段已经不作为认识生命现象的主要方法,但也不能就此否认脏腑解剖形态认识对藏象学说形成的重要影响。

事实上,在构建藏象学说时,对于解剖知识的运用是有取舍的。有些脏腑的形态结构比较容易与观察到的某种功能联系起来,如肺与呼吸的关系、心与血脉的关系等,其解剖学的认识得到保留,并且成为藏象学说重要的学术内容。而对于肝主疏泄、脾主运化等包含多脏器功能难以从当时的解剖学认识中得到答案的,则更多地从各脏腑之间整体功能的整合、与自然界事物特性的比类、与生命活动外在征象及疾病证候联系方面进行研究,而这时的解剖知识已经被整合或改造,脏器形态结构本身变得次要甚至可以舍弃了。实际上,后者对医者的知识结构、思维能力要求更高,故《内经》有"粗守形,上守神"之论。

另外,在从解剖形态向藏象的转变过程中,中国古代哲学思想给予了深刻影响。气一元论思想、阴阳五行学说、比类取象的思维方式、司外揣内的认知方法等在中医藏象学说的构建中都起了至关重要的作用。它们不仅决定了中医学理论形成和发展的方向,而且也决定了中医学分析问题的基本思路和方法。千百年的临床实践说明,它们较当时的解剖学发现无疑更能有效地说明观察到的整体功能,解释生命活动现象。例如,肝脏的解剖位置位于右胁之下,但作为藏象理论的肝象却归属五行的"木"。按照五行学说,木对应于东方,而于人体为左,故"肝气升于左",即肝象主要表现在人体的左侧而非解剖肝所在的右侧,可见,阴阳五行学说起到了重要的作用。

总之,《难经》对人体解剖的认识,是对《内经》的进一步发展,并成为中医藏象学说构建的形态学基础,限于当时的历史条件和社会文化的影响,解剖学没有得到充分的发展,但对于中医学而言,没有古代医家早期的解剖学研究和知识的积累,就可能没有今天的中医学理论。从历史的角度来看,中医学解剖形态方面研究的衰微,虽是有其条件限制的无奈,但更多的是伴随中医理论体系的形成而做的必然选择。但是,无论如何,《难经》所取得的解剖学成就,站在整个世界医学历史发展的高度来看,仍是非常伟大的。

第二节 《难经》脏腑理论及其临床应用

《难经》在继承《内经》以五脏为中心的学术观点基础上,对五脏的生理病理做了进一步阐释,重点整理和归纳了《内经》五脏功能和外在表象等方面的理论,并提出了自己的新见。如关于肝肺浮沉的讨论,对官窍功能与五脏关系、脏腑相合原理等的认识,给临床诸多启示。

一、五脏理论及其临床应用

《难经》对《内经》五脏理论进一步整理与发挥,主要体现在五脏与声、色、嗅、味、液的五行归属、五脏和神的关系、五脏和官窍的关系以及五脏功能等的阐述上。

1. 五脏主声、色、臭、味、液 关于五脏与声、色、嗅、味、液的联系,在《内经》中已经有了明确的记载。如《素问·阴阳应象大论》论五脏和声、色、味的配属;《素问·金匮真言论》论色、嗅、味的五行归类;《素问·宣明五气》《灵枢·九针论》有味、液的五脏所入和所化等。《难经》则在此基础上,引《十变》所载,将五脏与声、色、嗅、味、液的联系进行了系统整理归纳,如三十四难提出"肝色青,其臭臊,其味酸,其声呼,其液泣;心色赤,其臭焦,其味苦,其声言,其液汗;脾色黄,其臭香,其味甘,其声歌,其液涎;肺色白,其臭腥,其味辛,其声哭,其液涕;肾色黑,其臭腐,其味咸,其声呻,其液唾",构建了一个较为完整的运用五行学说归类五脏与声、色、嗅、味、液之间关系的框架,如表2,成为藏象学说的重要组成部分,为五脏疾病的诊断和防治提供了理论依据。

表2　五脏与声色嗅味液联系表

五行	五脏	五声	五色	五嗅	五味	五液
木	肝	呼	青	臊	酸	泣(泪)
火	心	言	赤	焦	苦	汗
土	脾	歌	黄	香	甘	涎
金	肺	哭	白	腥	辛	涕
水	肾	呻	黑	腐	咸	唾

需要注意的是,在心与声的关系上,《内经》认为心在声为"笑",后世多宗此说,而《难经》认为心在声为"言",《千金要方·卷二十九》亦作"言"。

五脏藏神,证之心病临床所见,心火亢盛者,可见心神扰乱之"狂笑",也可见"多言""谵语";痰蒙心窍者,既有"痴笑"不休,也有"喃喃自语"等,临床上常将辨识语言的异常作为判断心之功能是否失常的重要依据。故心在声的两种说法,均有实际临床意义,或可并存。在此举一临床实例说明之。

案例:

吴某,男,11岁,1975年冬季诊治。家长代诉:此儿在2岁时曾患脑炎,病愈后遗有语言不利,口角流涎,量多而清稀,终日不断,衣襟尽湿。兼见面色苍白,形体较瘦削。舌质淡,苔薄白。证属:气虚,治以两补心脾之法,予四君子汤加味。炒白术6g,党参8g,云茯苓10g,炙甘草5g,桂枝4g,石菖蒲6g,6剂,水煎温服,每日1剂。后患者流涎已除。"(《王洪图内经临证发挥》)

按: 三十四难曰:"心……其声言;脾……其液涎。"患儿语言不利,涎液清稀量多,加之病程已久,面色苍白,病在心脾无疑,当为脾气亏虚,心窍不利之症。故在四君子汤补脾气的基础上,加用了通畅心脉,开心窍的桂枝、菖蒲,使脾气复,心窍利,故病得愈。

2. 五脏主官窍　关于五脏与声、色、嗅、味、液的联系,除上述论述外,四十难和四十九难还提出了"肝主色,心主臭,脾主味,肺主声,肾主液"之论。历代注家大致有两种解读:其一从五脏功能解释。如肝开窍于目,目主视五色,故肝主色;脾开窍于口,口能辨五味,故脾主味;肺主咽喉,咽喉司发音声,故肺主声;心主火,火之化物则五臭出,故心主臭;肾为水脏,主津液,故肾主液。其二从五行、五脏、五时相配解释。认为肝属木应春,春物皆有色,故肝主色;脾属土应长夏,味从土生,故脾主味;肺属金应秋,金之有声,故肺主声;心属火应夏,夏物遇火易出臭,故心主臭;肾属水应冬,水性濡润,故肾主液。

《内经》中虽没有直接提出此观点,但《素问·逆调论》云:"肾者水脏,主津液。"《灵枢·脉度》中也云:"肺气通于鼻,肺和则鼻能知臭香矣;心气通于舌,心和则舌能知五味矣;肝气通于目,肝和则目能辨五色矣;脾气通于口,脾和则口能知五谷矣;肾气通于耳,肾和则耳能闻五音矣。"《难经》继承《内经》经旨,在三十七难中曰:"肺气通于鼻,鼻和则知香臭矣;肝气通于目,目和则知黑白矣;脾气通于口,口和则知谷味矣;心气通于舌,舌和则知五味矣;肾气通于耳,耳和则知五音矣。"可见肾主液、肝主色、脾主味等认识来源于《内经》。但"心主臭""肺主声"的认识却与《灵枢·脉度》及三十七难心"知五味"、肺"知香臭"、肾"知五音"的认识有所不同。这就从五脏所主官窍的生理功能方面提出了两个问题,一是肺主声,但肺所开窍的鼻却主知香臭，与"心主臭"的关系如何理解？二是肾主液，然肾所开窍的耳却主闻声，与"肺主声"的关系又如何理解？

事实上，五脏和官窍的联系并非是单线的，而是多层次、多系统、多形式的复杂联系，如《内经》既有《素问·金匮真言论》肝开窍于目，又有《灵枢·大惑论》所云"五脏六腑之精气皆上注于目而为之精"；既有《素问·阴阳应象大论》"肾在窍为耳"，又有《素问·金匮真言论》心"开窍于耳"，还有《素问·缪刺论》所说"手足少阴太阴足阳明之络，此五络皆会于耳中。"所以，《灵枢·邪气脏腑病形》才说"十二经脉，三百六十五络，其血气皆上于面而走空窍，其精阳气上走于目而为睛，其别气走于耳而为听，其宗气上出于鼻而为臭，其浊气出于胃，走唇舌而为味。"

面对如此复杂的关系，并从中寻求一定的规律并非易事。因此古代医家从不同角度，用各种学说进行解读和阐释。如四十难中即试图运用五行长生理论加以阐释，其曰："然：肺者，西方金也，金生于巳，巳者南方火，火者心，心主臭，故令鼻知香臭；肾者，北方水也，水生于申，申者西方金，金者肺，肺主声，故令耳闻声。"清·徐大椿《难经经释》云："此以五行长生之法推之也。木长生于亥，火长生于寅，金长生于巳，水土长生于申，以其相生，故互相为用也。"所谓"五行长生之法"，是五行学说中一般的五行相生之外的另一种相生规律，因其隔四相生，故称"五行长生"。其将十二地支按东南西北顺次排列，并与五行相配，即寅卯属木配东方，巳午属火配南方，申酉属金配西方，亥子属水配北方，丑辰未戌属土配中央。《淮南子·天文训》云："金生于巳，壮于酉，死于丑，三辰皆水也。水生于申，壮于子，死于辰，三辰皆金也。故五胜，生一，壮五，终九。"故曰"金生于巳""水生于申"。

至此，可以从医理回答四十难所提出的问题：肺开窍于鼻，而肺金生于南方巳火心，故知香臭的功能出于肺窍而来源于心；肾开窍于耳，而肾水生于西方申金肺，故闻音声的功能出于肾窍而源于肺。四十难"五行长生之法"的阐释，更为整体地认识脏腑之间的密切关系，全面地辨识头面官窍功能与脏腑的复杂联系，提供了不同于常规的思路。元·滑寿《难经本义》云："四明陈氏曰：臭者心所生，鼻者肺之窍，心之脉上肺，故令鼻能知香臭也；耳者肾之窍，声音肺所主，肾之脉上肺，故令耳能闻声也。"则从心肺、肺肾之间经脉的联系，试图进一步说明脏腑五行相生关系背后的物质基础，引人思考。

官窍与脏腑关系的全面把握，可以为临床诊治官窍疾病提供多种思路，拓展治疗方法。如对于嗅觉功能障碍，既可从肺开窍于鼻治肺，也可从心主臭治心，或心肺同治，此即《素问·五脏别论》所说的"心肺有病，而鼻为之不利也"。

3. 五脏主七神　五脏藏神，是藏象学说的基本内容之一，体现了形神统一的整体思想，是中医学指导临床防治各种疾病，尤其是心身疾病的重要理论。关于五脏藏神理论，在《内经》中就有明确的阐述。如《素问·宣明五气》云："心藏神，肺藏魄，肝藏魂，脾藏意，肾藏志，是谓五脏所藏。"《灵枢·本神》中亦云："肝藏血，血舍魂，肝气虚则恐，实则怒。脾藏营，营舍意，脾气虚则四肢不用，五脏不安，实则腹胀，经溲不利。心藏脉，脉舍神，心气虚则悲，实则笑不休。肺藏气，气舍魄，肺气虚则鼻塞不利，少气，实则喘喝胸盈仰息。肾藏精，精舍志，肾气虚则厥，实则胀，五脏不安。"《难经》在三十四难中再次重申了《内经》五脏藏神的理论，指出："五脏有七神，各何所藏耶？然：藏者，人之神气所舍也，故肝藏魂，肺藏魄，心藏神，脾藏意与智，肾藏精与志也"，以说明其对五脏藏神理论的重视。唯有不同的是，《内经》言五脏藏五神，而《难经》说五脏有七神，见表3。

表3 《内经》《难经》五脏藏神比较表

五脏	肝	心	脾	肺	肾
《内经》五神	魂	神	意	魄	志
《难经》七神	魂	神	意与智	魄	精与志

对《难经》关于脾藏意与智,肾藏精与志的观点,清·徐大椿《难经经释》云:"《本神》篇云:'心有所忆谓之意……因虑而处物谓之智',盖脾主思故也。《素问·刺法论》篇云:'脾为谏议之官,智周出焉。'《本神》篇云:'初生之来谓之精……意之所存谓之志'。"以说明"七神"虽不同于《内经》"五神",然其观点亦是来源于《内经》。又《太素》云:"肾有二枚,左为肾,藏志;右为命门,藏精也。"似从《难经》左肾右命门观点而来,可参阅。

4. 肝肺浮沉论 三十三难提出了一个肝肺在水中浮沉的问题,其曰:"肝青象木,肺白象金。肝得水而沉,木得水而浮;肺得水而浮,金得水而沉。其意何也? 然:肝者,非为纯木也,乙角也,庚之柔。大言阴与阳,小言夫与妇。释其微阳,而吸其微阴之气,其意乐金,又行阴道多,故令肝得水而沉也。肺者,非为纯金也,辛商也,丙之柔。大言阴与阳,小言夫与妇。释其微阴,婚而就火,其意乐火,又行阳道多,故令肺得水而浮也。肺熟而复沉,肝熟而复浮者,何也? 故知辛当归庚,乙当归甲也。"

这似乎是一个充满矛盾的问题,即自然现象中,在水里木浮金沉,然属木的肝脏在水中却不浮而沉,属金的肺脏在水中不沉反浮。

为回答这个问题,三十三难以五行归类的理论为依据,分别以五色、天干、五音配属肝与肺,运用取象比类的方法,说明肝肺的阴阳属性和两者之间的相互联系。甲乙为木,五音为角;庚辛为金,五音为商。其中甲、庚为阳干,配腑;乙、辛为阴干,配脏。故肝色青属木,为乙角,肺色白属金,为辛商。天干的五行所属,是以五行特性,结合五时生物生长的特点为依据的,如肝气应于春,春主木气,木气生发,万物萌芽,甲乙为万物破甲乙屈初生之貌,故甲乙为木。又如心气应于夏,夏主火气,火主长养,万物丰茂,丙丁为万物生长明显壮大之貌,故丙丁为火。其次,又从五行相克规律进行相互配偶,并以阴干阳干相配,体现刚柔相合。则阴木配阳金,阴金配阳火,即乙与庚合,乙为庚之柔也;辛与丙合,辛为丙之柔也。

肝在水中之所以沉,是由于肝非纯木,乙庚相合,乙木释放微弱春阳,吸收庚金秋阴,从而顺从其阴向下的属性,表现为沉。而肺之所以浮,是由于肺非纯金,丙辛相合,辛金释放微弱秋阴,吸收丙火夏阳,从而顺从阳气向上的属性,表现为浮。

三十三难回答并未承接脏器浮沉的物理特性,而是借问题的提出,重点阐述了五行阴阳的道理,即五脏阴阳相互为用、相互克制的道理,虽然文中以天干推演、夫妇作喻,但究其精神实质,却包含着生理奥义。如木属阳而又有阴阳,阴木之中含有阳金克制之气,故肝居膈下阴位而属少阳,藏血而性升散;金属阴而又有阴阳,阴金之中含有阳火克制之气,故使肺居膈上阳位而属少阴,主气而性肃降。故清·丁锦《古本难经阐注》云:"此章言阴阳互根,五行交合之理,凡人身不外乎阴阳,交则生,不交则病,离则死。越人特举肝肺而言者,肝主血而肺主气,此又以气血为一身阴阳之主也,学者既透此章之义,则前后八十一难之经义,无不可以神会而贯也。"

也有学者认为，三十三难问题的回答运用五行学说，比较牵强。《白虎通·五行》云："木所以浮，金所以沉，何？子生于母之义。肝所以沉，肺所以浮，何？有知者，尊其母也。一说木畏金，金之气庚，受庚之化，木者法其本，柔可曲直，故浮也。肝法其化直，故沉。五行皆同义。"可见，"木浮金沉，肺浮肝沉""乙庚""丙辛"等说乃当时流行的五行学说，原非医家之语。

三十三难对肝脏和肺脏在水中沉浮的观察，是基于解剖实质脏器物理性质的观察，而金木阴阳的回答则完全脱离了形态范畴，着重于肝肺功能及其外应之象的阐述，说明藏象学说的形成经历了从结构到功能，即从形到象的嬗变过程。此外，《难经》认识到，脏腑器官本身的物理特性和其生理功能没有直接关系，取类比象更多的是比类功能之象。若对本问题做更深入的讨论和思考，或许会给我们带来更多的启示。

二、六腑理论及其脏腑关系

《难经》对六腑功能尤其是三焦的认识有独特之处，并在脏腑数目、脏腑相合、脏腑经脉阴阳气血营运关系方面有所发挥。

1. 六腑功能认识　关于六腑的功能，《灵枢·本输》已经有明确的论述，其云："大肠者，传道之腑……小肠者，受盛之腑……胆者，中精之腑……胃者，五谷之腑……膀胱者，津液之腑也……三焦者，中渎之腑也，水道出焉，属膀胱，是孤之腑也。"《难经》三十五难与《内经》对于六腑功能的论述基本相同，认为："小肠者，受盛之腑也；大肠者，传泻行道之腑也；胆者，清净之腑也；胃者，水谷之腑也；膀胱者，津液之腑也。"除言胆为"清净之腑"，以贮藏和传输清净胆汁外，其余四腑均以受纳，腐熟水谷，吸收精微，传导糟粕为其主要功能，故"非清净之处"，并强调"诸腑者，皆阳也"，重申对于五脏而言，六腑为阳。同时，为突出六腑泻而不藏的功能特点，三十五难特以"五色肠"统称五腑，曰："小肠谓赤肠，大肠谓白肠，胆者谓青肠，胃者谓黄肠，膀胱者谓黑肠"，提示六腑功能以传输通畅为顺。

对于三焦功能的认识，《内经》主要以水谷立论，如《素问·灵兰秘典论》《灵枢·本输》均认为三焦为水道，具有运行水液的功能，为机体水液输布、运行与排泄的通道。《灵枢·营卫生会》篇则认为三焦为水谷生化道路，是营卫气血化生、输布之场所，并提出"上焦如雾、中焦如沤、下焦如渎"。《难经》继承《内经》经旨，在三十一难中提出："三焦者，水谷之道路，气之所终始也。"同时又提出肾间动气为三焦之原，三焦主持诸气，为原气之别使，经历于五脏六腑，不仅深化了《内经》三焦主气化功能的认识，而且在《内经》流通后天水谷之气的基础上，阐明了三焦敷布先天之气的功能，并引出了三焦"有名无形"这一重要的学术问题，拓展了三焦理论。如三十八难曰："所以腑有六者，谓三焦也。有原气之别焉。主持诸气，有名而无形，其经属手少阳。此外腑也，故言腑有六焉。"

2. 脏腑数目探讨　早在《内经》时期，关于脏腑数目就存在十一脏腑说和十二脏腑说两种不同的观点，并有《素问·五脏别论》所载"余闻方士，或以脑髓为脏；或以肠胃为脏，或以为腑"之论，对脏腑归类存在争议。至《难经》，脏腑数目仍无定论，三十八难提出"脏五腑六"，认为五脏五腑之外，还有三焦一腑，故称其为"外腑"。而三十九难则有"脏六腑五"之论，提出肾有两脏，其左为肾，右为命门，故有六脏。《难经》关于脏腑数目的讨论，引出三焦和命门两个重要学术问题。

对《难经》中出现脏腑数目不同认识，日·滕万卿《难经古义》析之曰："按脏腑只有五者，五行之道为然,二五合为十者,生成之数是备。演而为六者,乃是六气之应,配为十二则支律之对,皆合天地自然之符焉。盖三焦者,虽非正腑,然诸腑非籍其气,则不能以为出纳运化之用焉。按五行之气,唯火有二,君相是也。《黄帝内经》分心与心包络以为六脏。"即《内经》以五脏包含心包络为六脏,而《难经》则以包含命门为六脏。

3. 脏腑相合关系　关于脏腑表里相合关系,《灵枢·本输》已有明确的论述,其云:"肺合大肠……心合小肠……肝合胆……脾合胃……肾合膀胱……三焦者,中渎之腑也,水道出焉,属膀胱,是孤之腑也。是六腑之所与合者。"认为脏属阴而腑属阳,脏为里而腑为表,一脏一腑,一阴一阳,一表一里,相互配合。《难经》脏腑相合理论与《内经》基本相同,只是表述方式略异,如三十五难曰:"小肠者,心之腑;大肠者,肺之腑;胆者,肝之腑;胃者,脾之腑;膀胱者,肾之腑。"

但是在探讨脏腑表里相合关系的原理方面,《难经》则发《内经》所未发。如三十五难曰:"五脏各有所,腑皆相近,而心、肺独去大肠、小肠远者,何谓也?然:经言心营、肺卫,通行阳气,故居在上;大肠、小肠,传阴气而下,故居在下。所以相去而远也。"认为脏腑表里相合并非随意,而是遵循着一定规律。其缘由:一是解剖部位相近或连接。如肝与胆、脾与胃、肾与膀胱,相近或相连的脏与腑往往生理功能上互为补充,协同作用,故形成表里特定联系。二是对于相去较远的肺与大肠、心与小肠表里关系,难以用解剖位置来解释,则应从功能上进行分析,生理功能和病理变化的密切联系是它们成为表里关系的物质基础。"心主营,肺主卫",营卫是水谷之精气,性质属阳,故称"清阳"。在中焦产生以后,先上升至心肺,而后布达全身;大肠、小肠具有向下通降的特性,传导输送的是水谷中人体不能利用的糟粕,属性为阴,故称"浊阴"。阳升阴才得以降,阴降阳方得以升,所以,心肺主营卫之清阳,负责清阳之气向上布散,营养全身,各脏腑组织(包括大肠、小肠)得以发挥功能;大肠小肠向下传输浊阴之气,浊阴得降,则全身气机调畅通顺,反过来有利于阳气向上的布散。所以心与小肠,肺与大肠的表里关系就是依据阳升阴降协同作用维系的。三是经脉的相互联系。如二十三难曰:"经脉者,行血气,通阴阳,以荣于身者也。其始从中焦,注手太阴、阳明;阳明注足阳明、太阴;太阴注手少阴、太阳;太阳注足太阳、少阴;少阴注手心主、少阳;少阳注足少阳、厥阴;厥阴复还注手太阴。"认为经络上的相互贯通流注、相互联系络属也是脏腑互为表里的重要基础。

因此,脏腑之间,解剖结构上相近或相连,经脉上相互络属,属性上阴阳表里相合,功能上相互配合,病理上相互影响,从而构成"脏腑相合"的关系。在临床上,认识和运用脏腑表里相合关系的理论,对于诊断疾病、判断传变预后和制定治则治法具有重要的指导意义。通常所说的脏病治腑、腑病治脏,主要指表里关系脏腑的互治,如治疗便秘可用宣肺法,治疗咳喘可用通便助肺气宣降;治疗心火之口舌生疮可用导赤散清泻小肠;治疗膀胱不约之多尿、遗尿,可用温肾固涩等。

第三节　《难经》营卫气血理论与应用

《难经》有关营卫气血的理论主要传承于《黄帝内经》,内容涉及营卫的生成、营卫的运行、气血和营卫的关系等。

一、营卫气血生成及其关系

《难经》有关营卫气血生成及其关系的论述见于一难、三十难、三十二难、三十五难和四十六难等篇中。

1. 营卫的生成及其特点 三十难曰："经言人受气于谷。谷入于胃,乃传与五脏六腑,五脏六腑皆受于气。其清者为营,浊者为卫。"指出营卫二气来源于水谷精微。饮食物经过胃的受纳腐熟,脾气的散精,成为营卫之气,输布到五脏六腑、四肢百骸、皮毛筋骨。经言,当指《灵枢·营卫生会》篇所言。所谓"清者为营,浊者为卫"的"清""浊"主要是指营卫的生理特点。营气属阴,其性精专柔和,故称为"清"。卫气属阳,其性刚悍慓疾,故谓之"浊"。

2. 营卫的运行 《难经》承《灵枢·营卫生会》篇关于营卫之气昼夜运行规律的论述,一难曰:"人一日一夜,凡一万三千五百息,脉行五十度周于身。漏水下百刻。营卫行阳二十五度,行阴亦二十五度,为一周也,故五十度复会于手太阴。"三十难又曰:"荣行脉中,卫行脉外,营周不息,五十而复大会,阴阳相贯,如环之无端。"营卫之气一昼夜各行五十周,夜半在手太阴肺经会合。如此循环往复,如环无端。

3. 气血、营卫与脏腑的关系 三十二难曰:"心者血,肺者气。血为荣,气为卫。相随上下,谓之荣卫。"心主血脉,主持血在脉中有序循行;营行于脉中,是化生血液的物质基础,又赖血以运载,两者关系非常密切,故通常将营气与血并称为营血。

肺主气司呼吸,主宰一身之气的生成和运行,卫气是人气的重要组成部分,具有温分肉、充皮肤、肥腠理、司开阖的功能,同时,卫气在脉外的输布需依赖肺气宣发,故三十二难曰:"肺者气""气为卫"。又曰:"肺卫,通行阳气。"皆说明了肺对卫气的推动作用。

二、营卫相随运行说

关于营卫的运行,《内经》既有"荣在脉中,卫在脉外"之说,又有荣随十二经阴阳表里顺序,卫"行于阳二十五度,行于阴二十五度,分为昼夜"之论,两者说法,注家鲜有解释清楚者。而三十难明确提出:"荣卫相随"的观点。认为荣卫的运行虽有脉内脉外的不同,但两者相随而行,昼夜五十周于身,阴经阳经相互贯通。

如何理解"荣在脉中,卫在脉外"与"荣卫相随"之间的矛盾呢?"荣在脉中,卫在脉外",不能依据字面意思解释成"卫气独行于脉外,营气独行于脉中"。而应当理解为卫气主要运行于脉外,营气主要运行于脉内,即脉外卫气为主,但卫中有营;脉内营气为主,但营中有卫。诚如明·张介宾所云:"卫主气而在外,然亦何尝无血,荣主血而在内,然亦何尝无气。故荣中未必无卫,卫中未必无荣"。

对于卫气之行分为阴阳昼夜的原理,日·玄医注一难曰:"盖卫气昼行阳,夜行阴,非言卫气昼在阳分,而阴分无;夜在阴分,而阳分无有也。昼行阳,始于太阳者,阳气昼浮表,有余于阳,不足于阴。虽行阳不行阴,阴分岂可无气耶?也行内者,阳气沉里,有余于阴,不足于阳,虽行阴不行阳,阳分岂可无气耶?言其行阳行阴者,指卫气盛处为言,非言在彼无此也"。这就是说,卫气昼行于阳夜行于阴,是指昼夜分盛于阳分阴分,以适应自然昼夜阴阳消长规律,这种情况实际是卫气运行的一种调节形式,而荣卫随行才是营卫运行的基本形式。

三、《难经》对营卫气血认识的临床应用

气、血、营、卫是构成人体的基本物质,是脏腑、经络等组织进行生理活动的物质基础,故《素问·调经论》云:"人之所有者,血与气耳。"故掌握气、血、营、卫的生成、运行及相互关系对于临床诊断、治疗具有重要的意义。

1. "气主呴之,血主濡之"的应用 二十二难曰:"气主呴之,血主濡之",是对气、血的生理功能的高度概括。"气主呴之":"呴",同"煦",温煦之义。气属阳,能温养脏腑、熏蒸于皮肤分肉。血、津液等阴液需要依靠气的温煦作用,才能正常运行,输布营养全身,故《素问·调经论》云:"血气者,喜温而恶寒,寒则泣不能流,温则消而去之。"如果气的温煦作用失常,可见畏寒肢冷、血、津液运行缓慢、脏腑功能低下、精神不振等情况。治疗上需运用人参、黄芪、党参等补气之品,达到温煦脏腑、经络等组织器官的目的,故《素问·至真要大论》云:"形不足者,温之以气"。

"血主濡之":濡,滋润、濡养之义。血属阴,能滋润肌肤筋肉,滑利关节,濡润脏腑。血的滋润、濡养作用发挥正常,则表现为面色红润、肌肉丰满壮实、皮毛润泽、感觉和运动灵活等,故《素问·五脏生成》云:"肝受血而能视,足受血而能步,掌受血而能握,指受血而能摄。"此外,血亦是精神活动的重要物质基础,故《灵枢·营卫生会》云:"血者,神气也。"血能养神,使人精力充沛,思维活跃,感觉灵敏,夜寐得安。反之,若血虚导致血不能发挥滋润、濡润作用时,则常见头晕目眩、面色不华、皮毛干枯、肢体麻木、精神衰退、健忘失眠、心神不安等临床表现。可予天王补心丹、酸枣仁汤等养血安神。

《难经集注》引宋·丁德用注云:"气主呴之,呴谓吹嘘往来之象;血主濡之,濡谓濡软也,气行则血行,气止则血止。"认为"呴"言气之生理,即气在生理状态下应运行不息。"濡"言血之生理,即血在生理状态下,应有柔顺之性。与二十二难"气留而不行者,为气先病也;血壅而不濡者,为血后病也"相应,此说可参。

2. "损其心者,调其荣卫"的应用 十四难曰:"损其心者,调其荣卫"提出心脉受损者,可以通过调理营卫的方法治疗。

因心主血脉,营气行于脉中,卫气行于脉外;营气化生血液,化血之功由心所主,营卫充养血脉,血脉由心所主;心主血脉,心气推动营卫循经脉运行,心统领营卫。病理上:营卫不和,汗出异常,心阳受损;营卫亏损,气血失和,心脉失养。因此卫气外固,营液内守,即能充盈血脉,使心阳得振、心阴得复,调扶营卫可治心脏虚损之证。

东汉·张仲景深得《难经》之旨,对心脉受损者多从营卫调治。如桂枝甘草汤、桂枝加附子汤,均为扶卫气助心阳而设。桂枝加桂汤、桂甘龙牡汤亦以和阳护心为法。他如小建中汤、桂枝去芍药加蜀漆牡蛎龙骨救逆汤、桂枝加芍药生姜人参新加汤等方,均以调和营卫的桂枝汤为基础,加减变化以资助气血、养心安神。

3. 营卫与睡眠的应用 四十六难曰:"老人血气衰,肌肉不滑,营卫之道涩,故昼日不能精,夜不得寐也。故知老人不得寐也。"探讨了老年人"昼不能精,不得寐"的机理,说明了营卫之气与睡眠的密切关系。卫气至阳而起,昼行于阳,温煦卫外,适应人体活动;入夜则至阴而止,行于阴分,适应人的睡眠,因此卫气的昼夜运行状况影响到人的寤寐。如《灵枢·口问》所云:"卫气昼日行于阳,夜半则行于阴,阴者主夜,夜者卧。"如果营卫失调,运行逆乱,卫气在夜间不能入于阴分,就会导致阴阳偏盛偏衰,睡眠因而失常。老年人就是因为营卫气血衰

少,五脏失和,卫气运行紊乱,所以夜间不能熟睡,白天精神不足。又如失眠症,多由邪气内扰或营卫逆乱所致。故《灵枢·邪客》云:"今邪气客于五脏六腑,则卫气独卫其外,行于阳,不得入于阴。行于阳则阳气盛,阳气盛则阳跷满,不得入于阴,阴虚,故不得瞑。"临床上常根据病情用调和营卫的方法治疗。

此外,经文提出"营卫之道涩",认为经脉瘀阻导致营卫运行失常,亦是导致失眠的重要原因,是后世运用活血化瘀法治疗失眠之滥觞。清·王清任最擅长运用活血化瘀法治疗失眠。清·王清任《医林改错·血府逐瘀汤所治之症目》中对此多有论述:"夜睡梦多:夜睡梦多是血瘀。此方一两付痊愈,外无良方。不眠:夜不能睡,用安神养血药治之不效者,此方若神。夜不安:夜不安者,将卧则起,坐未稳又欲睡,一夜无宁刻,重者满床乱滚,此血府血瘀,此方服十余付可除根。"

第四节 《难经》元气、命门、三焦理论与应用

《难经》在藏象方面最突出的学术成就,莫过于创说元气、发明命门、开拓三焦学说。故清·周学海《难经本义增辑·序》云:"《难经》之有功于轩岐,而大赉于天下万世也,在于发明命门。"而《难经》将元气理论从哲学引进医学,开创中医学先天生命系统及其活动理论;在《内经》三焦为水道、为水谷生化道路等后天理论的基础上,提出输布先天元(原)气的功能,大大拓展了三焦概念内涵,俱属学术创新之举,同样具有中医学术奠基作用。

一、元气理论及其临床应用

日·丹波元胤《难经疏证》辨云:"若元气之称,始见于董仲舒《春秋繁露》、扬雄《解嘲》,而至后汉,比比称之。"而据近代研究,《鹖冠子》已有"元气"之名。其《泰录》云:"天地成于元气,万物乘于天地。"首次提出元气的概念。鹖冠子,相传战国时楚人,姓名不详,隐居深山,用鹖羽为冠,因以为号。据北宋·陆佃《〈鹖冠子〉序》载,其"初本黄老,而末流迪于刑名"。《汉书·艺文志》著录《鹖冠子》一篇,及至《隋书·经籍志》《旧唐书·经籍志》《新唐书》及《宋史·艺文志》皆著录三卷,篇数较前增多,疑为汉后附益所致。今本《鹖冠子》为三卷十九篇(北宋陆佃注)。

《鹖冠子》提出元气之后,其后元气即成为诸家论宇宙自然的本根之气。如汉·董仲舒《春秋繁露》之《王道》云:"元者,始也,言本正也;道,王道也;王者,人之始也。王正,则元气和顺,风雨时,景星见,黄龙下;王不正,则上变天,贼气并见。"《天地之行》云:"布恩施惠,若元气之流皮毛腠理也。"又如汉·王充《论衡》之《幸偶篇》云:"俱禀元气,或独为人,或为禽兽。"《无形篇》云:"人禀元气于天,各受寿夭之命,以立长短之形。"然在《内经》中并无"元气"之名,元气一词首见于《难经》,其十四难曰:"脉有根本,人有元气。"

元者,本也、原也,以元气为万物生成之原始、根本。元、原相通,元气与原气亦相通,故《春秋繁露·重政》云:"元犹原也,其义以随天地终始也……故元者,为万物之本。"清·徐大椿《难经经释》注三十六难也云:"原气即元气,言根柢乎此也。"

"元气"在《难经》全书只出现一次,而"原气"则出现3次,与原气相关的"原"字出现26次。从元、原及元气、原气二字词使用看,其本义即原始、根本之义,故古代哲学以之为宇

宙万物生成之本根,医家引用以为人命生始、根本之气,即先天本元之气,俗称先天之气,意即人体肇生之本、生命活动之原。

元气之名义,虽由《难经》从哲学引进医学,在学术上有源流继承关系,并有精气的一般特点,但其既成为医学术语,便具有其独特的医学内涵,专用以表述人体先天的生化能力、生理机能,与自然之气以及后天之气不可混为一谈。

1.《难经》有关元气的生理作用的认识 《难经》有关元气生理功能的论述,主要反映在以下条文:

八难曰:"诸十二经脉者,皆系于生气之原。所谓生气之原者,谓十二经之根本也,谓肾间动气也。此五脏六腑之本,十二经脉之根,呼吸之门,三焦之原。一名守邪之神。故气者,人之根本也,根绝则茎叶枯矣。"

十四难曰:"人之有尺,(譬如)树之有根,枝叶虽枯槁,根本将自生,脉有根本,人有元气。"

六十六难曰:"脐下肾间动气者,人之生命也,十二经之根本也,故名曰原。"

《难经》一再强调,元气(原气)是关系生命存亡的本原之气,有则生,无则死。其生理作用,从名曰"动气"而论,当系生命活动中激发、推动、生化的源能力。精化气,它由先天之精化生而来,先天之精在胚胎生成脏腑、经脉以及精血津液,需有原气的激发、推动才能进行各种气化活动;它使三焦有所禀受,是三焦气化产生各生理效应的源泉;它能纳气归原,是呼吸功能的关键;同时,它又是人体抗御邪气的功能主宰,称为"守邪之神"。此气发于先天,得后天而滋生;生于命门,借三焦布达周身,其气之强弱诊于尺部,故本经将尺脉喻为树之根本,这就是后世诊脉重尺部"脉贵有根"的理论依据。

2.《难经》元气论的学术价值 《难经》关于原气的论述,在中医"气"学理论中是新的创说,阐述了原气的来源生成、生理功能、活动方式和诊察方法,是对《内经》气学理论的发展。后世凡言元气,从先天精气中又分出元阴、元阳以统身之阴阳,盖本乎此。

3. 元气理论的临床应用 元气是人体的先天本原之气,由先天之精化生而来,体现在生命原始的、根本的动力与抗病能力。清·徐大椿在《医学源流论·经络脏腑》中云:"疾病之人,若元气不伤,虽病甚不死;元气或伤,虽病轻亦死。""故诊病决死生者,不视病之轻重,而视元气之存亡,则百不一失也。"故元气有则生、盛则壮、衰则弱、竭则死。《难经》元气理论在临床上的指导意义,主要指导复杂病理的分析,慢性、疑难、危重病证的诊治和养生防病、延缓衰老三个方面。

(1)分析病理机制:八难曰:"寸口脉平而死",其原因是"生气独绝于内",这里的"生气"就是元气;十四难又以尺脉为根,尺部有脉,元气无伤损,故"虽困无能为害",但若根脉全无,便是元气败绝,即八难的所谓必死之证。

元气病变主要责其虚,按程度可以分为虚弱、虚损、衰败、竭绝,简称虚、损、衰、竭4个层级与阶段;与一般病变相比,其显著特点是病情逐渐地、进行性地加深、加重,直至阴阳离决而死。元气之病,鲜现于一脏一腑,而是损及多脏多腑、衰耗精气血津液,同时又因虚生邪、感邪,因邪伤正致虚,恶性循环,病变深重,难以挽回。

(2)诊治疑难重症:临床上多种重大疾病以及慢性疾病的中晚期,如传统中医之风、劳、臌、膈等病证,包括现代医学之脑血管意外、恶性肿瘤、慢性肾小球病变、肺结核、艾滋病等,以及糖尿病后期、慢性乙型肝炎后期、肾衰竭等,大多属于元气虚损或衰竭,预后不良的疾病。在诊断上,这些疾病大多表现为衰竭之象,病情复杂、反复,进行性加重或突现危症;其脉象多出现尺部虚弱、脱失或沉候乏力、无脉，或如三难所谓之复脉、溢脉。在治疗上，图本之举，当壮补元气。补益元气可直接从肾与命门滋养元气，多用血肉有情之品如紫河车、冬虫夏草之类，或从精化气如金匮肾气丸之法；也可以从后天补先天，大补脾肺之气以滋养、化生元气，如参、芪、术之类。

元气为人生气之源，虽系生命根柢，但必后天之气养育才能不断滋生，正如《素问·刺节真邪论》所说"真气者，所受于天与谷气并而充身者也。"所受于天者，正是源于先天的元气；并可以理解为后天谷气滋养先天元气，两者合成一体。故人七日不食则死，元气绝，滋化之源失于接续也。先天难补，后天易成，急救元气不绝，当峻补后天之气，方可挽回元气之亡失，古人称人参能大补元气，就是这个缘故，因而补后天以实先天，是续元气不绝以治诸虚证之大法。实际应用中常以参、芪、术配附子，组成参附、芪附或术附诸方，其中附子的作用是在参芪基础上担当激发肾间动气之任，必要时还可加龙骨、牡蛎、五味子之类以摄纳欲脱之元气。

（3）指导养生防病：《灵枢·天年》讨论人生长壮老已过程时，提出"其气之盛衰以至其死"的论题，以气为生命过程之主导；《素问·上古天真论》则将此气称为真气、肾气，《难经》正其名为元气。清·徐大椿在《医学源流论·经络脏腑》也云："当其受生之初，已有定分焉。所谓定分者，元气也。"并以燃薪作喻，薪尽火灭，而人也是"待元气自尽而死，此所谓终其天年者也。"实则认为衰老方式有两种，一是生理性衰老，中年以后，元气即按自然规律逐步虚弱衰竭，脏腑经络、营卫气血亦随之变化，呈现老年人各种生理机能的退行性变化过程；二是病理性衰老，由于各种疾病损耗元气，使衰老加速。这两种情况往往交织在一起，相互影响，互为因果，因而欲臻长寿，需从防病和延缓衰老两个方面着手。

其一，调养元气，防病于先。《素问·通评虚实论》云："邪之所凑，其气必虚"，正气虚弱是邪气致人以病的病理生理基础，而八难以元气为"守邪之神"，即人体抗御邪气的功能主宰，所以充实元元气才是预防疾病的求本之道；既病之后，只有元气充实，才能制胜邪气，扼其传变，护卫生命。正如《素问遗篇·刺法论》所云："正气存内，邪不可干。"清·徐大椿则在《医学源流论·经络脏腑》中云："若夫预防之道，惟上工能虑在病前，不使其势已横而莫救，使元气克全，则自能托邪于外。"所以调养元气，预防疾病是防止病理性衰老的基本原则。

调养元气，预防疾病的方法，可以通过药食、针灸等法补养脾胃，增强营卫气血的化生，间接充实先天元气，也可以直接以药饵、气功等法补养肾命之精，补养元气，增强抗病能力。

其二，培元实基，缓老延年。元气是生命过程的主导因素，古人比喻为燃点薪烛，薪尽油干则火灭，故元气之于生命，就是人之生机，人之生长壮老死即元气由生而盛、由衰而竭的过程。此虽自然之理，非人力能所能改变，但或寿或夭，能否尽终天年，在一定意义上也取决于人，关键是能否保全元气。保全元气之法，总而言之，一是减少妄耗，二是宜多培补。

减少妄耗：古人认为，外感毒邪最耗人精气，始浅继深，重者难复，伤元损寿，故俗语有"老怕伤寒"之说，《素问·上古天真论》有"虚邪贼风，避之有时"的告诫，《素问·刺法论》还有"避其毒气"防疫病之法。其次是节制房事，认为纵欲耗精，直接戕伤肾命元气而夭折，故《素问·上古天真论》云"醉以入房，以欲竭其精，以耗散其真"是半百而衰的重要原因，因而历代帝王与封建贵族多荒淫无度而短命。养生者宜据年龄、身体状态节宣得宜，防止强行、过度房事，尤其是中年后、重病恢复期，更禁忌年老服壮阳药肆行房事，只图一时之快，实则促短命期。

宜多培补：培补元气有两途，一是直补肾命元气，先天禀赋不足者可从肾与命门补精化气。在药物方面，有学者分析《本草纲目》1892种药物，明确载有"耐老""延年""增年"作用的药物共177种，其50种补益药中，补肾药28种，如仙茅、淫羊藿、补骨脂、巴戟天以及动物药类鹿茸、雄蚕蛾、雀卵、紫河车、蛤蚧、冬虫夏草等；除药物服食外，久经传承的保健灸法、健身气功等亦有肯定功效，在中老年人提高健康水平、缓老延寿方面发挥着重要作用。二是通过调养脾胃，以后天水谷精微间补肾命元气。清·张志聪注《素问·上古天真论》云："肾者主水，受五脏六腑之精而藏之，故五脏盛乃能泻""老年之人能食而脾胃健者，尚能筋骨坚强，气血犹盛。"先天元气之衰固不可逆，但增强饮食化生气血以充养元气，尚可"续焰"延年。有关调养脾胃之法不再赘述。

二、命门理论及其临床应用

"命门"一词首见于《内经》，《难经》则进行了创新与发挥。其后相当长一段时期，命门之说在医界悄无声息，只是到宋后金元才借相火复得重视。及至明代，医家们就命门的概念、生理功能及其临床意义，论证推导，形成了系统的命门学说。

考《内经》"命门"凡三见，即《素问·阴阳离合论》《灵枢·根结》《灵枢·卫气》。《内经》将命门作为太阳经的"结""标"，明确提出指眼睛。至《难经》则独辟蹊径，三十九难提出"腑有五脏有六"，将命门列为脏之一，三十六难认为其为"诸神精之所舍，原气之所系也。男子以藏精，女子以系胞"，三十九难认为"其气与肾通"。这是命门概念上的一次根本转变与演化。

《难经》命门新说问世，在很长一段时间没有得到医家的响应，不仅仓公淳于意诊籍未闻，且东汉·张仲景《伤寒杂病论》、东汉·华佗《中藏经》、隋·巢元方《诸病源候论》、唐·孙思邈《备急千金要方》等汉、晋、南北朝、隋、唐乃至北宋也均很少论及。偶有涉辞，亦在脉诊、经穴，如王叔和《脉经》引《脉法赞》"肾与命门俱出尺部"，晋·皇甫谧《针灸甲乙经》的督脉命门穴。但是《道藏》中命门论却一直延续，通过道家内功实践而发展。如《抱朴子·内篇》"坚玉钥于命门"，命门作为肾与肾间讲，提倡爱精涩气；《黄庭经》"后有幽阙前命门"，其气外输于督脉命门穴，是命门论的应用。道家思想深厚的唐·杨上善，在《黄帝内经太素》注中多次引《难经》命门之文，如其注《灵枢·顺气一日分为四时》"原独不应五时"时云："人之命门之气，乃肾间动气，为五脏六腑十二经脉性命根，故名为原。"第一次明确肾间动气即命门之气。因此有人认为，命门学说的源头及成型，与道家分不开。如有学者引《难经集注》中唐·杨玄操所云"脐下肾间动气者，丹田也"，认为老子的"谷神不死，是谓玄牝，玄牝之门，是谓天地根"即肾间动气丹田，为天地阴阳之根，人的生命之原，称它为命门非常恰当。也有学者提出"（道家）主铅论在内功术占优势以后命门学说确立，经过一段时间传统医学才接受。这个滞后效应估为元初陈致虚到明嘉靖300年，医药学家竞相介绍命门学说，融入传统医学理论之中。他们援引宋儒太极学说，强调儒释道合一，这正是明代时代思潮所然"。就医界而言，直至南宋，宋·陈言《三因极一病证方论》、宋·严用和《济生方》才承认左肾右命门之说，谓脐下肾间动气分布人身，欲念动则精气并命门泻去，但未提及命门相火，其病证亦同《内经》。金·刘完素《素问玄机原病式·六气为病·火类》云："《仙经》云：心为君火，肾为相火。是言右肾属火不属水也。"其《素问病机气宜保命集·病机论》云："左肾属水，男子以藏精，女子以系胞；右肾属火，游行三焦，兴衰之道由于此，故'七节之旁，中有小心'，是言命门相火也。"从而提出命门相火问题。

同时期的金·张元素也有命门相火之说，在明·李时珍《本草纲目》所引张氏《脏腑虚实标本用药式》中，认为"命门为相火之源，天地之始。"朱震亨《格致余论》专论相火，虽未及命门，但谓相火寄于肝肾，为命门相火论助势。

此后命门探讨借相火之势逐步深入，继有明·孙一奎、明·赵献可、明·张介宾等有关命门之论，均以命门为人身之本、与肾气相通而属相对独立之脏，形成命门学说，命门义理演变至此完成。其后，清代医家无所阐发，至今言命门已非眼睛之义。

《内经》与《难经》命门义理演变，无论是学派间的不同认识，还是《内经》命门含义转变，都是中医学术的发展。有些医家不了解学术发展的趋势，或执"《难经》之必不可违乎《内经》"的信条，采取批判《难经》的态度，如清·徐大椿《难经经释》不承认其命门新义；或硬将《内经》《难经》命门扯在一起，如明·赵献可从《内经》寻找与《难经》命门相当的脏器，提出《素问·刺禁论》"七节之旁，中有小心"的"小心"就是《内经》"命门"，为脏腑之主；如明·张介宾《类经附翼·求正录》"三焦包络命门辨"中说"睛明所夹之处，是为脑心，乃至命之处，故曰命门"，这是没有道理的。就前者而论，《内经》理论体系以五脏为中心，凭空造出一个命门凌驾于五脏系统之上，不符合经旨；后者将经穴睛明扯到"脑心"以附会"至命之处"的说法，望文生义，此似与中医学以肾命为生命之本的传统理论相违背。

1.《难经》有关命门的生理功能的认识　三十六难曰："命门者，诸神精之所舍，原气之所系也；男子以藏精，女子以系胞。"三十九难曰："命门者，精神之所舍也；男子以藏精，女子以系胞，其气与肾通。"就经文本义而言，命门藏男子之精，系女子之胞，主持男女生殖功能；是人体先天精气与神气藏舍之处，原气维系之源，因而它是人体精气神之根柢，乃人之生命体与生命功能化生之源。其中原（元）气是人体先天化物之中最具生命能力代表者，正如八难所说"气者，人之根本也，根绝则茎叶枯矣。"元气系之于脉即根脉，故十四难说："脉有根本，人有元气。"因此，命门所藏先天精气神中独重原（元）气，这也是后世论命门重点发挥之枢要。因此，诸论命门者多与元气合论。

历代医家论命门，尽管就其名称、形态、部位与功能特点争论不休，但异求中同，诸家对本经所述命门的生理功能与特性没有争议。约其要义，有以下两个方面：

第一，功能。命门为先天之本，既主先天之精构成脏腑组织而司人体发育生长，又主藏精、系胞而司生殖，同时还化生原（元）气，温煦和润养脏腑经络，即《难经》所说"五脏六腑之本，十二经脉之根，呼吸之门，三焦之原"，明·赵献可《医贯·〈内经〉十二官论》所谓"肾无此，则无以作强，而伎巧不出矣；膀胱无此，则三焦之气不化，而水道不行矣；脾胃无此，则不能蒸腐水谷，而五味不出矣；肝胆无此，则将军无决断，而谋虑不出矣；大小肠无此，则变化不行，而二便闭矣；心无此，则神明昏，而万事不能应矣"。此外，人体以此为抗邪能力的主宰，《难经》称为"守邪之神"。

第二，特性。诸家多以命门主相火，近代也常将命门与肾阳等同起来，认为左肾主水、命门主火，左阴右阳，且肾间动气之动属阳，并有尺脉左肾右命切诊之说。这种论点受到明·孙一奎、明·张介宾及民国张山雷的批评。明·孙一奎动气命门说从根本上克服了以上缺憾，其"非水非火"而又是"阴阳之根蒂"、命门所主为原（元）气之论，既与《难经》命门功能合，又力辟左右肾命之弊，并开拓了命门学说的临床应用途径，确使命门学说有了一个质的飞跃。明·张介宾对此领会颇深，其在《景岳全书·命门余义》中大加阐发，说"命门为元气之根,为水火之宅。五脏之阴气非此不能滋,五脏之阳气非此不能发",从而将先天阴阳水火集于命门。其述命门证候,亦以元阴亏损而生虚热、元阳式微而致阴寒论理,并制左、右归丸及左、右归饮以应之,于阴中求阳、阳中求阴,体现命门阴阳、水火互根互济的义理。

2. 命门与肾的关系　关于命门与肾的关系,《难经》有两处直接论及:一是三十六难:"肾两者,非皆肾也,其左者为肾,右者为命门。"二是三十九难:"命门者……其气与肾通。"两处间接论及,如八难:"所谓生气之原者,谓十二经之根本也,谓肾间动气也。"又如六十六难:"脐下肾间动气者,人之生命也,十二经之根本也,故名曰原。"这里的"肾间动气"指命门元气,则有命门在肾间之意。《难经》明言右肾为命门,又暗指命门在肾间,似有一定矛盾之处,如明·李梴《医学入门·脏腑》主命门寄于右肾,并认为其丝系联肾系心包通二阴之间;而明·赵献可《医贯·〈内经〉十二官论》则力主肾间命门说,提出左肾阴水、右肾阳水,命门在两肾之中,有左右黑白二窍出无形相火与真水日夜潜行不息;明·孙一奎亦主肾间之说,但与赵氏不同,强调肾间之动气即是命门,谓其"非水非火,乃造化之枢纽、阴阳之根蒂,即先天之太极,五行由此而生,脏腑以继而成",并以豆果萌芽时两瓣间所生根蒂内含的真气和坎中之阳喻肾间动气。如何理解"右肾"与"肾间"成为解读肾与命门关系的关键。

考《难经》右肾命门之义,正如袁崇毅所说"古时尚阴阳,越人创左肾右命之说,即寓左水右火之意。"而汉代以右为贵,如唐·司马贞《史记索隐》注《张丞相列传》"左迁"云:"诸侯王表有左官之律,韦昭以为'左犹下也,禁不得下仕于诸侯王也。'然地道尊右,右贵左贱,故谓贬秩为'左迁'。他皆类此。"以此强调命门的重要性。其实,左水右火亦不能真正体现《难经》本意。据六十六难、八难谓肾间动气为生气之原,而命门又是维系原气生生不已的所在,故多数医家主肾间。右寓火、寓阳,是《难经》强调阳主动、命门主生生不已之德。以此推求《难经》本意,则肾间动气说较为符合,孙氏以豆果萌芽时两瓣间所生根蒂内含的元气和坎中之阳喻之最为形象,然而又常陷于玄虚境地,因而有学者提出"肾脏为命门气化之器,命门是肾精气化的体现。"这种提法的合理之处是以两肾之内解释肾间,"万物生于水",则命门寄于肾内,是肾中生气的机枢所在,从而使阴阳水火统一于先天之精化气之理中,避免了赵献可水火阴阳割裂之弊。

三、《难经》命门理论的学术价值

《难经》利用肾有两枚、在五行属水的藏象特点,结合"万物生于水"的观念及哲学元气论义蕴,提出肾间命门为人体生命先天本源的概念和理论,成功地对《内经》命门做了义理上的演化。

命门概念至《难经》一变,其概念被历代医家所接受,但它与肾的关系始终争论不休,加之重《内经》轻《难经》的学术观念主导,遂使命门理论长期晦而不明,乃至被误解,如全国高等中医药院校第五版教材《中医基础理论》就说"肾为'先天之本'""肾阳亦即命门之火;肾阴亦即明·张介宾所谓的"命门之水"……古代医家所以称之曰命门,无非是强调肾中阴阳的重要性而已。"这在中医界具有代表性。就学术演化过程而言,《内经》除了《素问·上古天真论》"肾者主水"涉及先天外,少有论及肾为先天之本的篇论。而《难经》补上了这一中医学术空白,这是不应被忽略的。从肾命理论内涵而论,命门生于肾中,是先天精气神的根柢,而肾则兼先后天脏之体用,宜乎先天以命门论、后天以肾脏论,不应混淆,混称肾为先天之本、肾之阴阳即元阴元阳,是理论上的混乱,既不利于学术发展,又在临床上难所适从。

四、《难经》命门理论的临床应用

自《难经》先天命门之论出，其理论对于先天禀赋强虚弱、性生殖病变以及虚损证候治本方面，都有重要指导意义。

1. 命门为先天之本，其病多虚 三十六难说"命门者，诸神精之所舍，原气之所系也。"盖人之胚胎乃父母生殖之精凝聚而成，是谓先天之精（元精）；精化气，即胚胎中之生气，是为元气；元气发挥其生理作用，机体便具有生命本能，称之元神。此三者均藏于命门，故云先天之本者实为命门，唯得后天之培育才能源源不断化生以为生理之用。元精、元气、元神，为人先天根柢，唯患其不足，因而命门病证有虚而无实。

命门元精不足，元气生成乏源，脏腑虚怯，抗邪功能低下，其人先天禀赋薄弱。或生而体弱，发育不良，出现五软、五迟之证，或易伤时邪为病。清·吴谦《医宗金鉴·幼科心法要诀》云："小儿五迟之证，多因父母气血虚弱，先天有亏，致儿生下筋骨软弱，行步艰难，齿不速长，坐不能稳，要皆肾气不足之故。"主用加味地黄丸合补中益气汤，以补先天为主，补后天为辅；明·薛铠《保婴撮要》云："五软者，头项手足肉口是也……夫心主血、肝主筋、脾主肉、肺主气、肾主骨，此五者因禀五脏之气虚弱，不能滋养充达，故骨脉不强，肢体痿弱，源其要，总归于胃。"主用补中益气汤合地黄丸（临床多用《证治准绳》补肾地黄丸：六味地黄丸加牛膝、鹿茸），以补后天为主，补先天为辅。至于易伤时邪而外感为病者，在祛邪的同时，必顾及先天精气阴阳之亏乏，宜时刻注意证之虚实、逆顺，用药需固护元气。

命门之虚有精气之虚与阴阳之虚的不同，概念有所区别，因此论治思路与方药也有差异，但均当用补法。关于命门精气虚，元精虚者，《素问·阴阳应象大论》云："精不足者，补之以味。"当用血肉有情之物及入肾命而味咸汁浓之品。前者如紫河车、鹿茸、鹿胶、雀卵、蛤蚧、雄蚕蛾、桑螵蛸、蛤蟆、冬虫夏草、阿胶、海狗肾、猪骨髓等，后者如地黄、肉苁蓉、天冬、沙苑子、玄参、山茱萸等，方如龟灵集、大补阴丸、河车大造丸等。元气虚者，当精中生气，在滋补元精的基础上加温发之品，如金匮肾气丸中既有熟地黄、山茱萸、山药，又有桂枝、附子；右归饮丸中既有熟地黄、山茱萸、山药、枸杞子，又有肉桂、附子、杜仲、鹿胶等，可以为法。

《难经》本无命门阴阳之说，但由于"左者为肾，右者为命门"一句，后世遂有以命门为肾阳者，本文前已辨析此为不经之论；又有论命门之阴阳即元阴、元阳者，此为后世从阴阳本义推导而来。盖从动静、寒热等对立范畴而论，精气可分阴阳，故命门阴阳即元阴、元阳。关于命门元阴、元阳之虚，主要体现在功能的衰弱、退行性变和虚性亢奋诸症，具体内容请参照本章后论"命元三焦系统理论的病机分析方法"部分。至于其治法，明·赵献可在《医贯·内经十二官论》中云："火之有余，缘真水之不足也，毫不敢去火，只补水以配火，壮水之主以镇阳光；火之不足，因见水之有余也，亦不敢泻水，就于水中补火，益火之原以消阴翳。"补元阴，宜咸寒滋润之品或动物药，如地黄、山茱萸、山药、天冬、玄参、枸杞子、女贞子、旱莲草以及龟板、鳖甲等；为防其滋腻难化，在组方时多兼用助化灵动之物，如砂仁、陈皮以及六味地黄丸中用茯苓、泽泻、丹皮等。补元阳，当用具壮阳作用的动植物药，如鹿茸、鹿胶、紫河车、蛤蚧、冬虫夏草、肉苁蓉、巴戟天、淫羊藿、杜仲等；或于阴中补阳，如金匮肾气丸中用桂枝、附子，右归饮丸中用肉桂、附子、杜仲等。

2. 命门为生殖之根，性功能障碍多命门之虚 三十六难曰：命门"男子以藏精，女子以系胞"，究其义在于胚胎生成，命门以其元精、元气发育生殖器官，主宰性生殖活动，故男女生殖器官之生长发育与性生殖功能,从根本而言与命门有着密切关系。因而临床有关男科、妇科的病证多责之命门。

男女生殖器官发育不全,如《灵枢·五音五味》所谓天宦,《广嗣纪要·择配篇》之"五不男"(生、犍外肾、变、半、妒,多为男性生殖器官缺失或萎缩)、"五不女"(螺、文、鼓、角、脉,多为阴道闭锁或其他缺陷,常常伴有子宫发育不全),此皆可归因于命门精气薄弱或缺陷,致使其先天禀赋不足。论其治法,发育定形者难以改变,有的可用外科手术矫正;如属幼童尚在发育之中,则可以补益肾命精气,促其发育,如妇女幼稚性子宫多表现为闭经或经少、不孕等症,治本之法常从肾命入手,补精血、振命元、调阴阳,如紫河车、制黄精、制首乌、淫羊藿、淡苁蓉、枸杞子、熟地黄、女贞子、鹿角胶、补骨脂、巴戟天等,随病情选用,辅以通经等药,坚持服用,每获良效。

性和生殖诸证,如妇女不孕、经闭、崩漏,男子阳痿、早泄、不育等,其虚者治法,或可兼肝脾,但总不离肾命之本。妇女的生理特点主要表现在胎、产、经、带等方面,但这些特点都与冲、任二脉息息相关。冲任督一源三歧,均根于肾命,故妇科诸证,尤其虚者无不归根于肾命,治疗虽曰冲任,实在肾命。全国高等中医药院校第二版教材《中医妇科学讲义》云:"一般常见的经闭、不孕、崩漏、带下、滑胎等,大都由肝肾虚弱、冲任损伤所引起。故治法应以滋养肝肾为主,并根据具体情况,佐以血肉有情之品。养肝肾即是益冲任之源,源盛则流自畅,而病自愈。"

男子独有疾病,除性生殖器官器质病变外,主要是性功能障碍与不育症,常见的是阳痿、遗精、早泄以及精少、无精、畸形精子、精子不液化等。治疗这些男科疾病,其虚者主要在肝脾肾命,而以肾命为本,《男科疾病中西医汇通》一书列出温补肾阳法,常用药物是肉桂、附子、巴戟天、淫羊藿、仙茅、补骨脂、菟丝子、沙苑子、肉苁蓉、锁阳、阳起石等,代表方剂是肾气丸、右归饮丸等;滋养肾阴法,常用药物是熟地黄、山萸肉、枸杞子、首乌、女贞子、桑椹子、黄精、龟板、玄参等,代表方剂是六味地黄丸、知柏地黄丸、大补阴丸、左归饮丸等;填补肾精法,常用药物是熟地黄、制首乌、山茱萸、枸杞子、龟板胶、鹿角胶、紫河车等,代表方剂是龟鹿二仙胶、左归丸等;固肾涩精法,常用药物是覆盆子、桑螵蛸、益智仁、补骨脂、山茱萸、金樱子、芡实等,代表方剂是缩泉丸、桑螵蛸散、金锁固精丸等。这里的肾自然是指命门,此前已辨,今不赘论。如相传为傅山的阳痿不举方,重用熟地黄、山萸、配巴戟天、肉苁蓉、枸杞、杜仲、肉桂、远志,兼人参、茯神、白术,以培肾命精气为主,兼养脾胃辅之,达到振阳起痿作用,具有代表性。

五、三焦理论及其临床应用

《内经》对三焦早有记载,但未明其脏器形态与部位,且《素问》《灵枢》对三焦的叙述也有歧义。自《难经》"有名无形"之论出,中医界关于三焦名义、形态、部位及功能的争议愈演愈烈,旷日持久,迄无定论。然而争议也使人们对三焦的认识趋于完善与规范,特别是《难经》三焦论的创新促进了中医学术的发展。

1.《内经》《难经》三焦概念异同 《内经》论三焦功能约而有三:一是《素问·灵兰秘典论》决渎之官、《灵枢·本输》中渎之腑,均主水道;二是《灵枢·营卫生会》如雾、如沤、如渎之说,主上中下三部气化;三是《素问·血气形志》篇少阳与心主即心包为表里。《难经》论三焦,略去水道之说;将主上中下三部气化之说简明化,如三十一难概括为"三焦者,水谷之道路,气之所终始也",其中上焦"主内而不出",中焦"主腐熟水谷",下焦"主出而不内";同时借《内经》与心包络表里之说,二十五难提出三焦"有名而无形"论,为其开拓三焦理论"搭桥"。

《难经》三焦概念以气立论,如果说三十一难"水谷之道路,气之所终始"系指后天气化,有明显承继《内经》学术痕迹的话,那么六十六难"三焦者,原气之别使也"则突破了后天气化内涵,开拓了中医学三焦理论的新范畴,并融入了《难经》先天生命系统之中,开创了中医先天生命理论的学术体系。

2.《难经》三焦功能及其学术价值 八难提出肾间动气为三焦之原,三十八难提出三焦主持诸气,为原气之别使,六十六难提出主通行三气,经历于五脏六腑。元·滑寿注"原气之别使"云:"以原气赖其导引,潜行默运一身之中,无或间断也。"明确指出元气赖三焦导引以布达全身,"经历五脏六腑",使脏腑得元气而藏泻;贯通于大经小络,使经脉得元气而行血气营阴阳,沟通上下内外;而三焦本身亦因元气才有所禀受,气化有源,故说肾间动气为"三焦之原"。后世论者,皆以布达元气至全身为三焦的主要功能,如东汉·张仲景《金匮要略》云:"腠者,是三焦通会元真之处,为血气所注;理者,是皮肤脏腑之文理也。"(《脏腑经络先后病脉证第一》)外而皮肤、内而脏腑,均系三焦输达元气之所在;托名东汉·华佗的《中藏经》则云:"三焦者,人之三元之气也,号曰中清之腑,总领五脏六腑、营卫经络、内外左右上下之气也。三焦通,则内外左右上下皆通也,其于周身,灌体,和内调外,荣左养右,导上宣下,莫大于此者也。"将三焦输布元气之所延及全身,无所不至;明·孙一奎《医旨绪余》引元·袁淳甫《难经本旨》云:"所谓三焦者,于膈膜脂膏之内、五脏六腑之隙、水谷流化之关,其气融会于其间,熏蒸膈膜,发达皮肤分肉,运行四旁,曰上中下各随部分所属而名之,实元气之别使也。"今说三焦是气机升降出入之道,人体气化活动之所,与《难经》的论述是有直接源流关系的。

此外,还有医家从焦属火,结合命门之火论三焦行相火。如明·朱橚主编《普济方》云:"左肾属水,男子以藏精,女子以系胞;右肾属火,游行三焦,兴衰之道,由于此故。"明·李时珍《本草纲目》云:"三焦为相火之用,分布命门原气,主升降出入,游行天地之间,总领五脏六腑、营卫经络、内外上下左右之气。"明·赵献可《医贯》虽以命门在两肾之间,但认为"其右旁有一小窍即三焦。"三焦专行相火"周流于五脏六腑之间而不息。"其实,《难经》论三焦输布元气,而气由精所化,阴阳、水火蕴涵其间,则三焦所输布及其生理效应必统阴阳、水火而不可分离,故明·张介宾《景岳全书》云:"命门为元气之根,为水火之宅。五脏之阴气非此不能滋,五脏之阳气非此不能发……而三焦之普获乃各见其候。"此言三焦行元阳而元阴随之也,而明·赵献可亦论三焦周流相火而真水气随之潜行全身,与此义相近。

《难经》三焦之说,主要在两个方面开拓了《内经》三焦理论,一是提出三焦具有敷布元气的生理功能,从而为三焦概念赋予了新内涵,并成为《难经》所论人体先天功能结构——命元三焦系统这一理论的学术基础之一;二是提出三焦"主通行三气,经历于五脏六腑",是全身气化活动之总统领——"主持诸气",从而确定了三焦气化在生命活动中的重要地位,成为中医学术的理论基础之一。

3.《难经》三焦名义与实质探析 《内经》未提供三焦形名的指认文字,仅《灵枢·背腧》提及"肺腧在三焦之间,心腧在五焦之间"等,焦显系椎之借字,似与三焦形名无涉。后世医家,对三焦的名义约有三种训解:一是以火训焦,如隋·巢元方《诸病源候论》"谓此三气,焦干水谷,分别清浊,故名三焦。"(《五脏六腑病诸候》)以此将三焦的命名与相火联系起来,如有学者认为,焦者乃热力集中之点,三焦乃先天少阳相火之所出,从肾上分发先天少阳之热力,以蒸以发,推动各部之气化,起到新陈代谢作用。二是将训焦为躯体组织,其间又有区别。如日·玄医在《难经疏证》中云:"凡骨肉脏腑空隙之会,总谓之焦""三焦,原气之别使,为水官,又命门之元阳,潜行于睡间。"明·张介宾以躯体称焦,并引虞抟"三焦者,指腔子而言,总曰三焦。"清·唐容川以"焦"通"膲",认"膲"为体内肉质脏器,即人身之膜膈而称三焦。三是释焦为元,如唐·杨玄操所云"焦,元也,天有三元之气,所以生成万物,人法天地,所以亦有三元之气,以养人身形"。以上三说虽各自为训,但考诸命名,多有相兼者,如明·张介宾兼三而有之。

名者实之副,三焦命名应与其功能或形象相符合。以焦从火而训三焦为相火,《内经》《难经》均无此义,乃后世自赋其义;以焦为肉腔,三焦为包罗内外之特大组织器官,难合实际。如此观之,日·玄医训焦为"骨肉脏腑空隙之会",即组织间隙之说,结合明·杨玄操三元之论,可与本六十六难"主通行三气,经历五脏六腑"相契合。盖三焦以其组织间隙布于全身,脏腑器官、十二经脉无所不在,正合布达元气至全身的三焦功能;以三命名,乃类比"三生万物"而涵及人身全形之义。

关于三焦的实质,总归有形、无形两种意见。无形之说又分两类,一类是明·孙一奎无形无质说,认为三焦为肾间原气之使,以其无形,故附膀胱;另类是无形有质说,以日·玄医为代表,其云:"心主包络于外,三焦包罗于周身,俱有质而无形。凡物之貌,长短方圆椭角之类,谓之形也。然则……三焦形者,身形是也,此有名无形之谓也。"既以"骨肉脏腑空隙之会"为焦,则三焦广泛存在于脏腑组织之内,其形与其他腑脏独成一体不同,没有特形,不得观其象是可以理解的。清·徐大椿不同意无形之说,但也不得不在《难经经释》中承认"其周布上下,包括脏腑,非若五脏之形,各自成体,故不得定其象"。

有形之说始自宋·陈言的《三因病证极一方论》,指出其"右肾下有脂膜如掌大"即三焦,本于徐遁观察。元后有形论大兴,如明·虞抟腔子说,清·唐容川油膜说等。近人多依据三焦功能,结合西医学生理知识,寻找相当的解剖脏器、组织或系统,有淋巴系统说、胰腺说、以门静脉为主的腹腔内部分静脉说、体液平衡调节系统说。此外还有自主神经说,呼吸、循环、消化各系统的官能作用,亦即胸腹盆腔等三部生理作用病理变化的划分说等。即举脏器、组织或系统,虽能解释三焦的部分功能,如津液代谢即水道作用,但忘却了三焦气道功能,难以涵盖三焦与脏腑组织间的可分不可离的义蕴,因而不少学者指出,三焦是根据临床病证和人体生理现象加露尸观察,给予推理、归纳、分析而得出的一种直观和推理相结合的理论,不等于西医学的解剖学、生理学和病理学,忽视中西医两套不同理论体系,把三焦牵强附会地与西医学某些内脏组织或系统等同起来,是难合辙的。这种认识是有见地的。就三焦实质而言,它是精气津液生化的场所与通道,非脏腑而脏腑不能脱离它各自独立进行生化活动,非组织而各种组织中有它的存在,否则体内的基本生化活动就无以展开,这样的"外腑""孤腑",没有任何一种肉眼可见、独立成体的解剖内脏、系统可以指认;它具有功能或概念"单元"的义蕴,但亦非无质而子虚乌有的抽象,言其有质而无独立的形体即认为不存在是站不住脚的。准此以观,三焦可能是布达精气津液于周身的组织间隙和细胞间隙。将这种组织间隙和细胞间隙及其生理功能概括为一腑,即具有一定独立性的概念与功能单元,是中医学的创造。此论是之与非,有待于进一步研究。

4.《难经》三焦理论的临床应用 《难经》三焦理论在《内经》基础上又开拓了敷布命门元气至全身,无所不至,以发挥元气生理效应的功能,故《难经》三焦理论的临床应用主要在全身气化、气行的奇恒常变,而不限于疏通水道。由于三焦属腑,具有"泻而不藏"的功能特性,若元气之虚当责之于命门,可另当别论,而三焦之用则重在于"通",为临床应用的重点所在,其范围亦广及上中下脏腑组织器官,是其特点。

历代对《难经》三焦理论的临床应用,当首推《中藏经》,其"论三焦虚实寒热生死逆顺脉证之法"篇云:"三焦者,人之三元之气也……三焦通则内外上下皆通也。""主通阴阳,调虚实。呼吸有病,则苦胀、气满,小腹坚,溺而不得便而窘迫也。溢则作水,留则为胀。""上焦实热则额汗出而身无汗,能食而气不利,舌干口焦,咽闭之类,腹胀,时时胁肋痛也;寒则不入食,吐酸水,胸背引痛,咽干津不纳也;实则食已还出,膨膨然不乐,虚则不能制下,遗便溺而头面肿也。中焦实热,则上下不通,腹胀而喘咳,下气不上,上气不下,关格而不通也;寒则下痢不止,食饮不消而中满也;虚则肠鸣鼓胀也。下焦实热,则小便不通,而大便难、苦重痛也;虚寒则大小便泄下而不止。""三焦之气,和则内外和,逆则内外逆。故云:三焦者,人之三元之气也,修养矣。"主要以上中下三焦逆为纲论病,突出实、热,亦及虚、寒,证候则广及于五脏六腑之气失调、气血津液之化运障碍。此外,还提出"宜修养"三焦,则是养生的课题。

金·张元素《医学启源》全引《中藏经》三焦文后云:"《主治备要》云:是动则病耳聋,浑浑焞焞,嗌肿喉痹;是主气所生者,汗出,目锐眦痛、颊痛,耳后肩臑肘臂外皆痛,小指次指不用。《脉诀》云:右尺三焦、命门脉之所出,先以轻手得之,是三焦,属表;后以重手得之,是命门,属里也。上焦热:凉膈散、泻心汤;中焦热:调胃承气汤、泻脾散;下焦热:大承气汤、三才封髓丹。气分热:柴胡饮子、白虎汤;血分热:桃仁承气汤、清凉饮子。通治其热之气:三黄丸、黄连解毒汤是也。"先述三焦经是动、所生病候,限于经脉,与此论三焦不同;再述三焦脉候,引《脉诀》右尺候命门三焦,似泥于左右肾命之说,历代均有驳议;最后述三焦热方药,虽仅论其热,并多实,则体现了三焦为病的特点,可以参考。

因此,可以说,《难经》三焦理论的临床应用,主要体现在三焦元真失畅、输布障碍及其病证的诊治方面。由于三焦在脏腑经脉、组织器官之内,无处不有,所以三焦无自有专主病证,其病位在全身,即使分上中下三焦,亦不离各脏腑;其病证性质与特点主要是围绕元气之化、运行障碍展开的,可归为如下两类:

(1)三焦气化障碍及其病证:三焦气化障碍,或因命门虚损衰竭,由虚生邪;或因脏腑病变,内生邪气;或邪由外袭,均可阻滞于三焦,导致元气输布失畅、障碍,甚至闭绝。可依性质不同而分三种:

一是气滞。元气发挥普遍的生理效应,有两个因素,一则受后天之气的培养才能不断滋生,所以其生理效应是先后天之气综合作用的结果;二则元气敷布是一个运动过程,因而"元真通畅"乃其发挥生理效应的基本条件。基于以上两个原因,元气涩滞、壅结是三焦气化最常出现的病变,其病证难与单纯的后天气滞区分。如二十二难论及十二经"是动""所生病"云:"气主呴之,血主濡之。气留而不行者,为气先病也;血壅而不濡者,为血后病也。"这里虽仅论气血,而津液等有形属阴之物与血同,皆因气而化、乘气而行,故气滞在三焦病变、病证中最为普遍且常为恶血、痰湿等秽浊之物做基。而在临证中,三焦气滞多分上、中、下,上焦气滞关乎心肺病证、中焦气滞关乎脾胃病证、下焦气滞关乎肾膀胱大小肠病证,但症状界畔均较模糊，与单脏腑气滞又有差别。同时还常出现三焦之气均有涩滞的病证，如《素问·咳论》云："三焦咳状，咳而腹满，不欲食饮，（此皆聚于胃，关于肺）使人多涕唾而面浮肿气逆也"即是。

无论先天元气衰损，气化虚弱而生实，还是邪由外入或脏腑失调而生实，气滞病变、病证均可依程度分为涩滞、壅结、逆乱和闭绝等不同层级，且多夹杂有形浊邪为患。

二是血瘀。血因气而行，气运缓滞则血行不畅，以致涩滞、瘀结和成积。主要原因在于元气虚弱或受阻，而直接原因则多是浊邪阻滞。在多种慢性、复杂乃至危重病证中，常有瘀血作祟。

三是浊邪结聚。元气运行障碍不仅使血行涩滞、瘀结，而且由于气不化水，亦常导致水液代谢障碍，明·张介宾《类经》注《素问·灵兰秘典论》云："上焦不治则水泛高原，中焦不治则水留中脘，下焦不治则水乱二便。三焦气治，则脉络通而水道利。"水液代谢障碍，不仅发生水液停聚，而且会出现湿浊、痰饮等浊邪，并可与寒、热邪气纠结，蕴酿成毒。这在慢性、复杂病变、病证中是经常出现的。

（2）三焦的两个系统与寒热病证：在三焦敷布元气的过程中，三焦亦成为人体气化之场所，而五脏各有偏主，从而形成了以肺脾肾为中心的三焦气化系统和以心肝肾为中心的三焦相火系统，这两个系统的病变与病证，也各有自己的范围与特点，如三焦气化系统，其病则湿浊、痰饮、水肿；三焦相火系统，其病则火热有余亢奋的阳性病变或阴虚血亏，多精神症状。而在肾命元气虚损衰竭过程中，这两个系统则表现为阴阳偏衰的虚寒、虚热病机与寒热病证，其中气化系统功能不足多表现为寒性证候及寒性的湿浊、痰饮，或寒邪侵袭；相火系统阴精亏虚多表现为热性证候及性湿热秽浊、痰热火毒及火热邪气侵袭，体现阴阳水火互根互用、互制互化的关系，在病变上相互转化，标志着病情恶化。

六、命元三焦系统及其临床应用

《难经》创说元气，发明命门，开拓三焦理论，在中医学术及其发展史上俱属创新之举，历代医家不乏赞论，今已成为中医学基础知识，但对三者之间的整体联系并未深入探究。1987年，烟建华教授提出《难经》关于命门、元气、三焦的理论，并非各自独立成论，而是相互贯通的，它揭示了以元气为核心的元气产生、输布、效应、诊察、调控的规律，建构了中医学先天生命活动的系统理论，并约其名曰"命元三焦系统"；1991年，凌耀星教授等在《难经校注》也提出，《难经》突出以肾（命门）元气为根本，三焦为别使的生理病理学说，建立了以肾（命门）—元气（原气）—三焦为轴心的整体生命观，并贯穿于于诊断、治疗等各个方面，似是对"命元三焦系统"之论"和而不同"的呼应。

1. 命元三焦系统的概念与结构　命元三焦系统是以元气为主导的先天生命活动系统。元气是生命活动的原动力，它激发着脏腑、经络的功能活动，推动着精血津液的运行与生化，同时也是机体抗御邪气功能的主宰；元气生于命门，由三焦布达于全身，在五脏六腑、十二经络及各组织、器官发挥其生理功能；它聚注于十二经五俞之原穴，诊察于寸口之尺部、沉候，从而构成一个元气产生、输布、效应、诊察和调节的完整生理、病理系统。

命元三焦系统的结构，是以肾中先天之精氤氲化生元气为中枢，即命门；命门化生之元气通过三焦布达五脏六腑、十二经脉、组织器官，脏腑之气化、经络之运行就是命门元气的生理效应，三焦即在其中；元气之盛衰反映于寸口尺部、沉候，可用于诊察；十二经之原穴并可诊察与调节元气盛衰。

命元三焦系统概念与结构的理论,可以结合医易太极之说理解。人的先天在于父母之精和合而生胚胎,太极即含于其中。此太极中心即命门,一点元精生元气,精气化阴阳,是为元阴元阳。命门精气在胚胎未离胞宫之时受母体气血滋养,逐渐发育成脏腑形体,三焦即在其中;化生基本的生命物质,具备独立的生理能力,阴阳调和而成。既离母体,则脏腑功能启动,摄取天地清气五味,滋养命门精气,维持生命活动,使形体逐渐壮大,各项生理功能日臻完善。三焦即以其无所不在和一分为三的特性,通达元气,上下升降、内外出入、左右交流,构成脏腑经脉的具体生理活动。由于它是无形元气的通道,在脏腑之内而非脏腑,乃无形太极的组成部分,所以《难经》说它"有名而无形"。

按太极有先后天之别,以先天为体,后天为用,人体太极也有先后天之分。人的先天太极即命元三焦系统造成了人的形体及维持生命活动的基本生理物质,其后则不断接受后天精气而源源化生,转为维持后天脏腑的气化活动。

古代早有命门为人身太极的说法,如明·孙一奎的命门动气说,明·赵献可的命门太极图,为我们的研究提示了方向,但赵氏把命门结构形质化,违背了太极无形的原则,孙氏则忽视了三焦,不言三焦则命门元气无以为用。

2. 命元三焦系统理论的学术价值 命元三焦系统是《难经》关于先天生命活动系统的理论概括。与《内经》脏腑经络为中心,主要从后天生命活动立论不同,《难经》则从先天立论,建构了以命门为中心,通过三焦输布元气,调控脏腑经络活动的生命本原系统,它不仅填补了中医先天理论的不足,而且对于临床病机分析与辨证虚实求本,抢救与治疗重病危证以及养生保健、防病缓老,都有着重大指导意义。

3. 命元三焦系统理论的病机分析方法 《素问·至真要大论》所云"审察病机"是中医识病的基本方法,体现辨证的内涵,是治疗的依据。命元三焦是生命本原系统,疾病深重、危及生命之时的病机分析,当求之于此。概括起来,以命元三焦系统理论分析病机的提纲是:虚责命元不足,类分阴阳两端、虚损衰竭四级;实责三焦邪滞,分外来、内生两类,有气血滞瘀、痰水结聚、寒热毒邪等多种;因虚生实,邪扰更虚,直至命门元气衰竭。

(1)命元虚损:命元虚损病变规律可归纳为以下几个方面。

病变源流与范围:由于命门元气乃先天本原之气,出生之后必有脏腑后天精气的滋养、培育,才能源源不断化生,所以先天禀受与后天养育对于命门元气的盛衰同样重要;同时,由于命门元气是通过三焦布达于全身,在五脏六腑、十二经脉发挥其生理效应,展示其生命能力与生命现象的,所以其病理效应也主要表现于脏腑经络的病变。因此,命元虚损病变的发生,一是生而禀赋薄弱、缺陷,或婴幼养育不当,或后天损伤肾命精元,则命元虚弱,病则及于多脏,迁延难愈,渐进趋重;二是五脏病变久损及命元。伤损命元,病及五脏的标志和特点是多脏同病、虚弱为本、病呈进行性衰竭。

病变深浅与进展:命门元气的损伤,病变一般依循虚、损、衰、竭序次,进行性加深、加重。前期即虚损阶段,病情较重,但不至于危及生命;继续发展则进入命元衰竭阶段,随时毙命。以中医虚劳为例,如其中现代医学称之为肾病者,前期即慢性肾小球肾炎阶段,后期则由慢性肾炎或其他原因导致而演进为肾衰竭。其他重病危证,除了实邪壅滞,元气急闭致死外,多属于此类。

病机形式:为了认识和掌握命元虚损病证发生与发展规律,元气之衰一般从阳虚与阴亏两方面进行归纳,病变发展又常出现阳衰及阴、阴衰及阳,最后不免导致阴阳离决之转归。

命元阳虚,每见寒证,临床多表现为肺脾肾三脏气化功能减弱,如在脾则火不生土,水谷无以化运,腹痛吐泻诸症随生;在肺则火衰金冷,呼吸无力,动则气喘,喘嗽痰浊之症随生;在肾则不能蒸水化气,或津液停滞而为浮肿腹水,或收摄无主而为滑泄不禁诸症。

命元阴亏,每见热证,临床多表现为心肝肾三脏功能虚性亢奋,如在肝则水不涵木,肝阳上亢而眩晕失眠诸症作;在心则水火不济,心火上炎,腰酸腿软、梦遗盗汗、心烦不寐诸症作;在肾则阴精不足,或骨髓不得润养而为骨蒸骨痿,或水液枯涸而为癃闭不通等症。

以上所述为命元不足影响各脏,而各脏病久亦导致命元不足,此则标志着病变的加重。如腹泻乃脾胃病变,久可损及命门元阳而出现滑脱不禁、肢冷蜷卧、精神萎顿等症,及致亡阴失水、阳衰及阴,元阳无所依附而见面红如妆,烦躁多汗则必脱而死。又如心肝火旺,眩晕易怒,久则耗伤肝阴,下吸命门元阴,导致肝肾阴虚、肝阳上亢,甚则化风,发展到后期还可阴衰及阳,出现夜尿多、水肿、喘逆等症,病情迅速恶化而死。以上两病,原属脾与心肝,由于脏腑之本在命门,故病深必及命门;又因阴阳之根在命门,所以阴病阳病能相互影响、转化。

上述元气虚弱的两类病变,实质就是命门水火病理的反映,这与凌耀星氏提出三焦有两个体系(以肺脾肾为中心的三焦气化系统,以心肝肾为中心的三焦相火系统),在认识上是一致的。

元气的存亡是人生死的关键,命元阳虚与阴虚的结果都能导致元阴或元阳亡失、阴阳离决的结局。

(2)三焦邪滞,命元壅闭:命元之实非其旺盛充实,而是三焦运行不畅,命元壅滞乃至阻闭,不能发挥普遍生理效应所致。缘于命元虚损则外邪入而内邪生,阻滞于三焦,终成邪实。由于这类病邪多在命元虚损基础上形成,往往虚实并见,从而构成本虚标实的态势。其病机形式,一般以"三焦气化失司"概括,但命元三焦系统中的三焦,正以其布达命门元气,通过脏腑气化而行血、化水,并维持强大的卫外御邪功能,故邪实种类更为复杂,主要有以下数种:

气机结滞:三焦气道不通,则元气敷布障碍,影响全身气化活动,可表现为上、中、下三部脏腑气机不利,升降出入异常,如上焦心气郁滞的胸闷心痛,肺气宣降失职的咳喘胸痛;中焦脾胃之气升降失常的呃逆、脘腹胀满,肝胆疏泄失常的呕恶、胁痛、眩晕;下焦肾与膀胱蒸化、泄浊失常的少腹胀满、小便淋闭等。临床上命元不足,气行无力,或内生外袭各种邪气壅阻,均可导致气滞,重者结聚。

血气瘀结:气机结滞或各种浊邪阻滞,均可导致血气瘀结。瘀结的脏腑、经脉不同,脏腑气化功能障碍各有特异表现,经脉所属组织、器官的病变也有别。这些病变多在后期出现,病情往往较为严重,如消渴病后期传为各脏重证,现代医学所谓糖尿病内脏并发症,多有瘀血病变。有学者运用命元三焦系统理论研究慢性肾炎辨证,对照内生肌酐清除率与瘀血发生率,发现患者瘀血发生率与慢性肾炎病变程度呈正相关规律。

痰浊与水饮停留:水液因气而化,津液随气而行。命元虚损从根本上减弱了化津行水的能力,必然导致严重而顽固的津液代谢障碍。明·张介宾在《类经·藏象一》中曰:"上焦不治,则水泛高原;中焦不治,则水留中脘;下焦不治,则水乱二便。"湿蕴浊生,秽浊阻滞;湿聚饮生,凝而成痰;湿凝不行,停而为水。凡此湿浊、痰饮、停水,酿于三焦,或在上而心肺受病,在中而脾胃受病,在下而肝肾受病,更结合寒热毒气,形成种种复杂邪气,发为深重病证。如痰浊聚合瘀血凝为积块,此积或内生毒气或外感寒热毒气多成恶性病变;又如积水于上焦而水寒射肺、水气凌心,积水于下焦而水浊阻肾,上逆于胃则成下不得小便、上为吐逆之关格证等。

感伤寒热诸邪:命元是人体抗御邪气功能的主宰,命元虚损则各种外邪极易侵袭,感而即病,病而难复,特别是一些疫疠毒邪之感染,如艾滋病疫毒等,严重伤损命元,恶性循环,对生命威胁很大。经常感伤的外邪有寒热两种,并与命元阴阳虚损偏颇有一定相关性:命元阳虚者易感寒邪,并常与湿浊、痰饮相蕴结;命元阴虚者易感热邪,并常化火,酿成火毒。

三焦邪滞之极为"闭",气道闭塞,元气"出入废""升降息",各脏腑失去润养温煦,功能活动就会停止而导致死亡。

(3)命元正虚与三焦邪滞的相互影响:三焦因命门元气而有气化活动,而三焦为"原气之别使,主通行三气,经历五脏六腑",脏腑正是三焦气化发挥生理效应的场所,故命元亏虚,内邪生,外邪侵,均阻滞于上、中、下三焦,表现为脏腑病变。三焦邪滞,脏腑病变,又造成脏腑气化障碍,使命元失养于后天而难续,如此正虚邪生、邪盛正衰,恶性循环,直至命元败绝方止。如从中医分析,可将艾滋病视做由温邪疫毒或湿热浊毒感染,流溢三焦,损耗元气,导致全身慢性进行性虚损性病变;当艾滋病发展至终末期,命门元气由虚损到衰竭,各种病邪内陷、变证丛生,呈现正虚邪陷、痰瘀结聚、阴阳寒热虚实错杂,使病情异常复杂而预后凶险。

4. 命元三焦系统理论与临床病证诊治 在临床上,命元三焦系统理论主要应用于病变损及根本、威胁生命的大病重证以及危急证候的辨证求本,制定治疗大法,指导救治。

(1)诊法要点与辨证求本:命元虚损衰竭的病证,在诊法与辨证上与一般疾病有所不同,认真探讨其方法与特点,有利于临床准确认证、提高疗效。

诊法要点:命元虚损衰竭病证的诊法,除一般望诊、闻诊、问诊之外,主要突出其脉诊方法。《难经》诊元气存在亡部位有二:一是尺部,二是沉候。

诊尺部。根据尺候下焦肾命的原则,命门元气当诊于尺部,故十四难曰:"人之有尺,譬如树之有根""脉有根本,人有元气"。后世把尺部作为人之根脉,一时也不可断绝,如《脉诀》云:"寸关虽无,尺犹不绝,往来息均,踝中不歇,如此之流,何忧殒灭?"倘若尺中脉绝,则是无根之脉,主元气败绝,犹如茎折之花,花虽鲜艳,迅即枯萎。尺脉独绝在临床虽不多见,但其脉理具有重要意义。以此类之,尺脉盛衰即是元气强弱的标志之一。《伤寒论》有"尺中脉微""尺中迟"不可发汗之例。论中所说的"里虚""荣气不足,血少"即是元气本虚,或元气虚而荣气不升之故。临证时,无论外感、内伤、内、外、妇、伤各科疾病,凡尺脉不足者均应兼予益补命元之品。在应用上,两尺均候元气。但有不少医家惑于左肾右命之说,以左尺候肾,右尺候命门,这是一种误解。太极之理,元气氤氲,阴阳互包,何能离之为二? 故《脉经》引《脉法赞》云:"肾与命门,俱出尺部。"若别其阴阳之虚,当从不同脉象探求,如尺虚尺微沉而无力即是阳虚,尺细尺小浮而无力多是阴虚等。

诊沉候。五难曰:"按之至骨,举指来疾者,肾部也。"由于元气乃肾中生气,所以察肾气有无即知元气存亡。《脉经》也云:"诸浮脉无根者皆死",就是指阴竭阳脱、元气欲亡一类危症脉象,所以临床沉取无脉为大忌。许多病危脉象属无根之脉。《世医得效方》载十怪脉,其中釜沸脉为三阳数极无阴之候,鱼翔脉为三阳数极亡阳之候,解索脉为肾与命门之气皆亡。虾游、转豆、麻促诸脉,虽其形象有别,但无根不殊,共占六种。这些脉象的出现,与清·喻昌在《医门法律·先哲格言》中所言"凡病将危者,必气促似喘,仅呼吸于胸中数寸之间。盖真阴绝于下,孤阳浮于上,此气短之极也"的病理机制是一致的。

此外《难经》还指出,无论是六阳经之原还是六阴经以俞代原,都是三焦布达元气汇聚于经脉的特殊部位,这就把原穴纳入到命元三焦系统。古代的原穴诊病法早已失传,托名岐伯、约成书于明末清初的《外经微言》有"诊原篇",谓切其清浊、浮沉、有无,可以辨阴阳气血之存亡,惜言简义晦不得其详。《素问》《伤寒杂病论》偶诊太溪、趺阳、神门,乃切其脉动之有无强弱。

辨证求本:本者,根本、本源。万物生于水,成于土;人之生命源于肾命,养于脾胃,故肾命、脾胃皆本,而命门则是生命的先天之本,故大病重证危及生命者无不涉命元虚损衰竭,如此则求本之义归根结底在于肾命,即《难经》之命元三焦系统。

从理论与临床结合的层面看,主要从以下三个方面辨识命元三焦系统病变之本:一是命元不足已具明显征象,表现在多脏虚弱、阴阳俱损、气血皆病,而非单纯一二脏虚弱,仅以简单的脏间关系失调便能解释的。清·徐大椿在《医学源流论·经络脏腑》中云:"人之死,大约因元气存亡而决。故患病者,元气已伤,即变危殆。盖元气脱,则五脏六腑皆无气矣。竟有元气深固,其根不摇,而内中有一脏一腑先绝者。如心绝,则昏昧不知世事;肝绝,则喜怒无节……视其绝之甚与不甚,又观其别脏之盛衰何如,更观其别脏之盛衰何如,更观其后天之饮食何如,以此定其吉凶,则修短之期可决矣。"同时,在虚性病变基础上,出现实邪阻滞证候,使病证呈现虚实交错的复杂局面,其中虽然命元虚弱为本,邪气壅实为标,但是标本缓急视病情而变,不可拘泥。

二是病变进行性加重。部分病证如八难曰:"寸口脉平而死者,生气独绝于内",《素问·玉机真脏论》云:"急虚身中卒至,五脏闭绝,脉道不通,气不往来",因元气暴闭,猝然死亡外,无论是命元虚弱病及五脏,或五脏久病后期损及命元,均呈现难以扼制的进行性恶化趋势,如肺痨、臌胀、艾滋病末期等。其原因主要是命元虚弱、五脏生邪,三焦壅滞,复伤五脏,进而损及命元,恶性循环。

三是抗御病邪的能力衰弱。由于命门元气为"守邪之神",命元虚弱使机体无力抗邪,外邪极易侵入,不仅较常人更易罹患外感病,而且造成本病反复发作,成为进行性加重的重要原因。

(2)治疗大法与救治要点:在辨证求本的基础上,建立培补命门元气、疏利三焦邪滞的治疗大法,并结合先后天关系、虚实补泻、标本缓急等治疗学理论,确立命元三焦系统病证的救治要点。

关于治疗大法,重大危急病证的病本在命元虚损衰竭,因此治疗大法核心在培补命门元气;在疾病过程中,因虚生邪,实邪阻滞于三焦,故疏利三焦邪滞也是治疗大法中不可忽视的基本环节。

培补命门元气:有直接补益与间接培补两种。直接补益即补肾命精气,补品则以生物原药为主,如紫河车、蛤蚧、冬虫夏草、海狗肾、补骨脂、仙茅、淫羊藿、巴戟天等。通常运用精中生气、阴阳互济之法组成方剂,如龟龄集、龟鹿二仙膏、左归饮、左归丸、右归饮、右归丸、肾气丸等。间接培补则补脾肺之气以养命元,常用参、芪、术、草等,组方如保元汤等。

疏利三焦邪滞:此泻实之法应根据邪气性质而定,主要针对气滞、血瘀、痰浊、水饮、寒热毒气等,各有理气、行气、破气、活血、化瘀、破血、化痰、泄浊、蠲饮、逐水以及清热解毒、通阳散寒等。用药、组方均有一定法则,在此不赘。

以上虽补泻分述,但在临证中虚实夹杂,补泻必须兼用。由于邪正虚实之间,有标本错杂、先后间甚、视情、适时处理,在命元三焦系统病证治疗中实为重要环节,临床最需用意。

关于救治要点,重大疾病过程的逆顺缓急复杂多变,在治疗大法的基础上,需要临证机变,把握救治要点。

培补命元与通泻三焦:病涉命元三焦系统,常因正虚生邪,邪结伤正,同时存在,一般当补泻兼施,虽易相互掣肘,然亦不得不为,唯组方时要选用泻而不伤正、补而不腻邪的药物,并巧为配伍,如熟地配砂仁滋阴而不腻、黄芪配知母益气而不燥等,以便长期或大量使用。著名中医学家裘沛然在总结疑难病治疗经验时有"大方复治法"一条,提出"广集寒热温凉气血攻补于一方",如鳖甲煎丸、安宫牛黄丸、苏合香丸、清瘟败毒散等,并述及以七种方法结合治慢性肾炎的经验,即清热解毒、温补肾阳、培补脾气、滋阴补血、祛湿利尿、辛温解表、收涩下焦。他常常补血又祛瘀,补气又散结,培脾又攻下,温阳又清热,收涩又通利,集众法于一方,对于危疾大证,往往收到桴鼓之效。

补养先天与后天培补:处理好先后天互补关系常常成为制订治疗方案中的重要环节。从年龄序列看,婴幼少年患者,先天禀赋未全者宜重补先天,助其固有生长之机;年老岁衰患者,命元在自然减损之数,当重后天培补,脾胃壮、各脏调可延续命元不败。从病变情况看,本虚明显、病延日久以虚为主者,补益先天为主、培养后天为辅;体质尚壮、病发未久以实为主者,调养后天为主、补益先天为辅。

标本缓急与救治先后:大病重证有时表面看似平稳,但内蕴危机,更常见的则是重病乃至于危急状态、濒死局面,治疗则应分清标本缓急,把握先后,准确救治。如出现邪气壅滞,命元阻闭之急证,可用"斩关夺隘法"以救其急,攻逐水气不拒十枣汤、舟车丸,攻破瘀血不拒抵当汤及王氏逐瘀三方以及三生饮散风痰,控涎丹逐饮止痛,三物备急丸攻下冷积等,均可据证使用,即《素问·六元正纪大论》所谓"有故无殒亦无殒",但要适度,"衰其大半而止";而元气脱证,又是其中急者,临证用独参汤补气固脱,四逆汤回阳救逆,参附龙牡汤回阳涩脱等即是,其所救之阳均可以理解为命门元气所化,根本一脱,其命殒灭。现代医家李可综合四逆汤、参附龙牡救逆汤以及民国医家张锡纯来复汤山萸肉救脱经验,重用附子、山萸肉加麝香,组方破格救心汤,用以抢救肺心病、风心病、冠心病及各型各类心衰濒危患者。

关于原穴的治疗作用,六十六难曰:"原者,三焦之尊号也,故所止辄为原。"原穴是命门元气通过三焦输注到十二经脉的集聚之所,在阳经专有原穴,在阴经则以俞代原。由于命门元气在生命活动中的重要地位,"五脏六腑之有病者,当取其原也",原穴在疾病治疗中发挥着调补命门元气及其在各脏腑经脉生理效应作用。原穴的治疗作用主要体现在针灸、推拿等治法中。按《内经》虚证忌针的原则,从原穴治疗虚证主要用灸法,各种实证或虚实夹杂证则广泛使用针法。它不仅能充实各脏腑元气,而且能通达三焦,维护元气的正常运行,从而调整脏腑经络虚实,抗御病邪。与此相对应,神阙、气海、关元等命门周围的一些腧穴,则可起到元气调控中心的作用,特别是当命元虚弱,或亡脱之际,灸刺这些腧穴,能起到充实元气、强壮机体、回阳救逆的作用。

5. 命元三焦系统理论在养生保健中的应用 命元三焦系统理论既为关于先天生命活动的理论概括,其理也贯穿于中医学对人生死天年、衰老、寿夭的认识之中,对养生保健理法的形成与内涵有着重要影响。

首先,提出以命门元气为中心的天年、寿夭学说。三十六难曰:"命门者,诸神精之所舍,原气之所系也；男子以藏精，女子以系胞。"八难也曰："气者，人之根本也，根绝则茎叶枯矣。"命门藏精系胞，男女生殖之精和合而生胚胎乃人先天之精，精化气是谓元气，《素问·上古天真论》《灵枢·天年》均言此气之固有的盛衰规律是人生长壮老死过程的主导因素、生命力强弱的根本。故清·徐大椿《医学源流论·元气存亡论》明确指出，人生自免乳哺以后，始而孩，既而长，既而壮，日胜一日。而四十以后，虽无嗜欲、劳苦、思虑，然而日减日消。其原因是"其成形之时，已有定数。譬如置薪于火，始燃尚微，渐久则烈，薪力既尽，而火熄矣。其有久暂之殊者，则薪水之坚脆异质也。故终身无病者，待元气自尽而死，此所谓终其天年者也"。

其次，注重以维护命门元气为中心的养生保健。人之元气既是生命过程的主导因素，则生死系之，衰老因之，虽生死不可免，但衰老有迟速；先天固有"定分"，然后天亦非无所为。明·张介宾力主"中兴论"，认为人至中年宜自修理，复归天年常道，其在《景岳全书·传忠论》中云："求复之道，其道何居？盖在天在人，总在元气。但使元气无伤，何虞衰败？元气既损，贵在复之而已。"故先天禀赋强壮，元气充实者，如若后天调养良好，可得上寿；但若恃强妄为，逆于生乐，则耗竭元气，仅能取中下寿。先天禀赋薄弱，元气不充者，如若后天调养得当，亦能中寿；但若不能调养，甚或放纵嗜欲，反复伤邪，则无异雪上加霜，必致短命夭折。因此，据《难经》命元三焦系统理论以养生，既强调先天，亦重视后天，宜乎调养补泄结合的养生大法。例如和五味、调饮食，以滋生元气；避虚邪、节房事，以防耗损元气；适劳逸、摄情志，以调畅三焦、疏达元气等。更有一类养生术，如各种气功，就是以命元三焦系统的理论为依据而讲功理、行功法的。

维护命门元气是各种养生保健方法的基本宗旨，充实命元、调畅三焦、疏达元气则是各种养生保健方法实施的基本技巧与要领。

【相关原文校释】

第三十难

【原文】

荣气之行，常与卫气相随不？

然：经言[1]人受气于谷，谷入于胃，乃传与五脏六腑，五脏六腑皆受于气。其清者为荣，浊者为卫，荣行脉中，卫行脉外，营周不息，五十而复大会，阴阳相贯，如环之无端，故知荣卫相随[2]也。

【校释】

[1] 经言：本难所引文字，与《灵枢·营卫生会》篇大同小异。"乃传与五脏六腑"，彼作"以传于肺"；"荣"，彼作"营"。

[2] 荣卫相随：荣行脉中，卫行脉外，荣卫相伴随行，均源于中焦，由太阴而阳明，阴阳相互贯通，周流不息，无有其端止。

第三十一难

【原文】

三焦者，何禀何生[1]？何始何终？其治[2]常在何许？可晓以不？

然:三焦者,水谷之道路,气之所终始也[3]。

上焦者,在心下,下膈,在胃上口,主内而不出。其治在膻中,玉堂下一寸六分,直两乳间陷者是[4]。中焦者,在胃中脘,不上不下,主腐熟水谷,其治在脐旁。下焦者,当膀胱上口,主分别清浊,主出而不内,以传道也,其治在脐下一寸。故名曰三焦。其腑在气街[5]。

【校释】

[1] 何禀何生:禀,禀受。生,当据下文"主内而不出""主出而不内"改为"主",系形近而误。

[2] 治:滑寿曰:"犹司也,犹郡县治之治,谓三焦处所也。或云:治作平声读,谓三焦有病。当各治其处,盖刺法也。"即一作治理处所讲,一作针治部位讲。张寿颐:"伯仁以治字作处所解,甚是。"

[3] 水谷之道路,气之所终始也:水谷受纳于上焦,化运于中焦,其糟粕传泄于下焦,故三焦为水谷之道路。三焦禀肾间动气以资始,敷布元气达全身以为终,故为气之终始。

[4] 玉堂下一寸六分,直两乳间陷者是:此十四字,滕万卿认为"疑是古来注语,误入正文中者",可参。

[5] 其腑在气街:徐大椿曰:"腑,犹舍也,藏聚之主,言其气藏聚于此,《素问·骨空论》云:'冲脉起于气街',注曰:足阳明经,在毛际两旁是也。"

第三十二难

【原文】

三十二难曰:五脏俱等,而心肺独在膈上者何也?

然:心者血,肺者气,血为荣,气为卫[1],相随上下,谓之荣卫,通行经络,营周于外[2],故令心肺在膈上[3]也。

【校释】

[1] 心者血,肺者气,血为荣,气为卫:《五行大义》引文"者"作"主"。徐大椿曰:"《素问·五脏生成》云:诸血者皆属于心,诸气者皆属于肺。盖营行脉中,故血为营;卫行脉外,故气为卫。"

[2] 外:孙鼎宜曰:"外,古文作身。"

[3] 心肺在膈上:滑寿曰:"四明陈氏曰:此特言其位之高下耳。若以五脏德化论之,则尤有说焉。心肺既以血气生育人身,则此身之父母也。以父母之尊,亦自然居于上矣。《内经》云:膈肓之上,中有父母,此之谓也。"

第三十三难

【原文】

三十三难曰:肝青象木,肺白象金,肝得水而沉,木得水而浮;肺得水而浮,金得水而沉。其意何也?

然:肝者,非为纯木[1]也,乙角也,庚之柔[2]。大言阴与阳,小言夫与妇[3]。释其微阳,而吸其微阴之气[4],其意乐金,又行阴道多[5],故令肝得水而沉也。肺者,非为纯金也,辛商也,丙之柔。大言阴与阳,小言夫与妇。释其微阴,婚而就火,其意乐火,又行阳道多[6],故令肺得水而浮也。

肺熟[7]而复沉,肝熟而复浮者,何也?故知辛当归庚,乙当归甲[8]也。

【校释】

[1] 非为纯木:指在五行中比类于木,但并非纯粹的木。从下文看,木虽属阳,但阳中又有阴阳,则肝为阴木;且与阴金为配而吸其阴气,故言非为纯木,下文"非为纯金"义仿此。

[2] 乙角也,庚之柔:乙角,代表肝。乙木庚金相配,乙阴庚阳,阳刚阴柔,故乙为庚之柔。下文辛商,丙之柔,义仿此。盖天干分阴阳、配五行、合五音,则甲乙属木合音角,乙角为肝属阴;庚辛属金合音商,辛商为肺属阴;又从五行相克规律,相互配偶,叫做阴阳相配、刚柔相合,则阴木配阳金,阴金配阳火,即乙与庚合,乙为庚之柔;辛与丙合,辛为丙之柔也。

[3] 大言阴与阳,小言夫与妇:指乙庚相配。从大处说是阴阳,从小喻义象夫妇,体现了刚柔相合、阴阳互根的道理,下文辛丙相配义仿此。

[4] 释其微阳,而吸其微阴之气:释,解除。吸,吸收。微阳,指乙木乃初春之阴木,阳气犹微,故称微阳。微阴,指庚金乃初秋之阳金,阴气犹微,故称微阴。

[5] 阴道多:阴道,静肃沉下的趋向。金旺于秋,秋季阴气渐盛,肝乐于从金而带金性,故称行阴道多。

[6] 阳道多:阳道,轻清上浮的趋向。火旺于夏,夏季阳气偏盛,肺乐于从火而带火性,故称行阳道多。

[7] 熟:成熟、纯粹的意思。又,《难经经释》作"热"。张寿颐曰:"熟字可疑。古今作注各家,皆从熟字敷衍,无一不牵强难通,不如徐灵胎作热字为长""盖肺有热则清肃之令不行,故失其轻扬之本性,而为沉重;肝有热则木火之焰上灼,故失其沉潜之本性,而反升浮"。可参。

[8] 辛当归庚,乙当归甲:乙木配偶庚金,辛金配偶丙火,阴阳相感,则乙从庚金之性而沉,辛从丙火之性而浮。今乙归甲、辛归庚,则相交之气散,阴阳分离,成为纯粹的木和金,于是各返其本性而肝熟复浮、肺熟复沉。

第三十四难

【原文】

三十四难曰:五脏各有声色臭味[1],皆可晓知以不?

然:《十变》[2]言,肝色青,其臭臊,其味酸,其声呼,其液泣;心色赤,其臭焦,其味苦,其声言,其液汗;脾色黄,其臭香,其味甘,其声歌,其液涎;肺色白,其臭腥,其味辛,其声哭,其液涕;肾色黑,其臭腐,其味咸,其声呻,其液唾。是五脏声色臭味也。

五脏有七神,各何所藏耶?

然:脏者,人之神气所舍藏也。故肝藏魂,肺藏魄,心藏神,脾藏意与智,肾藏精与志[3]也。

【校释】

[1] 声色臭味:滑寿曰:"声色臭味下,欠'液'字。"据下文则"液"字当补。

[2] 《十变》:古医经名,今已无考,六十三难、六十四难同此。

[3] 脾藏意与智,肾藏精与志:滑寿:"脾主思,故藏意与智。肾者作强之官,伎巧出焉,故藏精与志也。"

第三十五难

【原文】

三十五难曰:五脏各有所,腑皆相近,而心肺独去大肠、小肠远者,何也?

然：经言心荣肺卫，通行阳气[1]，故居在上；大肠、小肠传阴气而下[2]，故居在下，所以相去而远[3]也。

又，诸腑者皆阳也，清净之处，今大肠、小肠、胃与膀胱，皆受不净[4]，其意何也？

然：诸腑者，谓是，非也[5]。经言小肠者，受盛之腑也；大肠者，传泻行道[6]之腑也；胆者，清净之腑[7]也；胃者，水谷之腑也；膀胱者，津液之腑也，一腑犹无两名，故知非也。小肠者，心之腑；大肠者，肺之腑；胆者，肝之腑；胃者，脾之腑；膀胱者，肾之腑。小肠谓赤肠[8]，大肠谓白肠，胆者谓青肠，胃者谓黄肠，膀胱谓黑肠，下焦之所治也。

【校释】

[1] 通行阳气：阳气，这里指营卫之气，为水谷精气所化生，与下文水谷糟粕之阴气相对而言。通行阳气，即心肺通行营卫气血的功能活动。

[2] 传阴气而下：传，传导。阴气，这里指水谷糟粕，秽浊之气也，传导阴气而下，即大肠小肠传导水谷糟粕等秽浊之气向下的功能活动。

[3] 相去而远：玄医曰："心主荣，肺主卫。荣卫运身表而如天道，故在上；大小肠主传导而如地道，故居下，不得不相远也。"

[4] 皆受不净：指大肠、小肠、胃、膀胱等腑，受贮食物及其残渣，与五脏精气相对而言，此属污秽之物。

[5] 非也：滑寿曰："谓诸腑为清净之处者，其说非也……盖腑体为阳，而用则阴，《经》所谓浊阴归六腑是也。云诸腑皆阳，清净之处，唯胆足以当之。"

[6] 道：同导，传泻行道，指大肠传泻小肠下移的糟粕，下行而导出之。

[7] 清净之腑：指胆是贮藏澄清洁净胆汁之处。

[8] 肠：南京中医药大学《难经校释》云："《释名》云：'畅也'。腑既是泻而不藏，故宜通畅。这里把胃、胆、膀胱都称之为肠，其意可能在此。"

第三十六难

【原文】

三十六难曰：脏各有一耳，肾独有两者，何也？

然：肾两者，非皆肾也。其左者为肾，右者为命门[1]。命门者，诸神精之所舍[2]，原气之所系[3]也；男子以藏精，女子以系胞。故知肾有一也。

【校释】

[1] 左者为肾，右者为命门：左、右，不能以形态部位之左右对待，应从阴阳水火之相互关系来理解，袁崇毅曰："古时尚阴阳，越人创左肾右命之说，即寓左水右火之意。"滕万卿曰："肾一脏中，寓阴阳二气，虽有两枚，然其气相通，固一水脏，唯使人知阴中有命门之阳已。"

[2] 诸神精之所舍：诸，当作"谓"。神精之所舍，指神气和精气藏舍的处所。

[3] 原气之所系：原气，又名元气，即肾间动气。原气之所系，指命门是维系原气生生不已的所在。

第三十七难

【原文】

三十七难曰：五脏之气，于何发起，通于何许[1]，可晓以不？

　　然: 五脏者,当上关于九窍[2]也,故肺气通于鼻,鼻和[3]则知香臭矣; 肝气通于目,目和则知黑白矣; 脾气通于口,口和则知谷味矣; 心气通于舌,舌和则知五味矣,肾气通于耳,耳和则知五音矣。

　　五脏不和则九窍[4]不通; 六腑不和则留结为痈。邪在六腑,则阳脉不和; 阳脉不和,则气留之; 气留之则阳脉盛矣[5]。邪在五脏,则阴脉不和; 阴脉不和,则血留之; 血留之则阴脉盛矣[6]。阴气太盛则阳气不得相营也,故曰格。阳气太盛,则阴气不得相营也,故曰关。阴阳俱盛不得相营也,故曰关格。关格者,不得尽其命而死[7]矣。

　　经言气独行于五脏,不营于六腑者,何也?

　　然: 夫气之所行也,如水之流,不得息也。故阴脉营于五脏,阳脉营于六腑,如环无端,莫知其纪,终而复始,其不复溢,人气内温于脏腑,外濡于腠理矣。

【校释】

　　[1] 于何发起,通于何许: 徐大椿曰:“发起,言其本之所出。通,言其气之所注。”

　　[2] 当上关于九窍:《灵枢·脉度》作“常内阅于上七窍”,可据改。阅,经历,有通达的意思。

　　[3] 鼻和: 徐大椿曰:“鼻和、目和五项。《经》作肺和、肝和。盖脏气和则七窍应,以见上关之故。若云鼻和目和,则七窍岂能自和? 此又与发问之意不相顾矣”。可参。

　　[4] 九窍: 当依《灵枢·脉度》改为七窍。滑寿曰:“五脏,阴也,阴不和则病于内; 六腑,阳也,阳不和则病于外。”

　　[5] 气留之则阳脉盛矣: 六腑属阳,六腑受邪则阳分之脉不和。气属阳而主外,故气滞留而阳分之脉盛实。

　　[6] 血留之则阴脉盛矣: 五脏属阴,五脏受邪则阴分之脉不和。血属阴而主内,故血壅留而阴分之脉盛实。

　　[7] 关格者,不得尽其命而死: 关,关闭不通。格,格拒不纳。命,自然寿命。张寿颐曰:“一则偏盛而造乎其极,一则偏绝而荡焉无存,所以断为必死。”

第三十八难

【原文】

　　三十八难曰: 脏唯有五,腑独有六者,何也?

　　然: 所以腑有六者,谓三焦也。有原气之别[1]焉,主持诸气,有名而无形[2],其经属手少阳。此外腑[3]也,故言腑有六焉。

【校释】

　　[1] 别: 别使,即使者的意思。滑寿曰:“三焦主持诸气,为原气之别使者,以原气赖其导引,潜行默运一身之中,无或间断也。”

　　[2] 有名而无形: 滑寿曰:“古益袁氏曰: 所谓三焦者,于膈膜脂膏之内,五脏五腑之隙,水谷流化之关,其气融会于其间,熏蒸膈膜,发达皮肤分肉,运行四旁,曰上中下,各随所属部分而名之,实元气之别使也。是故虽无其形,倚内外之形而得名; 虽无其实,合内外之实而为位者也。”

　　[3] 外腑: 外,另外。三焦有名无形,不与五脏相配,是五脏相合之外的一腑,故名外腑。

第三十九难

【原文】

　　三十九难曰: 经言腑有五、脏有六者,何也?

然：六腑者，正[1]有五腑也，五脏亦有六脏者，谓肾有两脏也。其左为肾，右为命门。命门者，精神之所舍也；男子以藏精，女子以系胞，其气与肾通。故言脏有六也。

腑有五者何也？

然：五脏各一腑，三焦亦是一腑，然不属于五脏[2]。故言腑有五焉。

【校释】

[1] 正：指与五脏相合的正腑。

[2] 不属于五脏：徐大椿曰："三焦与心主为表里，但心主为心之官城，虽其经属手厥阴，实即心之外膜，与心同体，自不得别分为一脏，而三焦则决渎水道，自成一腑，不得以不偶于脏，遂不以腑名之。"

第四十难

【原文】

四十难曰：经言肝主色、心主臭、脾主味、肺主声、肾主液。鼻者，肺之候[1]，而反知香臭；耳者，肾之候，而反闻声，其意何也？

然：肺者，西方金也，金生于巳，巳者南方火，火者心，心主臭，故令鼻知香臭。肾者，北方水也，水生于申，申者西方金，金者肺，肺主声，故令耳闻声。

【校释】

[1] 候：指孔窍。通过孔窍以测候内脏，故曰"候"。

第四十一难

【原文】

四十一难曰：肝独有两叶，以何应也？

然：肝者，东方木也，木者，春也，万物始生，其尚幼小，意无所亲[1]，去太阴尚近，离太阳不远，犹有两心[2]，故有两叶，亦应木叶也。

【校释】

[1] 意无所亲：是指不与某方特别亲近。

[2] 去太阴尚近，离太阳不远，犹有两心：太阴，指冬令。太阳，指夏令。春气温和，既与冬寒相去尚近，又与夏热相离不远，既可从于阳，又可从于阴，故云犹有两心。

第四十二难

【原文】

四十二难曰：人肠胃长短，受水谷多少，各几何？

然：胃大[1]一尺五寸，径[2]五寸，长二尺六寸，横屈[3]受水谷三斗五升，其中常留谷二斗，水一斗五升。小肠大二寸半，径八分分之少半[4]，长三丈二尺，受谷二斗四升，水六升三合之大半[5]。回肠[6]大四寸，径一寸半，长二丈一尺，受谷一斗，水七升半。广肠[7]大八寸，径二寸半，长二尺八寸，受谷九升三合八分合之一。故肠胃凡长五丈八尺四寸，合受水谷八斗七升六合八分合之一。此肠胃长短，受水谷之数也。

肝重二[8]斤四两，左三叶，右四叶，凡七叶，主藏魂。心重十二两，中有七孔三毛[9]，盛精汁三合，主藏神。脾重二斤三两，扁广三寸，长五寸，有散膏[10]半斤，主裹血[11]，温五脏，主藏意。肺重三斤三两,六叶两耳[12],凡八叶,主藏魄。肾有两枚,重一斤一两,主藏志。

　　胆在肝之短叶间,重三两三铢[13],盛精汁三合。胃重二斤二两,纡曲屈伸[14],长二尺六寸,大一尺五寸,径五寸,盛谷二斗,水一斗五升。小肠重二斤十四两,长三丈二尺,广二寸半,径八分分之少半,左回叠积[15]十六曲,盛谷二斗四升,水六升三合合之大半。大肠重二斤十二两,长二丈一尺,广四寸,径一寸,当齐右回十六曲,盛谷一斗,水七升半。膀胱重九两二铢,纵广九寸,盛溺九升九合。

　　口广二寸半,唇至齿长九分,齿以后至会厌,深三寸半,大容五合。舌重十两,长七寸,广二寸半。咽门重十二两,广二寸半,至胃长一尺半寸。喉咙重十二两,广二寸,长一尺二寸,九节。肛门重十二两,大八寸,径二寸大半,长二尺八寸,受谷九升三合八分合之一。

【校释】

　　[1] 大:指周长。

　　[2] 径:指直径。

　　[3] 横屈:盘曲的意思。徐大椿曰:"胃在腹中,其形盘曲而生,故曰横屈。"

　　[4] 少半:即三分之一。

　　[5] 大半:即三分之二。

　　[6] 回肠:指大肠。现代解剖学所称回肠是指小肠的下段,与此名同实异。

　　[7] 广肠:指大肠的末段,相当于现代解剖学的乙状结肠与直肠。

　　[8] 二:《难经集注》作"四",应据改。

　　[9] 七孔三毛:张寿颐引《列子》云:"心之七孔,本是古人习惯之常语",三毛"不知其何所指矣。"

　　[10] 散膏:张寿颐认为即胰腺组织。

　　[11] 裹血:裹束血液,不使逸出脉外,即脾统血的意思。

　　[12] 六叶两耳:垂下者为叶,旁出者为耳。六叶两耳,言肺之大体形态。

　　[13] 铢:古代计重单位,十黍为一铢,二十四铢为一两。

　　[14] 纡曲屈伸:指把胃弯曲处伸直,以便于测量其长度。

　　[15] 左回叠积:回,旋转。叠积,重叠积累。左回叠积,指小肠向左旋转重叠相积。

第四十三难

【原文】

　　四十三难曰:人不食饮,七日而死者何也?

　　然:人胃中有留谷二斗,水一斗五升,故平人日再至圊[1],一行二升半,日中[2]五升,七日五七三斗五升,而水谷尽矣。故平人不食饮七日而死者,水谷津液俱尽,即死矣。

【校释】

　　[1] 圊:即厕所。

　　[2] 日中:《灵枢·平人绝谷》篇"日中"上有"一"字。

第四十四难

【原文】

　　四十四难曰:七冲门[1]何在?

然：唇为飞门[2]，齿为户门[3]，会厌为吸门[4]，胃为贲门[5]，太仓下口为幽门[6]，大肠小肠会为阑门[7]，下极为魄门[8]，故曰七冲门也。

【校释】

[1] 七冲门：冲，要道。七冲门，指消化道中七个重要冲道。

[2] 飞门：叶霖曰："飞，古与扉通。扉，户扉也。盖齿为户门，唇为之扇。"

[3] 户门：丁德用曰："齿为户门者，为关键开合，五谷由此摧废出入也。"

[4] 会厌为吸门：张寿颐曰："会厌，以喉间气管上之自能开阖者而言。吸门，以此门止呼吸。"

[5] 贲门：贲，同奔。贲门在胃上口，上接食道，食物由此奔流而下，以聚于胃。

[6] 太仓下口为幽门：太仓即胃。杨玄操曰："胃之下口，在脐上三寸，即幽隐之处，故曰幽门。"

[7] 阑门：张世贤曰："阑，遮阑也，大肠小肠之会，分别清浊。糟泊秽浊者，入于大肠，水液清者，渗入膀，故取遮阑之义。"

[8] 下极为魄门：下极，消化道的最下端。魄，通粕，糟粕由此排出，故云魄门，亦即肛门。

第二章 《难经》脉学理论

望闻问切是中医传统的诊病方法,其中脉诊又是切诊的重要组成部分,其产生年代甚早,其间经过长期演变,不断完善过程,至《难经》才确立了沿用至今的模式。《难经》在脉学发展史中既处于承先启后的地位,又是当代脉学的奠基者,从一难至二十一难,集中全书四分之一的篇幅,主要论述了独取寸口诊脉的基本理论、基本技能及其实践意义。因此,学习和研究《难经》脉法,不仅有助于了解中医脉学的发展源流,更重要的是可以深入掌握这一传统诊病方法,发挥其在临床诊断疾病中的重要作用。

第一节 《难经》寸口诊法

《难经》对《内经》脉学理论的传承和发扬,以其对独取寸口诊脉原理的阐发最为突出,《难经》开篇对诊脉部位首先提出并使用了"独取寸口"的诊脉方法。《素问·五脏别论》以"五脏六腑之气味,皆出于胃,变见于气口"说明独取寸口诊脉原理,而《素问·经脉别论》则以"肺朝百脉"的理论说明其原理。《难经》继承了《内经》这些理论,并结合《灵枢·五十营》等篇有关营卫之气运行节律的内容,在一难中对其诊病原理进行了解析,提出寸口为"脉之大会""五脏六腑之所终始",使独取寸口诊脉法的理论根据得以充分确立。从而开创了诊脉"独取寸口"的先河。明确界定了寸口部一寸九分的诊脉部位。

一、《难经》"独取寸口"脉法成就

《难经》寸口脉分为寸关尺三部,并配属相应的经脉脏腑,同时还完善了切脉指力使用及其生理、病理分析方法等。

1. 以关为界分尺寸 《内经》全书没有涉及关部,所论尺部,是指尺肤而言。《难经》则以关为界,取关至尺泽(同身寸之一尺)之一寸为尺,取关至鱼际(同身寸之一寸)之九分为寸,尺属阴而寸属阳,如二难曰:"从关至尺是尺内,阴之所治也;从关至鱼际是寸内,阳之所治也。故分寸为尺,分尺为寸。故阴得尺内一寸,阳得寸内九分。尺寸终始一寸九分,故曰尺寸也。"

2. 寸关尺配属经脉脏腑 《内经》中的脏腑脉位遍及全身,虽有"上竞上""下竞下"的说法,但那是指尺肤诊而言。《难经》据表里相配、五行相生原理,配脏腑经脉于寸关尺三部,历代医家的脏腑脉位虽与此有出入,但大致相同。

3. 三部九候察脉象 寸关尺名为三部,各主人体上中下疾病。《难经》提出以菽豆多少度量指力大小,在施行诊脉时,提出以"按"作沉取,"举"作浮取。认为"九候者,浮中沉也",指出九候是指切脉时在寸关尺各个部位上施以不同指力以获取浮中沉三个不同脉位的脉候。通过体察不同层次的脉象,判断相应脏腑的功能状态,这就是后世"举、按、寻"诊法的依据。

4. 察尺脉定"根"之有无 《难经》创造性地提出平人脉应有"根",根之有无是通过尺脉反映出来。如八难所说"人之有尺,臂如树之有根,枝叶虽枯槁,根本将自生。"所以人有尺脉,脉有根本,这是肾中元气充盛的表现。

5. 脉象命名及主病 在脉象方面,《难经》亦继承了《内经》单字名脉的方法,其所运用的脉名,如浮、沉、长、短、滑、涩、大、小、迟、数、濡、牢、实、洪、紧、缓、伏、结、细、微、散、弦、钩、毛、石等,较《内经》更为规范,多数亦为后世脉学所引用。关于脉象与疾病的关系,《难经》所论内容虽然比较零散,但颇为丰富而具体,亦颇切于实用。

《难经》通过这一创造性的发挥,使《内经》独取寸口诊脉法得到了发展,并臻于完善,该法简便、易行、有效,沿用至今,不失其应有价值,突出了中医诊法的特点,提高了可操作性和诊病效果。《难经》一出,在脉诊实践中《内经》三部九候遍诊法就被逐渐淘汰了。《难经》脉法的创立,在中医脉学发展史上具有划时代的意义。

自《难经》之后,"独取寸口"成为临床脉诊的基本模式和方法,为后世医家共用。后世医家在此基础上,撰写脉学专著,脉学著作繁多,完善并推广之,其中对《难经》"独取寸口"脉法的继承和发展贡献较大的有:《伤寒杂病论》仲景以寸口脉寸关尺三部脉法为主,又提出诊趺阳脉法,寸口、趺阳脉合诊。同时增加了动、促、芤、革、代等脉象,并对其特征做了阐释,发展了"独取寸口"诊脉法。王叔和所著《脉经》是我国现存最早的一部脉学专著,起到了承前启后的作用,进一步完善了独取寸口脉法;明确了寸口三部分主脏腑。《察病指南》在《难经》基础上阐述了脉的三部诊法及其和脏腑的配属关系,创制33种脉象图,以图示脉,形象生动,对脉法的传授和推行发挥了积极的作用。《诊家枢要》滑寿以浮、沉、迟、数、滑、涩六脉为纲,比《难经》的"浮沉长短滑涩"六脉为纲更有概括性和代表性。

综上,中医脉学历经由全身诊脉到局部诊脉,演变发展,直至《难经》的"独取寸口"脉法,由繁琐到简化,医患乐于采用而接受,历相传承,代有发扬,成为中医诊断疾病的重要方法和特色。《难经》则在这一发展历程中起着承先启后的关键作用。

二、寸口诊法原理

《难经》开卷名义阐明了独取寸口即可诊察脏腑经脉气血的病变的内在原理,主要有以下两点:

1. 太阴脉动于寸口 一难曰:"寸口者,脉之大会,手太阴之动脉也。人一呼脉行三寸,一吸脉行三寸,呼吸定息,脉行六寸。人一日一夜凡一万三千五百息,脉行五十度,周于身,漏水下百刻,荣卫行阳二十五度,行阴亦二十五度,为一周也,故五十度复会于手太阴。寸口者,五脏六腑之所始终,故法取于寸口也。"明确指出了寸口的经脉归属于手太阴肺经,《灵枢·经脉》云:"手太阴之脉,循鱼际,出大指之端。"按《素问·经脉别论》《灵枢·营卫生会》等篇所言,"肺朝百脉",主行营卫气血,寸口是手太阴肺经的脉动之处,是手太阴肺脉气血盛衰变化最为敏感的部位,最能反映手太阴肺经及其所属肺脏的生理病理变化情况。寸口为

"脉之大会"指出了寸口为十二经脉会聚之处,说明寸口部位不仅是手太阴肺经的脉动之处,反映手太阴肺经精气血津液的盛衰,也与全身整体结构和功能密切相关。

2. 胃气反映于寸口 《难经》寸口脉法突出了脾胃之气在脉学形成中的重要地位,体现了"天人合一"的整体观。十五难指出:"胃者,水谷之海,主禀,四时皆以胃气为本,是谓四时之变,死生之要会也。"《难经》继承了《内经》"四变之动,脉与之上下""脉以胃气为本"的脉学理论,以胃气的多少和有无为依据作为判定四时五脏的平脉、病脉、死脉的标准,指出在每一季节所见到的脉象如果是该季节的应时之脉,那么有胃气者为平脉,少胃气者为病脉,无胃气者为死脉,强调脉"以胃气为本",说明胃气是形成脉象的重要物质基础。说明胃气是四时五脏脉气之本,而寸口作为手太阴肺经的动脉,亦能体现滋养五脏六腑之胃气的有无盛衰。春脉弦、夏脉钩、秋脉毛、冬脉石,是四时应时之常脉,也即四时主脉。《难经》运用取象比类的认识方法,论述了四时之常脉的形成机理,认为人体气血活动随着四时气候寒热温凉的变化而发生着相应的生理变化,脉象上表现出了春弦、夏钩、秋毛、冬石的体象特征,充分体现了"天人相应"的整体观。脉有"胃气"即脉象具备从容和缓的特征,毫无和缓滑利之象,表征脉无胃气,预示病情凶险。

三、寸口诊脉方法

《难经》的独取寸口脉诊原理,为历代医家继承和发扬,其指导意义沿用至今,成为临床各科凭脉辨证的主要诊病模式和依据。

1. 以关界阴阳,长度为一寸九分 二难曰:"脉有尺寸,何谓也? 然,尺寸者,脉之大要会也。从关至尺是尺内,阴之所治也;从关至鱼际是寸内,阳之所治也。故分寸为尺,分尺为寸。故阴得尺内一寸,阳得寸内九分。尺寸终始一寸九分,故曰尺寸也。"二难在一难"独取寸口"诊病原理的基础上,提出了寸口脉分寸关尺三部的问题,从关部向尺泽方向是尺部脉的范围,从关部向鱼际方向是寸部脉的范围。所以从关部以上划分是寸部脉,从关部向尺泽方向划分为尺部脉。明确了寸、关、尺三部共长一寸九分。"阴得尺内一寸,阳得寸内九分,尺寸终始一寸九分。"从关上分出一寸后,剩余者为尺,在尺部诊脉时取一寸;从关下分出一尺后,剩余者为寸,在寸部诊脉时取九分,总共一寸九分的位置作为诊脉部位。之所以寸内用其九分,尺内则用一寸(十分),盖出于阴阳奇偶之理念。寸是尺的开始,尺是寸的终止,故曰尺寸。

《脉经·分别三关境界脉候所主第三》在二难基础上进一步明确了关部。"从鱼际至高骨,却行一寸,其中名曰寸口。从寸至尺,名曰尺泽,故曰尺寸。寸后尺前名曰关,阳出阴入,以关为界。阳出三分,阴入三分。"指出掌后高骨即为关部,并指出关所占部位为"阳出三分,阴入三分"。如此掌后高骨前后六分为关脉部位,关前六分为寸部,关后七分为尺部,诊脉布指时按寸部的食指应该比按尺部的无名指稍微靠近中指。

二难合理地选取寸口部脉搏最明显的一寸九分的部位,并分为寸关尺三部,从而在部位上解决了诊察具体脏腑经脉的问题,使得"独取寸口"诊脉法流行于世并被后世广泛使用,奠定了寸口"三部九候"诊脉法的基础。

2. 宗法天地人,划分三部与九候 十八难曰:"脉有三部九候,各何主之? 然:三部者,寸关尺也。九候,浮中沉也。"倡导独取寸口,更新三部九候取代了《内经》遍诊全身的三部九候法、寸口人迎切脉法等脉诊方法,明确地将寸口脉分成寸、关、尺三部,以对应候察人体上、中、下三部。《难经》寸关尺和浮中沉三部九候划分的理论依据是取法天地阴阳,是将寸口脉与天地人"三才"取象比类的结果。由于符合中医天人相应的理论原则为后世尊奉和沿用。

如果说寸关尺是从横向划分诊脉部位，浮中沉则是对诊脉部位纵向深浅的划分。切脉时在寸关尺三个部位上施以不同指力以获取浮、中、沉三个不同脉位的诊脉方法，称为九候。浮、中、沉的诊病意义，《难经》虽未明确指出，但《脉经》"平三关阴阳二十四气脉""平人迎神门气口前后脉"即以寸关尺三部的阳（浮）、阴（沉）分别以候脏和腑，如："肝实：左手关上脉阴实者，足厥阴经也""肝虚：左手关上脉阴虚者，足厥阴经也"；"胆实：左手关上脉阳实者，足少阳经也""胆虚：左手关上脉阳虚者，足少阳经也"即是其例。《景岳全书·脉神章上》则谓："寸口脉亦有三部九候……三部中各有三候，三而三之，是为九候，如浮主皮肤，候表及腑；中主肌肉，以候胃气；沉主筋骨，候里及脏。"而《脉诀汇辨卷二·三部九候》更明确指出："浮者，轻下指于皮毛之间，探其腑脉也，表也；中者，略重指于肌肉之间，候其胃气也，半表半里也；沉者，重下指于筋骨之间，察其脏脉也。"可知浮取候腑病、表病；沉取候脏病、里病；而中取则候胃气，亦可候半表半里之病。后世"举、按、寻"诊脉方法即据此而提出，并且亦以其诊察五脏和六腑脉象。

3. 指力分轻重 《难经》以脉象的浮、中、沉三候厘定五脏常脉层次，探测病位及邪之浅深，为了准确标定不同层次脉法指力的轻重，又创造性地用菽（豆）的重量对脉诊的指力予以客观化描述。五难曰："脉有轻重，何谓也？然：初持脉，如三菽之重，与皮毛相得者，肺部也。如六菽之重，与血脉相得者，心部也。如九菽之重，与肌肉相得者，脾部也。如十二菽之重，与筋平者，肝部也。按之至骨，举指来疾者，肾部也。故曰轻重也。"

清·叶霖云："菽，豆之总名。诊脉轻重，何独取乎豆？且不言三菽、四菽、五菽，而必以三累加之？盖豆在荚，累累相连，与脉动指下相类，以此意推之，言三菽重者，非三菽加于一部之上，乃一指下如有一菽重也，通称三部，即三菽也。肺位高而主皮毛，故轻。六菽重者，三部各有二菽重也。心在肺下主血脉，故稍重。九菽重者，三部各有三菽重也。脾在心下主肌肉，故又稍重。十二菽重者，三部各有四菽重也。肝在脾下主筋，故较脾又加一菽重也。肾在肝下而主骨，故其脉按之至骨，沉之至也，而举之来疾者何也？夫脉之体血也，其动者气也，肾统水火，火入水中而化气，按之至骨，则脉气不能过于指下，微举其指，其来顿疾于前，此见肾气蒸动，勃不可遏，故曰肾部也。'举指'两字，最宜索玩，不可忽也。若去此两字，是按之至骨而来转疾，乃牢伏类矣。"

切按脉搏时手指用力一般是先轻后重。开始触按脉搏时，指力约与三粒豆的重量相当，即轻触皮毛，测肺之常脉；稍加用力至相当于六粒豆子的重量，按到血脉，测心之常脉；用力与九粒豆重相当，触按至肌肉，测脾脏之脉；指力加大与十二粒豆重相当，即按压到筋，测肝脏脉象；重按到骨，感觉脉跳，轻抬手指脉搏有力，则为肾脏常脉。约言之，用力在皮毛、血脉者，为浮脉；用力较大，在肌肉者，为中取之脉；重按到筋骨始得之脉，属沉脉。这也是后世所谓寸、关、尺三部，浮、中、沉三候之立论基础。

《难经》所提出的先轻浮取，以后逐渐加重指力的基本指法，可以体察皮毛、血脉、肌肉、筋骨等不同层次的脉象变化，以分辨肺、心、脾、肝、肾五脏的脉象特征。其原理在于五脏合五体，皮毛、血脉为肺心之气所主，部位浅在，心肺居上部胸腔的阳位，正常情况下，心肺之脉皆属浮脉，故浮取以候心肺；筋、骨为肝肾之气所主，其位深在，肝肾位居下焦，正常情况下，肝肾之脉皆属沉脉，故沉取以候肝肾；肌肉位于皮毛、筋骨的中间，为脾之气所主，脾位于人体中焦,正常情况下,脾之脉不浮不沉,故中取以候脾。

可见,经文对脉诊指力的运用,不满足于浮、中、沉的模糊描述,而是进行了更为细化的定量(不同菽重)与定位(筋脉肉皮骨)相结合的阐述。这种准确细腻和相对客观化的描述,非常切合临床实用。

四、寸、关、尺三部配属经脉脏腑

《难经》将寸、关、尺三部配属经脉脏腑进行细化,为后世脉学提供了宝贵经验。

1. 五行更相生,每部脉各有四经 十八难在二难寸口脉分寸关尺三部的基础上,将寸关尺三部进一步和经脉脏腑进行相应配属,从而使"独取寸口以决诊五脏六腑死生吉凶"之法有了切实可行的基础。

十八难曰:"脉有三部,部有四经,手有太阴阳明,足有太阳少阴,为上下部,何谓也?然,手太阴、阳明金也;足少阴、太阳水也。金生水,水流下行而不能上,故在下部也。足厥阴、少阳木也,生手太阳、少阴火,火炎上行而不能下,故为上部。手心主、少阳火,生足太阴、阳明土,土主中宫,故在中部也。此皆五行子母更相生养者也。"

2. 三部配经脉,表里上下母子生 十八难以表里相配、五行子母相生为根据,同时也体现了"上竟上,下竟下"的原则,将两手寸口三部配属于十二经脉:寸口脉为"脉之大要会",属于手太阴肺经,脉气从手太阴始起,肺藏于右而居于上,汉代以右为贵,故以右手寸部配手太阴肺及手阳明大肠;手太阴属肺金,金生水,水下流,故以左尺部配属足少阴肾及足太阳膀胱。元·滑寿曰:"肺居右寸,肾居左尺,循环相资,肺高肾下,母子之相望也。《经》云:脏真高于肺,脏真下于肾是也。"水生木,故左关部配属足厥阴肝和足少阳胆。清·叶霖曰:"足厥阴肝、足少阳胆属木,皆诊于左关。手太阳小肠、手少阴心属火,皆诊于左寸。木生火,火性炎上,故在上部也。手厥阴心包络,手少阳三焦属相火,当候于右尺。"火生土,故足太阴脾及足阳明胃居于右关部;脾土生右寸部的手太阴肺金。十二经脉、五脏六腑脉气即按上述五行相生关系循环于两手寸关尺三部如表4。

表4 《难经》寸口三部与经脉脏腑配属一览表

三部	左	右
寸	手少阴心 手太阳小肠	手太阴肺 手阳明大肠
关	足厥阴肝 足少阳胆	足太阴脾 足阳明胃
尺	足少阴肾 足太阳膀胱	手厥阴心包 手少阳三焦

十八难首次将寸口脉进行三部四经的划分,对应于五脏六腑,对后世应用脉象诊病具有卓越的贡献。

案例1:

给谏晏怀泉夫人,先怨胸腹痛,次日卒然晕倒,手足厥逆,时有医者,以牛黄丸磨就将服矣。士材诊之,六脉皆伏,惟气口稍动,此食满胸中,阴阳痞隔,升降不通,故脉伏而气口独见也。取陈皮、砂仁各一两,姜八钱,盐三钱,煎汤灌之,以指探吐,得宿食五六碗,六脉尽见矣。左关弦大,胸腹痛甚,知为大怒所伤也。以木香、青皮、橘红、香附、白术煎服,两剂痛止。更以四君子加木香、乌药,调理十余日瘥,此是食中兼气中。(《古今医案按》)

按: 十八难中左关候肝,本案患者见左关弦大,胸腹痛甚,肝经循行绕阴器抵少腹,上胸胁,大怒伤肝,肝气郁滞,出现循行部位疼痛,肝郁克伐脾土,故用木香、青皮、橘红、香附、白术煎服,疏肝理气健脾,两剂痛止。

案例2:

汪石山治一人,年逾三十,神色怯弱,七月患热淋,诸药不效。至十一月行房方愈。正月复作,亦行房而愈。三月伤寒,咳嗽有痰,兼事烦恼,延至十月少愈。后复作,服芦吸散而愈。但身热不解,因服小便,腹内膨胀,小腹作痛。后又因晚卧,左胁有气触上,痛不能睡,饮食减半,四肢无力。食则腹胀痛或泻,兼胸膈饱闷,口舌干燥,夜卧盗汗,从腰以下常冷,久坐腰痛脚软。手心常热,诊左手心脉浮数而滑,肾肝二脉沉弱颇缓。右手肺脉虚浮而快,脾脉偏弦而快,命门散弱而快。次日再诊,心肝二脉细软,稍不见快矣。肾脉过于弱,肺脉浮软,亦不见快。脾脉颇软,命门过浮,略坚。遂用参、芪各二钱,茯苓、白术一钱,归身、牛膝七分,厚朴、陈皮、木香、甘草各五分。薄桂三分,煎服二十余帖,诸证悉退。后因梳头劳倦,诸证复作。汪诊脉与前颇同,但不数不快耳。仍用参、芪各三钱,麦冬、归身、厚朴、枳实、甘草等剂,愈。(《古今医案按》)

按: 从本案可以看出明·汪机诊病非常重视脉诊,文中对患者左右手寸关尺每一部脉象体会细致,体现了《难经》三部九候切脉法。左手心脉浮数而滑,肾肝二脉沉弱颇缓。右手肺脉虚浮而快,脾脉偏弦而快,命门散弱而快。次日再诊,心肝二脉细软,稍不见快矣。肾脉过于弱,肺脉浮软,亦不见快。脾脉颇软,命门过浮,略坚。患者肺气不足,莫能护卫皮毛,故为风邪所袭。郁热而动其肺,以致痰嗽也。得芦吸散而愈者,以辛温豁散痰与热也。嗽止身热不退者,由嗽久肺虚,虚则脾弱,脾肺之气不能荣养皮毛,故热作也。用平补肺脾之法而愈。

3. 寸口配脏腑异同　后世著作与《难经》对两手寸口三部与脏腑配属关系的不同见解,见表5。

表5　寸口三部与脏腑配属关系一览表

书名	寸		关		尺	
	左	右	左	右	左	右
难经	手少阴	手太阴	足厥阴	足太阴	足少阴	手厥阴
	手太阳	手阳明	足少阳	足阳明	足太阳	手少阳
脉经	心、小肠	肺、大肠	肝、胆	脾、胃	肾、膀胱	肾、膀胱
千金方	心	肺	肝	脾	肾	肾
脉诀	心、小肠	肺、大肠	肝、胆	脾、胃	肾	命门
诊家枢要	心、小肠	肺、大肠	肝、胆	脾、胃	肾、膀胱	心包、三焦
濒湖脉学	心、胸中	肺、胸中	肝、膈下	脾、膈下	肾、脐下	肾、脐下
景岳全书	心、心包络	肺、膻中	肝、胆	脾、胃	肾、膀胱、大肠	肾、三焦、命门、小肠
医宗金鉴	心、膻中	肺、胸中	肝、胆、膈	脾、胃	肾、膀胱、小肠	肾、大肠

从各家之说看,分歧主要有二:一是心包在右尺还是在左寸;二是大小肠配于寸部还是尺部。明·李时珍曰:"两手六部皆肺经之脉,特取此以候五脏六腑之气耳,非五脏六腑所居之处也。"对理解三部脉配属脏腑这一理论有较大的启发意义。

五、《难经》寸口脉象诊病辨析

寸口诊脉法的诊病要领,其一在三部配属经脉脏腑,其二在体察脉象,根据脉象推究疾病性质。《难经》讨论了脉象的主病、脉合四时阴阳、脉之胃气、脉之根本以及脉证合参等与脉象主病相关的脉学理论。

1.脉象主病　关于脉象与疾病的关系,《难经》所论内容虽然比较零散,但颇为丰富而具体,亦颇切于实用。

(1)脉分阴阳及"六脉为纲":脉象种类繁多,变化复杂,如何掌握其基本属性,诊断疾病性质?四难从阴阳角度归类脉象,以之作为诊病辨证的根据:"脉有一阴一阳、一阴二阳、一阴三阳;有一阳一阴、一阳二阴、一阳三阴,如此之言,寸口有六脉俱动耶?然,此言者,非六脉俱动也,谓浮、沉、长、短、滑、涩也。浮者阳也,滑者阳也,长者阳也;沉者阴也,短者阴也,涩者阴也。所谓一阴一阳者,谓脉来沉而滑也;一阴二阳者,谓脉来沉滑而长也;一阴三阳者,谓脉来浮滑而长,时一沉也。所谓一阳一阴者,谓脉来浮而涩也;一阳二阴者,谓脉来长而沉涩也;一阳三阴者,谓脉来沉涩而短,时一浮也。各以其经所在,名病逆顺也。"此将常见脉象分为阴阳两类,如浮、长、滑为阳,沉、短、涩为阴,然后进一步从相兼脉象说明对阴阳夹杂病变的辨证意义:通过辨析相兼脉象的阴阳属性,然后"各以其经所在,名病逆顺"——按相兼脉象出现在寸口的具体部位,或各种脉象所在的经脉,诊断相应脏腑的疾病及逆顺吉凶。必须指出的是:此所言"一阳一阴""一阳二阴""一阳三阴"是以阳脉为主而兼见一种或多种阴脉,而"一阴一阳""一阴二阳""一阴三阳"则是以阴脉为主而兼见一种或多种阳脉。至于何以"浮滑而长,时一沉"之一阴三阳脉为阴脉兼阳而非阳脉兼阴,"沉涩而短,时一浮"之一阳三阴脉为阳脉兼阴而非阴脉兼阳?宋·丁德用在《难经集注》中认为这是"阳伏于阴""阴伏于阳"。宋·李駉《黄帝八十一难经纂图句解》亦谓"尺中已浮滑而长,又时一沉,此是阳中伏阴""寸部已沉涩而短,又时浮者,此阴中伏阳也",意谓阳中所伏之阴、阴中所伏之阳,正为病机之关键。《景岳全书·脉神章》中"论独"云:"独之为德,为群疑之主也,为万象之源也。"虽然是针对脉之部位、脉之脏气和脉之体象而言,但亦说明其独特之处即为病之关要所在。

此外,四难以"浮沉、长短、滑涩"六脉为纲领划分其阴阳属性,亦提示了提纲挈领掌握脉象的方法。《灵枢·脏腑邪气病形》有"调其脉之缓急、小大、滑涩,而病变定矣"之说,已肇六脉为纲之倪端,但其"缓、急、小、大、滑、涩"系脉尺合参以对应尺肤之"缓、急、减而少气、贲而起、滑、涩"而提出,四难则以浮沉别脉位,长短别脉体,滑涩别脉势,而分其阴阳。《内经》《难经》这种以六脉为纲的理论,对后世影响很大,如《伤寒论·辨脉法》云:"凡脉大、浮、数、动、滑,此名阳也;脉沉、涩、弱、弦、微,此名阴也。"而《平脉法》又谓"脉有弦、紧、浮、滑、沉、涩,此六者名曰残贼,能为诸脉作病。"则有六脉为病脉提纲。元·滑寿《诊家枢要》即以"浮沉、迟数、滑涩"六脉为纲。现代在总结前人基础上,提出以"浮沉、迟数、虚实"六脉为纲,以与"阴阳、表里、寒热、虚实"八纲辨证对应,都是对脉象的纲领性归纳。

(2)虚实、寒热的脉象:《难经》除了以"浮沉、长短、滑涩"六脉为纲外,还着重讨论了虚实、寒热的主病脉象。六难曰："脉有阴盛阳虚，阳盛阴虚，何谓也？然，浮之损小，沉之实大，故曰阴盛阳虚。沉之损小，浮之实大，故曰阳盛阴虚。是阴阳虚实之意也。"此以脉象的大小、有力无力，诊断病之虚实。其"损小"脉颇类《脉经》的微脉"极细而软，或欲绝，若有若无"，而与虚脉同类。"实大"为脉体大、脉势有力，即《脉经》之实脉"大而长，微强，按之隐指幅幅然"。由于浮取、沉取分别候阳分、阴分，则"浮之损小，沉之实大，故曰阴盛阳虚；沉之损小，浮之实大，故曰阳盛阴虚"，可知脉体大、脉势有力者，主病为实证；脉体小、脉势无力主病为虚证。

九难从阴阳寒热角度说明迟数脉与脏腑病变关系，"何以别知脏腑之病邪？然：数者腑也，迟者脏也。数则为热，迟则为寒。诸阳为热，诸阴为寒，故以别知脏腑之病也。"此虽认为数脉为腑病，迟脉为脏病，但其立论根据是腑属阳，腑病多实热证而见数脉；脏属阴，脏病多为虚寒证而见迟脉。此脉象主病的实质是，数脉属阳，主热证；迟脉属阴，主寒证。清·林之翰《四诊抉微》云："迟司脏病或多痰，沉痼癥瘕仔细看，有力而迟为冷痛，迟而无力定虚寒。迟为阴盛阳亏之候，为寒，为不足。人迎主寒湿外袭，气口主积冷内滞。在寸为气不足，在尺为血不足，气寒则缩，血寒则凝也。""数脉主腑，其病为热，有力实火，无力虚火。浮数表热，沉数里热，细数阴虚，兼涩阴竭。寸口数实肺痈，数虚肺痿。"所论正与《难经》同。

（3）覆、溢脉象主病：三难从尺寸脉的太过、不及进一步论及关格覆溢的脉象及病机、预后，曰："脉有太过，有不及，有阴阳相乘，有覆有溢，有关有格，何谓也？然，关之前者，阳之动，脉当见九分而浮。过者，法曰太过；减者，法曰不及。遂上鱼为溢，为外关内格，此阴乘之脉也。关以后者，阴之动也，脉当见一寸而沉。过者，法曰太过；减者，法曰不及。遂入尺为覆，为内关外格，此阳乘之脉也。故曰覆溢，是其真脏之脉，人不病而死也。"盖寸脉位于关之前，候阳分，故谓"阳之动"；正常应见脉九分而略浮，超过寸部九分则为太过，不满寸部则为不及。尺脉位于关之后，候阴分，故谓"阴之动"，正常应见脉一寸而略沉，超过尺部一寸则为太过，不满尺部则为不及。据"邪气盛则实，精气夺则虚"之理，脉之太过主邪气有余的实证，不及则主正气不足的虚证。溢脉则为寸脉太过之甚，其脉位不仅超过寸部的九分长度，而且上至于手鱼部；覆脉则为尺脉太过之甚，其脉位不仅超过尺部的一寸长度，而且内入于尺内。溢脉既为寸脉太过之甚，本来应是阳热盛极之脉，何以三难谓其为"阴乘之脉"？盖其为阴部脉过盛而加于阳部（寸部），以致寸脉超出本位而上于手鱼部，故其所主病机为阴盛于内，格阳于外。阴盛于内，从内格拒阳气，使得阳气被关阻于外而不得入内，故称其为"外关内格"。同样，覆脉之所以称为"阳乘之脉"，亦是因其为阳部脉过盛而加于尺部，以致尺脉超出本位而内入于尺内，其所主病机则是阳盛于外，而将阴气关闭于内。阳盛于外，从外格阻阴气，使得阴被关闭于内而不得外达，故称为"内关外格"。由于覆脉和溢脉都是阴阳格拒而致脉盛之极，均失其冲和之气而无胃气，故三难谓其为主病危重的真脏脉，认为见此脉则"人不病而死"。

这里的"外关内格""内关外格"，是指溢脉和覆脉的病机，与三十七难"阴气太盛则阳气不得相营也，故曰格；阳气太盛则阴气不得相营也，故曰关；阴阳俱盛不得相营也，故曰关格"义同。《内经》亦以"关格"命名脉象，如《素问·六节藏象论》云"人迎与寸口俱盛四倍已上为关格"，而《素问·脉要精微论》之"阴阳不相应，病名曰关格"则指病证。《伤寒论·平脉法》亦有"下微本大者，则为关格不通，不得尿""寸口脉浮而大，浮为虚，大为实，在尺为关，在寸为格。关则不得小便，格则吐逆"之说，亦指病证，后世之关格多本此而指二便不通

（关）、呕吐不能纳食（格）之证。

（4）损至脉及其主病：十四难曰："脉有损至，何谓也？然，至之脉，一呼再至曰平，三至曰离经，四至曰夺精，五至曰困，六至曰命绝，此至之脉。何谓损？一呼一至曰离经，二呼一至曰夺精，三呼一至曰困，四呼一至曰命绝，此谓损之脉也。至脉从下上，损脉从上下也。"损脉和至脉，是《难经》从脉率迟数角度对脉象的分类。损，减损，主要指脉搏至数减少，亦兼有脉势颓衰虚弱之象；至，指脉搏加快，至数增多，亦兼有脉势急促之象。《古本难经阐注》云："损似迟，至似数；至者进，损者退。所谓损至，即迟数之意也。"清·徐大椿《难经经释》云："平者，适得其常之谓；离经，离其经常也；夺精，精气已夺也；死者，言其必至于死；命绝，则生气已绝，仅存脉之动而已，亦随息也。"至脉一呼三至（一息六至）乃数脉，因其超过一呼再至（一息四至）的常度，故曰"离经"，离常度而为病；一呼四至则为疾脉，主病为阳热亢盛而精气耗夺，故曰"夺精"，病重；一呼五至为疾脉之极，故主病危；若一呼六至则疾数至极，为釜沸脉，病为阴精已绝，阳失涵养而亢热盛极，死期在即而谓"命绝"。损脉则反之，一呼一至已为偏离常度之迟脉，为阳气虚损之征；两呼一至，为迟脉之极，为阴阳气血虚损之甚，生化功能低微，故曰"夺精"，病重；三呼一至，则一息脉动不足一至，为阳气将绝，生气行将熄灭之征，故谓"死"；若四呼一至，则脉息将绝，状若屋漏，死期更近，故曰"命绝"。可见损、至二脉，虽有迟数阴阳之别，但均是人体精气耗损的脉象，故所主病证均为损证，即后世所称为虚损、虚劳之类病证。

损、至脉虽然同为损证之脉象，但其病机亦有不同：至脉为病乃阴虚阳亢，亢阳伤阴，阴精耗绝。阴精耗损从下焦肝肾始，渐上而伤及心肺阴精阳气，故谓"至脉从下上"；损脉为病为阳气虚损，阴寒内盛，生化功能衰竭，阳气虚损由上焦心肺始，渐下而伤及于肝肾之精气，故称"损脉从上下"。认识损、至脉的不同主病机理，是治疗实施温阳益气和滋阴生精不同治法的前提。

由于十四难以"一呼二至"为平脉，故论损脉有"三呼一至""四呼一至"之说，清·徐大椿《难经经释》批评云："盖损脉不过一呼一动，数脉不过四动以上，若损至于四呼一至，至至于一呼六至，恐天下未必有此脉也。"要之，难中所言损、至脉至数，系为了说明损脉脉搏越慢、至脉脉搏越快，病情越为危重，必须灵活看待而不可拘定。《察病指南》对此有更为具体、准确的阐发："一呼一吸不及四至者曰缓，其人少气；三至者曰迟，其人可治；二至者曰败，其人难治，延时而死；一至者曰息，其人难行，方当着床，待时而死。此为阴病之损脉也，故曰阴病脉迟。一呼一吸脉六至者曰数，为始得病；七至者曰极；八至者曰脱；九至者曰死；十至者曰墓（一云困），沉细者困在夜，浮大者困在昼；十一、十二至者曰死（一云绝魄，一云命倾），沉细夜死，浮大昼死。此为阳病之至脉也，故曰阳病脉数。"其说可参。

（5）阴阳相乘、伏匿脉象及主病：二十难曰："经言脉有伏匿，伏匿于何脏而言伏匿耶？然，谓阴阳更相乘，更相伏也。脉居阴部，而反阳脉见者，为阳乘阴也。虽阳脉，时沉涩而短，谓阳中伏阴也。脉居阳部，而反阴脉见者，为阴乘阳也。虽阴脉，时浮滑而长，此谓阴中伏阳也。重阳者狂，重阴者癫，脱阳者见鬼，脱阴者目盲。"此从脉位和脉象之阴阳说明阴阳相乘、阴阳伏匿的脉象特征，以及重阳、重阴和脱阳、脱阴脉的主病。

从脉位而言，关前寸部为阳，关后尺部为阴；从脉象言，则浮、滑、长为阳，沉、涩、短为阴。因此，阴阳相乘之脉，即尺部阴位见浮、滑、长等阳脉者，为阳乘阴；寸部阳位见沉、涩、短等阴脉者为阴乘阳。阴阳相乘之脉反映了阳邪乘袭、伤害阴分，或阴邪乘袭、伤害阳分的病机，故明·李中梓《医宗必读·脉法心参》云:"浮取之候、两关之前,皆阳也,若见紧涩短小之类,是阳不足而阴乘也;沉取之候、两关之后,皆阴也,若见洪大数滑,是阴不足而阳乘之也……阴乘阳者必恶寒,阳乘阴者必内热。"

阴阳伏匿是与阴阳相乘病机相似的脉象。"虽阳脉""虽阴脉"是指阳位之中见阳脉、阴位之中见阴脉。"虽阳脉,时沉涩而短,谓阳中伏阴也",指阳位阳脉中时见沉涩而短之阴脉,为阳中伏阴;"虽阴脉,时浮滑而长,此谓阴中伏阳也",指阴位阴脉中时见浮滑而长之阳脉,为阴中伏阳。故明·李中梓《医宗必读·脉法心参》云:"阴脉之中,阳脉间一见焉,此阴中伏阳也;阳脉之中,阴脉间一见焉,此阳中伏阴也。"阴阳伏匿之脉,提示病情系阴阳夹杂,其所伏匿之邪,虽暂时尚未为病,但可待时而动,故《医宗必读·脉法心参》有"阴中伏阳期于夏,阳中伏阴期于冬"之说,如能从脉象体察之,则可"治未病"而消病于伏匿未发之时。

重阳、重阴脉象,《难经》未曾明言,清·丁锦《古本难经阐注》云:"阳部而见阳脉,宜也,设阴部亦见阳脉,则谓重阳;阴部而见阴脉,宜也,设阳部亦见阴脉,则谓重阴。重阳之脉则阴部失滋燥之权,阳邪飞越而狂矣;重阴之脉则阳部失宣和之令,阴邪郁结而癫矣。"《难经集注》杨注曰:"重阳者,阳气并于上也,谓关以前既浮滑而长,兼强实复喘数,是谓重阳;重阴者,谓尺中既沉短而涩,而又盛实,是谓重阴。"两说有别,然俱可通。要之,"重"乃重复、加重之意,重阳脉为尺寸部俱见阳盛之脉,重阴脉为尺寸部俱见阴盛之脉。"重阳则狂,重阴则癫",既说明重阴、重阳脉之主病,亦提示了狂证和癫证的病机。

脱阳、脱阴脉象,《难经集注》杨注曰:"脱阳者,无阳气也。关以前细微甚也,故目中妄见而觏鬼物焉;脱阴者,谓尺中微细甚也,阴者,精气也,精气脱故目盲。脱之言失也,谓亡失阴阳之气也。"明·李中梓《医宗必读·脉法心参》云:"六脉有表无里,如濡脉之类,此名脱阴;六脉有里无表,谓之陷下,如弱脉之类,此名脱阳。六脉暴绝,此阴阳俱脱也。"脱阳脉乃阳脉细微将绝,为虚阳耗散外脱之脉象,阳气脱失,神魂散乱而妄见也,故曰见鬼;脱阴脉为阴脉细微将绝,为精气内竭,精气竭而目睛失其滋养也,故目盲,其机理与二十四难"三阴气俱绝者,则目眩转、目瞑"同。

阴阳相乘、伏匿、重并、脱失脉象,提示体内阴阳更胜、消长、离决病机。其所病之始,先可见阴阳相乘、伏匿脉象,反映阴阳盛衰、兼夹、病情复杂;继则可重阴、重阳脉象,反映阴阳重并,病情深重;最后出现脱阳、脱阴脉象,则为阴阳重并已极,遂失去互相维系而出现阴阳亡失,往往提示阴阳竭绝、病情危重。

（6）脏腑之邪相干的脉象特征:《难经》认为诊脉时可从脉之部位和脉之体象两方面诊察脏腑病变,而且通过分析不同脉位上的不同脉象,诊断脏腑病变的相关、干犯情况。如十难曰:"一脉为十变者,何谓? 然: 五邪刚柔相逢之意也。假令心脉急甚者,肝邪干心也;心脉微急者,胆邪干小肠也。心脉大甚者,心邪自干心也;心脉微大者,小肠邪自干小肠也。心脉缓甚者,脾邪干心也;心脉微缓者,胃邪干小肠也。心脉涩甚者,肺邪干心也;心脉微涩者,大肠邪干小肠也。心脉沉甚者,肾邪干心也;心脉微沉者,膀胱邪干小肠也。五脏各有刚柔邪,故令一脉辄变为十也。"这里所言"一脉变为十",是在两手寸关尺每一脉位上可出现十种不同脉象。由于每一脉位诊候相应脏腑及其经脉的病变,故这十种不同脉象反映了脏腑经脉病变之间互相影响的情况,此即为"五邪刚柔相逢"。"五邪"即五十难曰:"从生我之脏来者为虚邪,从我生之脏来者为实邪,从克我之脏来者为贼邪,从我所克之脏来者为微邪,本脏自病者为正邪",系指五脏之邪而言。关于"刚柔",日·滕万卿《难经古义》云:"刚为(伤)脏,邪气甚;柔为(伤)腑,邪气微。"从经论分析,此义为宜。此外,五脏(五腑附于五脏)各有主脉:肝脉急(弦),心脉大(洪),脾脉缓,肺脉涩(浮涩),肾脉沉。以此作为分析一脉十变、五邪刚柔相逢含义及其病理价值。

十难中以心、小肠为例,若左寸脉(心、小肠脉位)急(肝脉)甚,为肝邪干犯心,微急则为胆邪干犯小肠;若大(心脉)甚,为心邪自干心(心本脏自病),微大则为小肠本腑自病;若缓(脾脉)甚,为脾邪干犯心,微缓则为胃邪干犯小肠;若涩(浮涩,肺脉)甚,为肺邪干犯心,微涩则为大肠邪干犯小肠;若沉(肾脉)甚,为肾邪干犯心,微沉则为膀胱邪干犯小肠。

由以上分析可知,《难经》除了寸关尺诊察脏腑病变外,亦可通过脉位与脉象合参诊病。其意义在于,通过分析某脉位出现的不同病脉之象,掌握脏腑病变的病因、相互影响的规律,并以此建构切于临床实用的诊病模式。如患者心中悸动而左寸脉沉濡者,可以考虑其为肾水凌心之证,而用真武汤之类温阳行水法以治之。

(7)歇止脉诊脏气衰败及"五十动"诊脉法则:十一难曰:"经言脉不满五十动而一止,一脏无气者,何脏也? 然,人吸者随阴入,呼者因阳出。今吸不能至肾,至肝而还,故知一脏无气者,肾气先尽也。"文中之问引自《灵枢·根结》,其中的"止"即《内经》的代脉。《素问·脉要精微论》云:"代则气衰",为脏气衰败之征。其机理正如《根结》所云:"一日一夜五十营,以营五脏之精,不应数者,名曰狂生。所谓五十营者,五脏皆受气。"意即经脉之气昼夜五十营于身,以五脏为中心的人体赖此受到营养而有生气。脉搏是经脉之气运行的表现,如果脉搏能够"五十动而不一代(止)",则五脏都得到经脉之气的营养;若"不满五十动而一止"("四十动一代"),则为一脏得不到经气营养而脏气衰败。在此基础上,《难经》根据"吸者随阴入,呼者因阳出"的机理,进一步认为"不满五十动而一止,一脏无气者",为肾气先绝。究其立意在于:人之脉气(经脉之气的运行)随呼吸气息而上下,吸气时脉气在肝肾之气摄纳之下,由上部心肺而下至肝肾,肾气衰败则不能吸纳气至最下部的肾,脉气亦未能完成一个"五十动"周期即歇止;另一方面,脉气不能下至于肾,肾气亦得不到脉气的营养而更加衰败,即元·滑寿《难经本义》所言:"五脏肾在最下,吸气最远,若不满五十动而一止者,知肾无所资,气当先尽,尽犹衰竭也,衰竭则不能随诸脏气而上矣。"但对这种解释,清·徐大椿《难经经释》持批评态度,如云:"《灵枢·根结》篇四十动一代一脏无气,至不满十动一代五脏无气,并不指明先绝之脏,盖必审其何脏受病,则何脏先绝,此定理也。若此所云,则一肾、二肝、三脾、四心、五肺,不必以受病之脏为断,恐无是理。又按:以呼吸验无气之义未确,若以吸不能至肾,则第五动即当止矣,何能至四十动一代耶?"此议有理。要之,应从肾主纳气及代脉主病两方面领会其意,而不必泥于何脏之气先绝。

此外,经文提及诊脉必满"五十动",方不至遗漏脏气衰败之诊,其中"五十"与古人尊崇的"大衍之数"有关,正与中医五脏相合,遂将脉候"五十动"定为诊脉的基本要求,如《伤寒杂病论·序》批评当时庸医不负责任的草率诊病态度,即有"动数发息,不满五十,短期未知决诊,九候曾无仿佛"之论,均强调诊脉必须保证足够时间,认真细致诊察,才能掌握至精至微之脉象,避免造成诊治失误。

(8)男女脉象特点:男女由于生理上的差异,脉象亦有各自的特点,十九难运用阴阳五行学说说明在正常生理状态下男女不同的脉象及反常脉象的主病,曰:"经言脉有逆顺,男女有常。而反者,何谓也? 然,男子生于寅,寅为木,阳也。女子生于申,申为金,阴也。故男脉在关上,女脉在关下。是以男子尺脉恒弱,女子尺脉恒盛,是其常也。反者,男得女脉,女得男脉也。其为病何如？然，男得女脉为不足，病在内。左得之，病在左；右得之，病在右，随脉言之也。女得男脉为太过，病在四肢。左得之，病则在左；右得之，病则在右，随脉言之，此之谓也。"

十九难谓"男子生于寅，女子生于申"，寅为少阳木，申为少阴金，意即男属阳而女为阴，故有"男子尺脉恒弱，女子尺脉恒盛"的生理性差异。对此清·叶霖《难经正义》引谢氏之说云："寅为阳木，木生火，火生于寅，其性炎上，故男脉在关上。申为阴金，金生水，水生于申，其性流下，故女脉在关下。"从五行解释《难经》之论，而据《难经集注》，宋·杨康侯却有不同意见，提出"男子阳气盛，故尺脉弱；女子阴气盛，故尺脉强，此其常也。"从男女生理、体质的阳阴差异说明其脉象不同，更觉近理。

至于"男得女脉（尺脉盛于寸脉）为不足，病在内""女得男脉（寸脉盛于尺脉）为太过，病在四肢"之论，则因男子阳体，本应属阳之寸脉较盛，反见寸脉弱而属阴之尺脉盛，则为里阳不足，故曰"病在内"；女子阴体，本应属阴之尺脉较盛，反见尺脉弱而属阳之寸脉强，则为阳气有余，四肢为诸阳之本，故为太过而病在四肢。

要之，论说男子有尺脉弱于寸脉、女子有尺脉盛于寸脉之生理性差异，反常则为病，从男女体质阴阳差别角度而言，有一定道理，而其机理、脉证有待进一步研究。

2. 脉合四时阴阳和脉以胃气为本　《难经》继承了《内经》脉合四时阴阳和脉以胃气为本的脉学理论，并做了进一步的发挥。

（1）脉合四时阴阳和四时五脏平、病脉：十五难曰："经言春脉弦、夏脉钩、秋脉毛、冬脉石，是王脉耶？将病脉也？然：弦、钩、毛、石者，四时之脉也。春脉弦者，肝东方木也，万物始生，未有枝叶，故其脉之来，濡弱而长，故曰弦。夏脉钩者，心南方火也，万物之所盛，垂枝布叶，皆下曲如钩，故其脉之来疾去迟，故曰钩。秋脉毛者，肺西方，金也，万物之所终，草木华叶，皆秋而落，其枝独在，若毫毛也，故其脉之来，轻虚以浮，故曰毛。冬脉石者，肾北方水也，万物之所藏也，盛冬之时，水凝如石，故其脉之来，沉濡而滑，故曰石。此四时之脉也。"认为正常脉象随四时阴阳变化而变化，这正是《内经》脉合四时阴阳理论的继承，与《素问·脉要精微论》《素问·玉机真脏论》《素问·平人气象论》一样，以取象类比方法描述脉象，可以互参。

此外，七难还将一年分为六个时段，说明各个时段应时的脉象特征，阴阳排列次序从一阳到三阳，再从三阴到一阴，体现阴阳消长变化规律，其脉象也相应变化，说法虽有不同，但与前述脉随时变的精神无异。

与此同时，《难经》还强调应时而至的正常脉象应该是冲和滑利之中略带弦、钩、毛、石之象，即应春之肝脉、应夏之心脉、应秋之肺脉、应冬之肾脉，若太过、不及或失其冲和滑利之象，则为病脉。提示我们如何从四时脉象诊断五脏病变。

（2）脉以胃气为本和真脏脉："脉以胃气为本"亦是《难经》继承《内经》并着重加以发挥的脉学理论。十五难在论四时五脏太过、不及脉象时进一步强调曰："春脉微弦曰平，弦多胃气少曰病，但弦无胃气曰死，春以胃气为本""夏脉微钩曰平，钩多胃气少曰病，但钩无胃气曰死，夏以胃气为本""秋脉微毛曰平，毛多胃气少曰病，但毛无胃气曰死，秋以胃气为本""冬脉微石曰平，石多胃气少曰病，但石无胃气曰死，冬以胃气为本"并总结曰："胃者，水谷之海也，主禀，四时皆以胃气为本。是谓四时之变，病、死、生之要会也。"强调以胃气的有无多少辨别四时五脏平、病、死脉。

真脏脉就是无胃气,亦即全无冲和、从容气象之脉。《难经》仅于三难指出覆脉和溢脉就是真脏脉,见之则"不病而死"。十五难虽未提出真脏脉之名,但以"急而益硬,如新张弓弦""前曲后居(踞),如操带钩""按之萧索,如风吹毛""来如解索,去似弹石"对具体脉象做了形象的描述,所论者即是真脏脉。

自《内经》《难经》之后,历代医家均把诊察胃气作为脉法要领,如清·程钟龄《医学心悟·脉法金针》云:"脉有要诀,胃、神、根三字而已。人与天地相参,脉必应乎四时,而四时之中,均以胃气为本……凡诊脉之要,有胃气曰生,胃气少曰病,胃气尽曰不治,乃一定之法,自古良工,莫能易也。"由此脉有胃气遂成为中医脉学不易之义而流传至今。

3. 脉证合参 六十一难曰:"望而知之谓之神,闻而知之谓之圣,问而知之谓之工,切脉而知之谓之巧,何谓也? 然,望而知之者,望见其五色以知其病;闻而知之者,闻其五音以别其病;问而知之者,问其所欲五味以知其病所起所在也;切脉而知之者,诊其寸口,视其虚实,以知其病,病在何脏腑也。经言以外知之曰圣,以内知之曰神,此之谓也。"《难经》虽以诊脉至要至精,具有"决五脏六腑死生吉凶"之功,但亦将脉诊作为望闻问切四诊方法之一,具体诊病,必须把脉象与其他诊病方法所得诊病资料参合分析,才能准确把握病机,诊断病证,故十三难曰:"知一为下工,知二为中工,知三为上工。上工者十全九,中工者十全八,下工者十全六。"

(1)脉证合参以诊病:十六难曰:"脉有三部九候,有阴阳,有轻重,有六十首,一脉变为四时,离圣久远,各自是其法,何以别之? 然: 是其病有内外证。其病为之奈何? 然: 假令得肝脉,其外证善洁、面青、善怒;其内证齐左有动气,按之牢若痛;其病四肢满、闭癃、溲便难、转筋。有是者肝也,无是者非也……假令得肾脉,其外证面黑、善恐、善欠;其内证齐下有动气,按之牢若痛;其病、逆气、少腹急痛、泄如下重、足胫寒而逆。有是者肾也,无是者非也。"以脉象与"内证""外证"合参诊病,所言"外证"为表现于外、凭医者视听即可得到的病候,而"内证"则是隐于体内、靠患者诉说或通过触按患者躯体才能诊察的病候。这里提出脉象必须与内外证合参,实即倡导四诊合参,全面诊察,才能准确辨证。以肝病辨证为例,诊病时诊得弦脉,为肝病脉象,但还不能草率断为肝病,必须进一步诊察是否有"善洁(当是"瘈"的讹字,即抽搐瘈疭)、面青、善怒"等外证,是否有"齐(脐)左有动气,按之牢若痛"等内证,还要了解有无"四肢满、闭癃、溲便难、转筋"等相应病候。只有伴见这些肝病的常见病候,才能诊断为肝的病变,否则即非。因为弦脉既可见于肝病,亦可见于痛证或饮证,如《金匮要略·痰饮咳嗽脉证并治》篇即有双弦为寒、偏弦为饮、脉沉而弦、悬饮内痛等说。

(2)脉证合参判断预后:十三难曰:"经言见其色而不得其脉,反得相胜之脉者,即死;得相生之脉者,病即自已。色之与脉,当参相应,为之奈何? 然: 五脏有五色,皆见于面,亦当与寸口、尺内相应。假令色青,其脉当弦而急;色赤,其脉浮大而散;色黄,其脉中缓而大;色白,其脉浮涩而短;色黑,其脉沉濡而滑。此所谓色之与脉,当参相应也。脉涩,尺之皮肤亦涩;脉滑,尺之皮肤亦滑。五脏各有声、色、臭、味,当与寸口、尺内相应,其不相应者,病也。假令色青,其脉浮涩而短,若大而缓,为相胜;浮大而散,若小而滑,为相生也。"讨论脉诊与色诊、尺肤诊等诊候合参以推断病情及其预后的诊病方法。脉象、面部五色、尺肤诊候以至患者发出的病态音声、气味等,都是内在病变的表现,如果病变单纯,体内脏腑气血功能尚不紊乱,则各种证候能够一致反映其内在病变,如弦脉与面色青一致反映肝的病变,洪大(浮散而大)脉与赤色一致反映心的病变等,又如脉数与尺肤数(热)同样反映热证,脉急(弦紧)与尺肤收敛绷急同样反映寒证等。如此脉色一致，反映正气尚能与邪相争而未衰，说明病情单纯易治，预后较好。反之，如果脉色等病候表现不一致，则说明病情复杂，又可从五脏五行生克相关的角度辨析：一是五行相生关系，如见肝病面青之色，而得心之洪脉，或得肾沉小而滑之脉，由于肝与心、肾与肝为母子相生关系，同气相求，有病尚能互相协调，故虽病尚属顺证，预后较好；一是五行相克关系，如肝病面青而见浮涩而短的肺脉，或见大而缓的脾脉，则为肺金克肝木或脾土反侮肝木，由于肺与肝、肝与脾之间互相克贼乘侮，故说明在致病因素作用下，机体失去协调能力而不能自复，提示病情复杂，难于治疗而预后不良。关于色脉间的生克关系及其预后，明·李中梓《医宗必读·色诊》有颇为精辟的论述，如云："色与脉相克者凶，如脉见西方之涩，而色见南方之赤，是色克脉也；如脉见西方之涩，而色见东方之青，是脉克色者，余脏准此。色与脉相生者吉，如脉见西方之涩，而色见中央之黄，是色生脉也；如色见西方之白，而脉见中央之缓，是脉生色也，余脏准此。然更有别也，色克脉者其死速，脉克色者其死迟；色生脉者其愈速，脉生色者其愈迟。经曰能合脉色，可以万全，此之谓也。"立论在于色为气之华，而脉为血之腑，气为阳而血为阴之故，于临床上可资参考。

《难经》还从脉证之间的顺逆估测病情的死生吉凶。十七难曰："诊病若闭目不欲见人者，脉当得肝脉强急而长，而反得肺脉浮短而涩者，死也……病若大腹而泄者，脉当微细而涩，反紧大而滑者，死也。"闭目不欲见人为肝的病候，得强急而长的肝脉，则脉证相符，虽病不危；若得浮短而涩的肺脉，则脉证相克而为逆证主死……再如腹胀大而泄泻乃脾阳虚衰的阴证，若见微细而涩的阴脉，同样亦脉证相符，病尚不危；若见紧大而滑的阳脉、实脉，则脉证相反，脾胃精气将有失守之虞，故亦为逆证而主死。这种脉证合参，从阴阳五行角度推断疾病逆顺死生，对临床甚有指导意义。

此外，《难经》还从形证与脉象的"病"与"不病"估测病情的预后死生。二十一难曰："经言人形病脉不病，曰生；脉病形不病，曰死，何谓也？然：人形病脉不病，非有不病者也，谓息数不应脉数也。此大法。"此亦论脉证互参以诊断预后死生吉凶。"形病脉不病"指形身出现病状，脉象尚无大异，如脉搏迟数尚在正常范围，但"息数不应脉数"——呼吸气息迟缓低微。由于脉象反映内在脏腑气血的状况，为病的根本，形身虽显病态，但脉象正常则说明内部脏腑气血尚未衰败，故预后较好。"脉病形不病"则指脉已现病态，特别是脉之胃、神、根已经失常，但形身尚未出现明显病状，说明脏腑气血已衰败于内，故预后不良。《伤寒论·平脉法》亦云："脉病人不病，名曰行尸，以无王气，卒眩仆，不识人者，短命则死；人病脉不病，名曰内虚，以无谷神，虽困无苦。"清·吴谦《医宗金鉴》云："脉者，人之根本也。脉病人不病者，谓外形不病，而见真脏病脉，其内本已绝，虽生犹死，不过尸居余气耳，故曰行尸也。余气者，未尽五脏生旺之余气也，若旺气一退，即卒然眩仆不识人而死矣。""人病脉不病，谓外形羸瘦似病，其脉自和，以根本尚固，不过谷气不充，名曰内虚，非行尸可比，虽困无害，胃气复，谷气充自然安矣。"说明脉象作为脏腑气血生理病理状况的反映，往往能够提示病之本质。

总之，脉与证都是对病情的反映，有是证必有是脉。脉证相符，为我们提供了诊断疾病的全面、可靠资料。脉证相反或相逆，提示机体机能处于高度紊乱状态，或虚实寒热夹杂，或出现假象，或脏腑之间严重失调，病情往往危重复杂，故云"死"，对此必须细心辨析，勿为假象所惑，才能正确施治，挽救危亡。后世所谓"舍脉从证，舍证从脉"，正是脉证合参，细心辨析推究的结果。可见，《难经》论独取寸口主要是针对《内经》遍身诊脉方法而言，而脉证合参乃寸口脉法要义之一。

第二节　《难经》阴阳脉法

《内经》率先倡导从色脉区分其病证的阴阳属性,确立阴阳在辨别归纳脉象,判断疾病中的纲领作用。《难经》同《内经》阴阳为纲之理一脉相承,并有所拓展与发挥。

一、《难经》阴阳脉法理论举要

临床脉象种类繁多,错综复杂,怎样提纲挈领把握脉象,诊察疾病,《素问·阴阳应象大论》明确指出:"善诊者,察色按脉,先别阴阳。"将阴阳学说运用于疾病的诊察之中,率先倡导从色脉区分其病证的阴阳属性,确立阴阳在临床诊察症状,认识辨别归纳脉象,判断疾病的纲领作用。关于临床脉象特点的把握,《灵枢·脏腑邪气病形》亦云:"调其脉之缓急、小大、滑涩,而病变定矣",从脉诊与尺肤诊合参,并提出从缓、急、小、大、滑、涩察脉,以判断疾病的变化。《难经》阴阳脉法以独取寸口为基础,以脉位的浮沉等分辨脉象阴阳,以尺寸定脉位之阴阳,从阴阳角度归类脉象,如四难结合脉象变化特点,进一步提出:"脉有阴阳之法",依据"浮沉、长短、滑涩"六脉为基本线条,对脉象划分阴阳属性,亦提示以分辨阴阳为纲的脉象诊察方法,确立脉象的大纲,示范诊脉原则与方法。

1. 浮沉阴阳脉法　《难经》浮沉阴阳脉法,指在诊寸口脉时,通过指法的浮取与沉取,以区分脉之阴阳,诊察五脏脉象的诊脉方法,主要体现在浮沉别脉位,长短别脉体,滑涩别脉势,而分其阴阳。如四难曰:"脉有一阴一阳、一阴二阳、一阴三阳;有一阳一阴、一阳二阴、一阳三阴,如此之言,寸口有六脉俱动耶? 然,此言者,非六脉俱动也,谓浮、沉、长、短、滑、涩也。浮者阳也,滑者阳也,长者阳也;沉者阴也,短者阴也,涩者阴也。所谓一阴一阳者,谓脉来沉而滑也;一阴二阳者,谓脉来沉滑而长也;一阴三阳者,谓脉来浮滑而长,时一沉也。所谓一阳一阴者,谓脉来浮而涩也;一阳二阴者,谓脉来长而沉涩也;一阳三阴者,谓脉来沉涩而短,时一浮也。各以其经所在,名病逆顺也。"将临床常见脉象分为阴阳两大类,其中以浮、长、滑为阳,以沉、短、涩为阴。在此基础上,进而结合相兼脉象,阐发疾病阴阳病变的辨证意义,如脉沉而滑者,为一阴一阳脉;脉沉滑而长者,为一阴二阳脉;脉浮滑而长,但是时而一沉者,则为一阴三阳脉。在此"一阴一阳""一阴二阳""一阴三阳"是以阴脉为主而兼见一种或多种阳脉;其中"浮滑而长,时一沉"之一阴三阳脉,为阴脉兼阳,而非阳脉兼阴。同理,以脉浮而涩,为一阳一阴脉;长而而沉涩,为一阳二阴脉;脉沉涩而短,但时而一浮,则为一阳三阴脉。此所言"一阳一阴""一阳二阴""一阳三阴"是以阳脉为主而兼见一种或多种阴脉,"沉涩而短,时一浮"之一阳三阴脉为阳脉兼阴,而非阴脉兼阳。

四难不仅言及浮沉脉位的阴阳分部,还阐发了脉之阴阳浮沉与五脏的关系,其云:"脉有阴阳之法,何谓也? 然,呼出心与肺,吸入肾与肝。呼吸之间,脾受谷气也,其脉在中。浮者阳也,沉者阴也,故曰阴阳也。心肺俱浮,何以别之? 然,浮大而散者,心也;浮短而濇者,肺也。肝肾俱沉,何以别之? 然,牢长者,肝也;按之濡,举指来实者,肾也;脾者中州,故其脉在中。是阴阳之法也。"在此首先提出"脉有阴阳之法,"即阴阳脉法,以脉的浮沉分阴阳,并候取五脏的脉象状况。究其原理,盖脉息与气息密切相关,故而脉气随呼吸气息的出入而有上浮下沉。心肺居上则属阳,主气之宣发呼出;肝肾居下则属阴,主气之吸入下降;而脾居中间,起上下枢转作用,故而有"呼出心与肺,吸入肝与肾,呼吸之间,脾受谷气也,其脉在中"之说。如脉气随着心肺主持的呼气过程而上浮,又随着肝肾主持的吸气过程而下沉,因此脉浮取可候心与肺,脉沉取可候肝与肾,而浮、沉取之间的中按,则候脾,即所谓"其脉在中",正如清·张世贤《图注难经》所云:"气有呼吸,脉有阴阳。夫人有气而后有脉也。故言脉之阴阳者先言气之呼吸。心肺浮而在上,浮者主出,故呼出心与肺焉;肝肾沉而在下,沉者主入,故吸入肝与肾焉。"脉浮取可候心肺,如何区分二者脉象特征,临证可结合心肺生理特点加以区别,如心为阳中之阳,主夏令,属火而性炎上,故其脉浮大而散;肺为阳中之阴,主秋令,属金而性收敛,故其脉浮而短涩。同理,脉沉取同候肝肾,但肝为阴中之阳,属木而主春令,木性曲直,故其脉沉牢而长;肾为阴中之阴,属水主冬令而性沉凝,故其脉沉按之濡而举指来实。

除四难以浮沉分阴阳,以候五脏脉之外,五难亦提出以指力轻重,分五部以候五脏的诊脉方法,其云:"脉有轻重,何谓也?然,初持脉如三菽之重,与皮毛相得者,肺部也;如六菽之重,与血脉相得者,心部也;如九菽之重,与肌肉相得者,脾部也;如十二菽之重,与筋平者,肝部也;按之至骨,举指来实者,肾部也。故曰轻重也。"即以豆之状,分为三菽、六菽、九菽、十二菽等之重量,用菽之数多少,比喻形容切脉指力的逐步加大,意在说明论五脏脉位的浅深,其所论诊脉方法及原理,亦与浮沉阴阳脉法一致。将脉象浮、中、沉三候与五脏阴阳属性相结合测度五脏常脉层次,使五脏脉象诊察更具有针对性。可见,经文对脉诊指力的运用,不满足于浮、中、沉的模糊描述,而是进行了更为细化的定量(不同菽重)与定位(筋脉肉皮骨)相结合的阐述。这种准确细腻和相对客观化的描述切合临床。

阴阳脉法亦对后世产生深远影响,如《伤寒论·辨脉法》云:"凡脉大、浮、数、动、滑,此名阳也;脉沉、涩、弱、弦、微,此名阴也。"将大、浮、数、动、滑脉归入阳脉;而将沉、涩、弱、弦、微脉归入阴脉。再如《伤寒论·平脉法》言:"脉有弦、紧、浮、滑、沉、涩,此六者名曰残贼,能为诸脉作病。"提出以弦、紧、浮、滑、沉、涩其六脉为病脉之提纲。可以说,《难经》脉诊体系是仲景辨证论治体系的基础,两个体系有着密切关系。元·滑寿《诊家枢要》则直接以"浮沉、迟数、滑涩"六脉为纲,其在总结前人基础上,提出以"浮沉、迟数、虚实"六脉为纲,此与"阴阳、表里、寒热、虚实"八纲辨证对应,属于对脉象的纲领性归纳。

2. 尺寸阴阳脉法 尺寸阴阳脉法是指以尺寸脉分阴阳,即从尺寸脉象辨析疾病阴阳病机的诊脉方法。如二难曰:"从关至尺是尺内,阴之所治也;从关至鱼际是寸内,阳之所治也"。三难亦曰:"关之前,阳之动也""关之后,阴之动也"。说明尺寸阴阳脉法是以寸关尺之关为分界,以关前,即寸部所治为阳,关后,即尺部所治为阴,确定阴阳脉位。此法得到后世脉法所继承和发挥,而成为诊脉察病的要领之一。如《脉经·辨脉阴阳大法》承袭其旨,而明确指出"关前为阳,关后为阴"。《脉诀》则进一步引申云:"关前为阳名寸口,关后为阴直下取。"并阐发其诊察价值,言:"关前关后定阴阳,察病根源应不朽。"认为以脉之关部的前后确定阴阳,对诊察疾病根源具有独特意义。

以尺寸分阴阳的诊脉方法,不仅是诊察病位阴阳的根据,更重要的是用以诊察阴阳相乘以及阴阳盛衰等阴阳失调病机。如三难所言,尺寸脉太过、不及为阴阳偏盛、偏衰,上鱼、入尺的"覆溢"为阴阳相乘、格拒。二十难所云,阴阳相乘、伏匿以及重阳重阴、脱阳脱阴等脉象及其主病,均是从尺寸阴阳脉法角度,对疾病诊察和辨析。五十八难指出:"中风之脉,阳浮而滑,阴濡而弱;湿温之脉,阳浮而弱,阴小而急;伤寒之脉,阴阳俱盛而紧涩;热病之脉,阴阳俱浮,浮之而滑,沉之散涩",从尺寸分辨阴阳,用以诊断鉴别不同类型的外感热病,为疾病的阴阳病机辨析,提供脉诊方面的诊察资料,因而尺寸分阴阳得到后世重视,如《伤寒论·辨脉法》"寸口脉微,名曰阳不足……尺脉弱,名曰阴不足"。《伤寒论·平脉法》"寸脉下不至关为阳绝,尺脉上不至关为阴绝""寸口脉微,尺脉紧,其人虚损多汗,知阴常在,绝不见阳也"等论述,均以寸为阳而尺为阴,而且举例说明,寸口之脉微为阳不足,寸脉不至于关部则为阳绝,尺脉弱为阴不足,尺脉不至于关则为阴绝,表明尺寸阴阳脉法在诊察阴阳虚实病证中的重要价值。

3. 脉象的阴阳分类 从阴阳角度分类脉象,认识其诊病意义,亦属广义的阴阳脉法范畴。这一方法历来为临床所重视,被广泛用以归纳分类脉象,并从脉象主病角度,分析疾病阴阳失调病机。四难提出"浮者阳也,滑者阳也,长者阳也;沉者阴也,短者阴也,涩者阴也",亦将脉象划分阴阳,即主张脉象的阴阳分类。自此从阴阳角度分类和研究脉象,逐渐成为历代脉象研究的重要内容。

例如《伤寒论·辨脉法》云:"脉有阴阳者,何谓也?答曰:凡脉大、浮、数、动、滑,此名阳也;脉沉、涩、弱、弦、微,此名阴也。凡阴病见阳脉者生,阳病见阴脉者死。"将脉大、浮、数、动、滑归属于阳脉,而脉沉、涩、弱、弦、微则归属于阴脉。而且病证与脉结合辨析,对于推测疾病预后具有重要意义。《脉经》云:"凡脉大为阳,浮为阳,数为阳,动为阳,长为阳,滑为阳;沉为阴,涩为阴,弱为阴,弦为阴,短为阴,微为阴……阳病见阴脉者,反也,主死;阴病见阳脉者,顺也,主生。"也阐释了类似的见解。此后医家论脉,有的直接标明所论脉之阴阳属性,如《濒湖脉学》,将所论二十七种脉象标明为阳(浮、数、实、紧、洪、动、促、长)、阴(沉、迟、涩、虚、短、微、缓、革、濡、弱、散、细、伏、结、代)、阳中阴(滑、芤、弦)、阴中阳(牢)四类;《诊家正眼》亦遵从其论,通过诸如浮沉、迟数等脉象对比,以分别其阴阳属性,并增加属阳的疾脉,同时又将濡脉合紧脉列为阴中之阳,革脉列为阳中之阴,散脉因其为阴竭阳消之脉,而不标注其阴阳属性。如《诊家枢要·诊家宗法》云:"是脉也,求之阴阳对待统系之间,则启源达流,因此而识彼,无遗策矣。"《三指禅·对待总论》亦云:"人之一身,不离阴阳,而见之于脉,亦不离阴阳。浮沉迟数,阴阳相配之大者也,举其余而对待训之,事以相形而易明,理以对勘而互见。"分别对脉分阴阳的临床意义进行了表述。

二、阴阳脉法理论的临床应用

阴阳脉法理论以脉的浮沉总统阴阳,分候五脏,从尺寸脉象辨析疾病阴阳病机,从阴阳角度分类脉象,认识其诊病意义,有一定的临床实用价值。

1. 总察阴阳盛衰 《难经》提出从脉之浮取、沉取,可以总察整体阴阳盛衰。如六难阐述浮取、沉取以诊察阴阳虚实,其云:"脉有阴盛阳虚、阳盛阴虚,何谓也?然:浮之损小,沉之实大,故曰阴盛阳虚;沉之损小,浮之实大,故曰阳盛阴虚,是阴阳虚实之意也。"浮取诊候包括心肺在内的阳部,沉取诊候包括肝肾在内的阴部,故从脉"浮之损小,沉之实大",可知病为阴盛阳虚;而脉"沉之损小,浮之实大",则可知其病为阳盛阴虚。诚如元·滑寿《难经本义》所曰:"浮沉以下指轻重言,盛虚以阴阳盈亏言。轻手取之而见减少,重手取之而见实大,知其为阴盛阳虚也;重手取之而见损小,轻手取之而见实大,知其为阳盛阴虚也。大抵轻手取之阳分,重手取之阴分,不拘何部,率以是推之。"阐释从脉分辨阴阳盛衰的原理。此外,二十难论述涉及阴阳相乘、伏匿,以及重阳、重阴之脉,亦蕴含从脉之浮沉,分辨阴阳脉位之意,正如宋·丁德用在《难经集注》中曰:"其部非独言寸为阳,尺为阴也。若以前后言,即寸为阳部,尺为阴部,若以上下言之,曰肌肉以上为阳部,肌肉以下为阴部。"说明不仅寸部为阳,尺部为阴,推而广之,以其前后,上下而言,对于临床诊察阴阳更胜、格拒、亡脱都有重要意义。

2. 分候五脏虚实 《难经》既言从脉之阴阳可候五脏虚实,还提出可以此推测五脏之气的虚衰状况,并为临床治疗提供参考思路。如二十难曰:"五脏之脉已绝于内,肝肾气已绝于内也,而医反补其心肺;五脏之脉已绝于外者,心肺气已绝于外也,而医反补其肾肝。阳绝补阴,阴绝补阳,是谓实实虚虚,损不足益有余。"在此所谓五脏之脉"绝于内""绝于外",即指脉沉取细弱如绝,浮取虚微如绝,故按阴阳脉法,亦可诊为"肝肾气已绝于内""心肺气已绝于外"。而且举例批评阳绝反而补阴,阴绝反而补阳,以及心肺气绝反而补益肾肝等,此乃损其不足而补益其有余,直言脉分阴阳,不仅对于诊察脏腑疾病虚实,而且对于临床治疗补泻的运用具有指导意义。

此外,诊脉根据浮取、沉取及兼见脉象诊断所病脏腑,尚可再结合其他兼见脉象以确定病变性质,如两手寸口浮取脉象略显浮大而散之洪脉,为心之平脉;若洪大明显,则为心经受病;若洪大而数者,则可进一步诊为心火热证。再如《金匮要略·水气病脉证并治》云:"太阳病,脉浮而紧,法当骨节疼痛,反不痛,身体反重而痠,其人不渴,汗出则愈,此为风水。"以其脉浮而紧,知其为风邪犯肺,患者反而不出现骨节疼痛等外邪束表之象,而见身体沉重而痠,且口不渴,此为肺受风邪侵袭,失其通调水道的功能,故诊断其病为"风水"。

3. 推断病情逆顺 《素问·平人气象论》指出:"脉从阴阳,病易已;脉逆阴阳,病难已",诊病重视病情逆顺演变的推测,并以此判断疾病预后转归。《难经》阴阳脉法,亦是辨析阴阳逆顺的重要依据,通过相兼脉的辨析,推论脉之阴阳属性,从而推测疾病的预后,如四难曰:"各以其经所在,名病逆顺",即按相兼脉出现的具体部位,或者脉出现的相关经脉,以诊断相应脏腑经脉疾病,并推断疾病的逆顺吉凶。十七难亦曰:"病若谵言妄语,身当有热,脉当洪大,而反手足厥逆,脉沉细者死。病若大腹而泄者,脉当微细而涩,反紧大而滑者,死也。"此以谵言妄语为阳证,故而见洪大之阳脉为顺,若见沉细之阴脉,则属于脉证相逆,因而预后不佳。腹胀泄泻为阴证,故而见微细而涩之阴脉为顺,若反见紧大而滑之阳脉,则属于脉证之阴阳相逆,因而预后不好。故《景岳全书·脉神章》指出:"凡内出不足之证,忌见阳脉,如浮、洪、紧、数之类是也;外入有余之证忌见阴脉,如沉、细、微、弱之类是也,如此之脉,最不易治。"则从证的有余与不足,以及脉的阴阳属性,相符与否,判断疾病的逆顺预后。

4. 启迪后世"举按寻" 《难经》的浮沉阴阳脉法,启迪后世"举按寻"诊脉方法。如元·滑寿《诊家枢要·持脉》云:"持脉之要有三:曰举、按、寻。轻手循之曰举,重手取之曰按,不轻不重,委曲求之曰寻。初持脉,轻手候之,脉见皮肤之间者,阳也,腑也,亦心肺之应也;重手得之,脉伏于肉下者,阴也,脏也,亦肝肾之应也;不轻不重,中而取之,其脉应于血肉之间者,阴阳相适,冲和之应,脾胃之候也。若浮、中、沉之不见,则委曲求之,若隐若见,则阴阳伏匿之脉也,三部皆然。"其所言举、按、寻,固然与十八难之"三部九候"有关,但从其阐发,可知其在临床运用中,亦是对四难阴阳脉法的发挥。

再如,赵绍琴教授编著《文魁脉学》,介绍其父赵文魁脉法云:"一般诊脉皆以浮、中、沉三部来确定病在表或半表半里或在里。"根据其父的经验认为,"诊脉定位应以浮、中、按、沉四部来分""浮脉主表,沉脉主里,中与按皆主半表半里。温病的卫、气、营、血四个阶段,可以用浮、中、按、沉来划分。""再如新病与久病,气病与血病,外感与内伤等,都可用浮、中、按、沉四部分辨清楚。"根据其多年实践体会,认为看脉"必须分清浮、中、按、沉四部。上面的浮、中两部反映功能方面疾患,下面的按、沉两部才反映疾病实质的病变。"指出"浮、中见其标象,按、沉得其本质,若诊脉能辨别浮、中与按、沉之异,则病之表里、寒热、虚实,纵其错综复杂,亦必无遁矣。"其所述脉诊之法,的确有独到之处,可谓是将《难经》浮沉分阴阳,以及切脉指按轻重五部等阴阳脉法,融会贯通与实践运用。

案例1:

王氏妇,产后一月,神气昏倦,上气喘促,胸中满痛,咳嗽发热,百治无效。诊之,两脉沉涩兼结。此胎前已有伏邪,兼产后气血两虚,邪益内结。法宜表里两和,使邪从外达,气从内泄,病自愈矣。以桂枝、柴胡、苏梗、枳壳、半夏曲、萝卜子、杏仁、广皮,透邪达滞之剂顿安。脉已稍舒,或投参、地、归、芍,敛滞之品,遂彻夜靡宁,如丧神守。此邪结于中,补之生变也。乃用桂枝、炮姜、黄连、枳实、厚朴、广皮等,一剂而胸满中痛除。复用薏仁、柴胡、桂枝、半夏、枳壳、杏仁、苏子、桔梗,再剂而表热喘咳平,但大便不行,此久病津液失养也。加生首乌一两,便行,余邪尽去。然正气大亏,再与滋补气血之剂而安。(《续名医类案·感症》)

按: 本案患者胎前已有邪气内伏,加之产后气血两虚,而致邪益盛而内结,脉象以两脉沉涩兼结为特点。治疗以表里两解,使邪透郁滞得舒,而病有缓解。然而因邪结而补之,变生他病。转而以散邪为主,待余邪尽去,再扶正滋补气血而痊愈。

案例2:

大京兆姚画老夫人,年几七十,右手疼不能上头。医者皆以痛风治,不效,益加口渴烦躁,请予诊之。右手脉浮滑,左平。予谓此湿痰生热,热生风也。治宜化痰清热,兼流动经络可瘳也。二陈汤倍加威灵仙、酒芩、白僵蚕、秦艽,四剂而病去如脱。(《孙文垣医案》)

按: 本案患者的主症是右手疼痛而不能上头,经作为痛风论治,反增口渴烦躁,医者据其脉浮滑,诊断其病为湿痰生热,而予化痰清热为法,以二陈汤为化痰基础方,加威灵仙、酒芩、白僵蚕、秦艽清热祛风,服用四剂即获效。

第三节　《难经》元气脉诊

《难经》将古代哲学之元气理论引入中医学,并提出"脉以元气为根",以此审察生命的强弱,预测疾病预后,体现《难经》脉学理论的原创性,亦成为后世脉法的重要原理。

一、元气诊脉方法

察脉之胃气是《内经》脉诊的方面重要内容,据《素问·平人气象论》之论述,辨五脏的平脉、病脉、死脉,提出脉的关键在于"胃气"的有无与多少。《难经》则以元气作为生命之根,提出尺为脉之根。如十四难曰:"脉有根本,人有元气。"将人之尺脉,比喻为树之根,虽然树叶已经枯萎,有根则将自生,如果元气尚存,则脉之根存留。元气由三焦输布全身,无所不至,而反映于脉则"脉以元气为根",以此审察生命的强弱,预测疾病预后,成为后世脉法的重要原理,体现《难经》脉学理论的原创性意义。《难经》关于元气的论述,谓之发源于肾命,敷布于三焦,因之脉察元气法有三,候于尺部,诊于沉候,察三部九候。

1.元气候于尺部 关于候元气的诊脉部位,十四难曰:"上部有脉,下部无脉,其人当吐,不吐者死。上部无脉,下部有脉,虽困无能为害也。"在此以呕吐的预后为例,说明如果患者尺部无脉,而又未见胃气上逆之病证,则此尺部无脉当属于元气虚衰之征,故预后不佳。反之,若其上部无脉,而下部即尺部有脉,虽有疾病所困扰,其病势的发展较轻。由此明确指出元气为脉之根本,而以尺脉作为诊候元气的部位。由于元气即肾间动气,故尺脉所配属的尺脉,即为诊候元气,推测其盛衰之部位。故十四难进而说明:"所以然者,譬如人之有尺,树之有根,枝叶虽枯,根本将自生,脉有根本,人有元气,故知不死",认为尺脉之作用,犹如树之根,尺脉已绝,则属于无根之脉,犹如根本已坏之树木,枝叶虽未枯槁飘零,但仍不免枯萎。因而尺脉可候诊人体元气,脉以两尺为根,尺脉不绝,则元气未败,即使病情较甚,但生命之根本不绝,因而生机尚存,强调元气之存亡,关系疾病转归预后。《脉诀·脉赋》亦云:"寸关虽无,尺犹不绝,往来息匀,踝中不歇,如此之流,何忧殒灭!"指出即使寸关脉无,若尺脉尚存而不绝,且脉来之势从容而流畅,则表示生命之机旺盛。临证以尺脉盛衰辨析元气强弱,具有参考意义。如《伤寒论·太阳病脉证并治》记载"尺中脉微""尺中迟"其病为"里虚""荣气不足,血少",而有不可发汗之告诫。究其缘由,此乃元气本虚,或者元气虚衰而营血化生不足之故。由此推而广之,临证外感内伤诸病,若见尺脉不足,则须兼以顾保元补肾,历代医家对此多有强调,并已形成共识。

元气系于命门,因而两尺均候元气。据太极之理,元气氤氲,阴阳互藏之机,诚如《脉经》引《脉法赞》所云:"肾与命门,俱出尺部。"即尺脉之位,亦候肾与命门,若区别阴阳之虚损,可从不同脉象进一步辨别,如尺脉虚微,沉而无力常为元阳虚衰,尺脉细小,浮而无力则多是元阴不足等。

2.寸口沉取以候元气 寸口脉沉取诊候元气之理,按四难、五难论述浮沉阴阳脉法,认为诊脉时沉取,亦候肾部,而肾间动气即为元气,因而寸口脉三部沉取,亦可候察元气。故而《脉经》有"诸浮脉无根者皆死"之说;清·程钟龄《医学心悟·脉法金针》亦认为:"根气者,沉候应指是也。三部九候,以沉分为根,而两尺又为根中之根。"后世脉学著作,诸如《诊家正眼》《脉诀汇辨》《四诊抉微》等,亦多认为可从尺脉和沉取两方面,诊察脉之有根与无根,如《诊家正眼·脉无根有两说论》云:"以寸关尺部言之,尺为根,关为干,寸为枝叶,若尺部无神,则无根矣;以浮中沉三候言之,沉候为根,中候为干,浮候为枝叶,若沉候不应,则无根矣。"《脉诀汇辨》对此进一步发挥云:"一以尺中为根,脉之有尺,犹树之有根,叔和曰:寸关虽无,尺犹不绝,如此之流,何惧殒灭!盖因其有根也。若肾脉独败,是无根矣,安望其发生乎!一以沉候为根,经曰:诸浮脉无根者皆死。是谓有表无里,孤阳不生。夫造化之所以亘万古而不息者,一阴一阳,互为其根也,使阴既绝矣,孤阳岂能独存乎?"并阐释其机制而言:"二说似乎不同,久而细心讨论,实无二致也。盖尺为肾部,而沉候之六脉皆肾也。要知两尺之无根,与沉取之无根,总为肾水涸绝而无资始之源,宜乎病之困重矣。"

"寸口脉平而死",既可理解为寸部有脉而尺部无脉,亦可理解为浮取寸口三部有脉而沉取三部无脉,这两种情况都是无根之脉。一般而言,临床上处理危急重症时,对于脉浮无根,元气欲脱者,无论寒热,常以大剂参附扶正固脱,现代以同类方剂为基础,研制注射等剂型,以应急救之需,切合临床,亦可谓《难经》元气理论的实际运用。

《脉经》有"诸浮脉无根者皆死"之说,强调脉有根之重要。《医学心悟·脉法金针》亦认为:"根气者,沉候应指是也。三部九候,以沉分为根,而两尺又为根中之根。"直接指出其诊察的两个要点,一是三部九候之沉取为根。二是两尺之脉又为根中之根。后世脉学专著,如《诊家正眼·脉无根有两说论》云:"以寸关尺部言之,尺为根,关为干,寸为枝叶,若尺部无神,则无根矣;以浮中沉三候言之,沉候为根,中候为干,浮候为枝叶,若沉候不应,则无根矣。"认为可从尺脉,以及脉沉取两方面诊察脉之有根与无根。

《脉诀汇辨》对此亦阐述云:"即如脉之无根,便有两说:一以尺中为根,脉之有尺,犹树之有根……若肾脉独败,是无根矣,安望其发生乎! 一以沉候为根,经曰:诸浮脉无根者皆死。是谓有表无里,孤阳不生。夫造化之所以亘万古而不息者,一阴一阳,互为其根也,使阴既绝矣,孤阳岂能独存乎? 二说似乎不同,久而细心讨论,实无二致也。盖尺为肾部,而沉候之六脉皆肾也。要知两尺之无根,与沉取之无根,总为肾水涸绝而无资始之源,宜乎病之困重矣。"在此不仅指出诊脉以尺为根,以及沉候为根之理,而且论及阴阳的互根互用关系,说明尺脉以及六脉之沉候,其有根与无根皆与肾相关,亦是候肾之脉的重要部位。

验之临床,患者病情恶化时,可以出现无根之脉,如《世医得效方》中的十怪脉,其中釜沸、鱼翔、解索、虾游、转豆、麻促等六种脉,其共同点均表现为重按无根,表明患者元气已绝,此与清·喻昌《医门法律·先哲格言》所云:"凡病将危者,必气促似喘,仅呼吸于胸中数寸之间,盖其真阴绝于下,孤阳浮于上,此短气之极也。"其元气衰微,欲脱之征象,与主病机原理相同。

可见,脉的和缓有力是元气充沛之象,若按之空豁无力,则是元气衰弱之征。然可以从四方面综合表述: 其一,以寸关尺统而言之,三部脉虚,则元气不足。其二,寸关尺三部分而言之,则如《轩岐救正论·治验医案》所述,根据脏腑脉位而有左寸无力为心之元气虚,右寸无力为肺之元气虚,左关无力为肝之元气虚,右关无力为脾之元气虚,两尺无力为元气本原不足而阴阳精气之虚。其三,以浮中沉九候,则浮而无力为在表之元气虚,沉而无力为在里之元气虚。其四,以兼见脉象而言,沉而细数无力为元阴不足,浮而微迟无力为元阳虚衰。

此外,《素问·平人气象论》云:"人无胃气曰逆,逆者死""脉无胃气亦死"认为脉象胃气的盛衰有无,是人体正气强盛衰败的反映,脉有胃气则有生存之机,则病为顺,易治; 若脉无胃气,则病为逆,难治。《难经》则提出元气脉诊,其理与《内经》"脉以胃气为本"之说,虽是两种观点,但二者并不矛盾。究其原理,元气出自先天,胃气出于后天,先天为后天之根而主生,后天滋养先天以为长,诚如《轩岐救正论·胃气当察》云:"胃气者元气之用也,元气者胃气之主也",元气与胃气两者互相依存,关乎生命力的盛衰存亡,亦影响疾病的死生吉凶。而从具体脉象讲,元气为根,尺部有脉、沉取有脉、脉象有力,即有元气之脉;胃气为用,三部九候,均须从容和缓,方为有胃之脉。可见两者互相依存,但其表现的脉象特征又有所不同。故而脉有胃有根,即为有神,而有神之脉,必三部九候冲和有力,是为先后天之气充盛的征象,具有临床指导意义。

二、元气脉诊法的后世影响及临床应用

《难经》基于命门元气学说的创造性发挥,提出脉以元气为根的理论,其理论为后医家所继承。如后世脉学即以胃、神、根为论脉之要领。如《脉经》虽未论及元气为脉之根本,但有"肾与命门,俱出尺部……神门决断,两在关后,人无二脉,病死不愈"之说,与《难经》所论其意相同,而且以"神门"命名尺脉,显然其取义与八难曰肾间动气为"守邪之神"、三十六难曰命门为"诸神精之所舍"之论密切相关。其后医家对尺脉为脉之根本,亦多有发挥,如《脉诀》

明示:"寸关虽无,尺犹不绝"为有根之脉,因而"何忧殒灭"。

明·李中梓、清·李延罡、清·林之翰、清·程钟龄等,探究《难经》本义,并结合临证诊病经验,提出尺脉与沉取均为脉根之候,进一步弘扬《难经》脉学原理。另外,明·肖京等根据六十六难三焦为原气别使,"主通行三气,经历五脏六腑"之论,认为可从脉三部九候有力无力,诊察元气的有无与盛衰。

此外,元·李东垣、元·滑寿、明·张介宾等强调"脉贵有神",其所言之"神",亦是元气的表现。如《景岳全书·脉神章》云:"脉见危机者死,只因指下无神。不问何候,有力为神。按之则隐,可见无根。盖元气之来,力和而缓;邪气之至,力强而峻。"从其所论可知,脉来和缓从容之"神",脉应指有力之"根",也都是元气充盛的表现。

《难经》的元气脉诊法,对临床辨脉诊病,特别是对疑难危重病证的诊察辨析,发挥重要指导作用。诊治危急重证时,运用元气脉诊法诊察审察元气的盛衰存亡,辨析病情,从而为正确施治,挽救危亡提供了重要依据。

案例1:

司文选素患痰喘,发则饮食不进,旦夕不寐,调治数月不效。脉之两寸少洪,余皆沉弱,其右关尺微细更甚。乃命门之火衰极无根,虚阳上浮,且服剋削,脾元亏损,致痰涎益甚,虚气愈逆。以炒黄白术固中为君,炒麦冬清肺引气下降为臣,炮姜温中导火,牛膝下趋接引,五味子敛纳收藏并以为佐,制附子承上药力直达丹田为使。如是数剂,痰退喘止,食进神强,久服八味丸不再发。(《续名医类案·喘》)

按: 此案以两关尺沉弱,右关尺细微更甚之脉诊为命门火衰,元气亏损,虚阳上浮之证,用温补脾肾,导火归元为治而收显效。

案例2:

淮商朱枫野,年五十二岁,患中风月余。江诊之六脉滑数弦长,重按无力,口角涎流,言语謇涩,饮食作呕。此七情内伤,热胜风动之症,调以六君、秦艽、天麻、苓、连、瓜蒌、姜汁,补以六味丸,风热渐退,手能作字。家眷远来,以为饮食少,欲求速效,请京口一医,投十六味流气饮,继进滚痰丸三钱。江以为"必死是药",遂为预煎人参一两,候至夜分,果大泻神脱,厥去不知人,于是以参汤灌之复苏。江遂辞,越旬日而讣音至。(《名医类案·中风》)

按: 明·江应宿以六脉重按无力而知患者元气虚衰,故治疗以六君、六味扶元固本为主,兼以清热豁痰息风,本来效果颇著,后医不察元气盛衰,投以峻药,败伤元气,遂致偾事。

【相关原文校释】

第一难

【原文】

一难曰:十二经皆有动脉[1],独取寸口[2]以决[3]五脏六腑死生吉凶之法,何谓也?

然:寸口者,脉之大会,手太阴之脉动也。人一呼脉行三寸,一吸脉行三寸,呼吸定息,脉行六寸。人一日一夜,凡一万三千五百息,脉行五十度[4],周于身,漏水[5]下百刻,荣卫行阳[6]二十五度,行阴[6]亦二十五度,为一周也,故五十度复会于手太阴。寸口者,五脏六腑之所终始[7],故法取于寸口也。

【校释】

[1] 动脉：指经脉循行部位上的搏动应手处。滑寿曰："手太阴脉动中府、云门、天府、侠白，手阳明脉动合谷、阳谿，手少阴脉动极泉，手太阳脉动天窗，手厥阴脉动劳宫，手少阳脉动禾窌，足太阴脉动箕门、冲门，足阳明脉动冲阳、大迎、人迎、气冲，足少阴脉太溪、阴谷，足太阳脉动委中，足厥阴脉动太冲、五里、阴廉，足少阳脉动下关、听会之类也。"

[2] 独取寸口：独，专也。寸口，即气口、脉口，统括寸、关、尺三部。叶霖曰："五脏六腑之气，昼夜循环，始于肺而终于肺，是肺为一身之主气，而寸口乃肺之动脉，在太渊、经渠之分，为脉之大会，故越人独取此以候五脏六腑之气。"

[3] 决：同诀。《史记·孔子世家》索隐："诀，别也"，引申有分析之意。

[4] 脉行五十度：根据二十三难，人体经脉共长16丈2尺，一息脉行六寸，环行一周需270息，一昼循环五十周次，共需13500息。

[5] 漏水：指铜壶滴漏，是古代的计时方法之一。以铜壶贮水，水滴下漏于受水壶，壶中有铜人抱漏箭，箭上刻一百度数作为计时标准，漏水下百刻，即一昼夜。

[6] 阴、阳：指昼夜。荣卫相随而行，始于中焦，注手太阴，运行于经脉之中，白天循行周身二十五次，黑夜循行周身二十五次，共五十次又会合于手太阴。

[7] 终始：气血循环运行的起止点。脏腑因十二经而得荣润温养，又因十二经而联络制化。十二经之朝会起止于手太阴寸口，此所谓五脏六腑之终始。

第二难

【原文】

二难曰：脉有尺寸，何谓也？

然：尺寸者，脉之大要会[1]也。从关至尺是尺内，阴之所治也；从关至鱼际是寸内，阳之所治也[2]。故分[3]寸为尺，分[3]尺为寸。故阴得尺内一寸，阳得寸内九分，尺寸终始一寸九分，故曰尺寸也。

【校释】

[1] 脉之大要会：即"脉之大会"之意。玄医曰："大要会者，诸阳经病皆验于寸，诸阴经病皆验于尺，故阴阳病脉平脉，其气来会在尺寸，其要大也。"

[2] 从关至尺是尺内，阴之所治也；从关至鱼际是寸内，阳之所治也：关为分界之义，介于尺寸之间，位在掌后高骨（桡骨茎突）内侧下方。尺，指尺泽穴，在肘横纹大筋（肱二头肌）外侧，这里指肘横纹。鱼际，手大指本节后肌肉丰厚处称鱼，其边缘称鱼际，这里指腕横纹。治，治理、管理。从鱼际至关，属于寸部脉范围，属阳，主候心肺，故为阳之所治；从关后到尺泽，属于尺部脉范围，属阴，主候肾，故为阴之所治。

[3] 分：分离、分开的意思。从鱼际至尺泽计长一尺一寸（同身寸，以下均同。）若以关为界，至鱼际则一寸，至尺泽则一尺，然而诊脉并不需要这样的长度，按实际需要，结合阴阳的道理，尺部取其一寸，寸部取其九分，以合阴阳之数。徐大椿曰："关以下至尺泽皆谓之尺，而诊脉则止候关以下之一寸；关以上至鱼际皆谓之寸，而诊脉则止候关以上之九分，故曰尺内一寸，寸内九分"。滑寿曰："老阴之数终于十，故阴得尺内之一寸；老阳之数极于九，故阳得寸内之九分。寸为尺之始，尺者寸之终。云尺寸者，以终始对待而言，其实则寸得九分，尺得一寸，皆阴阳之盈数也。"

第三难

【原文】

三难曰：脉有太过，有不及，有阴阳相乘，有覆有溢，有关有格，何谓也？

然：关之前者，阳之动也，脉当见九分而浮。过者，法曰太过；减者，法曰不及。遂上鱼为溢[1]，为外关内格，此阴乘之脉也。

关之后者，阴之动也，脉当见一寸而沉。过者，法曰太过；减者，法曰不及。遂入尺为覆[2]，为内关外格，此阳乘之脉也。

故曰覆溢，是其真脏之脉，人不病而死[3]也。

【校释】

[1] 遂上鱼为溢：遂，形容过盛之脉直行无阻的状态。溢，满溢，脉上盛冲达鱼部的称溢脉。滑寿曰："关前为阳，寸脉所动之位，脉见九分而浮。九，阳数；寸之位浮，阳脉，是其常也。过，谓过于本位，过于常脉；不及，谓不及本位，不及常脉，是皆病脉也。经曰：阴气太盛，则阳气不得相营，以阳气不得营于阴，阴遂上出而溢于鱼际之分，为外关内格也。外关内格，谓阳外闭而不下，阴从而内出以格拒之，此阴乘阳位之脉也。"

[2] 覆：覆盖，脉下盛尺部垂长的称覆脉。滑寿曰："关后为阴，尺脉所动之位，脉见一寸而沉。寸，阴数；尺之位沉，阴脉，是其常也。经曰：阳气太盛，则阴气不得相营也。以阴气不得营于阳，阳遂下陷而覆于尺之分，为内关外格也。内关外格，谓阳内闭而不上，阳从而外入以格拒之，此阳乘阴位之脉也。"

[3] 人不病而死：指虽无明显的临床症状，但脉象已败，预后不良。滑寿曰："覆溢之脉，乃孤阴独阳，上下相离之诊，故曰真脏之脉，谓无胃气以和之也。凡人得此脉，虽不病犹死也。"

第四难

【原文】

四难曰：脉有阴阳之法，何谓也？

然：呼出心与肺，吸入肾与肝，呼吸之间，脾受谷味[1]也，其脉在中。浮者阳也，沉者阴也，故曰阴阳[2]也。

心肺俱浮，何以别之？

然：浮而大散者心也，浮而短涩者肺也。

肾肝俱沉，何以别之？

然：牢而长者肝也；按之濡[3]，举指来实者肾也；脾者中州[4]，故其脉在中，是阴阳之法也。

脉有一阴一阳，一阴二阳，一阴三阳；一阳一阴，一阳二阴，一阳三阴。如此之言，寸口有六脉俱动邪？

然：此言者，非有六脉俱动也，谓浮、沉、长、短、滑、涩也。浮者阳也，滑者阳也，长者阳也；沉者阴也，短者阴也，涩者阴也。所谓一阴一阳者，谓脉沉而滑也；一阴二阳者，谓脉来沉滑而长也；一阴三阳也，谓脉来浮滑而长，时一沉。所谓一阳一阴者，谓脉来浮而涩也；一阳二阴者，谓脉来长而沉涩也；一阳三阴者，谓脉来沉涩而短，时一浮也。各以其经所在，名病逆顺[5]也。

【校释】

[1] 受谷味：徐大椿曰："受谷味三字，亦属赘辞"，可参。

[2] 阴阳：浮取所得，属心肺之阳脉；沉取所得，属肝肾之阴脉。此以脉位深浅之阴阳言正常脉象。丁锦曰："脉之阴阳，虽在于尺寸，然阴阳之气又在于浮沉，如心肺居上，阳也，呼出必由之；肾肝居下，阴也，吸入必归之；脾受谷味而在中，则呼出吸入无不因之。故诊脉之法，浮取心肺之阳，沉取肾肝之阴，而中应脾胃也。脾受谷味，其脉在中，包含脉有胃气的意思。"

[3] 濡：同耎、软。

[4] 中州：指中焦。叶霖曰："脾属土居中，旺于四季，生养四脏，其脉来从容和缓，不沉不浮，故曰其脉在中也。"

[5] 逆顺：病变预后吉凶。滑寿曰："心肺俱浮而有别也。心为阳中之阳，故其脉浮大而散；肺为阳中之阴，其脉浮而短涩。肝肾俱沉而有别也。肝为阴中之阳，其脉牢而长；肾为阴中之阴，其脉按之濡，举指来实。夫脉之所至，病之所在也。以脉与病及经脏腑参之，某为宜，某为不宜，四时相应不相应，以名病之逆顺也。"

第五难

【原文】

五难曰：脉有轻重[1]，何谓也？

然：初持脉[2]，如三菽[3]之重，与皮毛相得者，肺部也。如六菽之重，与血脉相得者，心部也。如九菽之重，与肌肉相得者，脾部也。如十二菽之重，与筋平者，肝部也。按之至骨，举指来疾者，肾部[4]也。故曰轻重也。

【校释】

[1] 轻重：张寿颐曰："此节言诊脉时下指轻重之分，即所以辨别五脏之气。"

[2] 持脉：即按脉。叶霖曰："持脉，即按脉也。

[3] 菽：豆之总名。肺位最高而主皮毛，故其脉如三菽之重。心在肺下主血脉，故其脉如六菽之重。脾在心下主肌肉，故其脉如九菽之重。肝在脾之下主筋，故其脉如十二菽之重。肾在肝下主骨，故其脉按之至骨，沉之至也。举指来疾，言其有力而急迫，即四难"举指来实"之义也。此五脏本脉如此。倘有太过不及，则病脉也。"

[4] 肾部：周学海曰："脉，血也，其动、气也。肾间水火真，按之至骨，则脉道阻，其气不能过于指下。微举其指，其来觉疾于前。此见肾气蒸动，勃不可遏，故曰肾部也。"

第六难

【原文】

六难曰：脉有阴盛阳虚，阳盛阴虚[1]，何谓也？

然：浮之损小，沉之实大，故曰阴盛阳虚；沉之损小，浮之实大，故曰阳盛阴虚[2]。是阴阳虚实之意也。

【校释】

[1] 阴盛阳虚，阳盛阴虚：阴阳，指浮取沉取。盛虚，即太过不及。徐大椿曰："此与上文脉有阴阳之法不同。上文言脉之属于阴、属于阳，平脉也；此则言阴分之脉与阳分之脉，有太过、不及，病脉也。"

[2] 浮之损小,沉之实大,故曰阴盛阳虚;沉之损小,浮之实大,故曰阳盛阴虚:浮之、沉之,指浮取、沉取。损,减少、不足,这里指脉弱;小,脉体细小。浮取细小而软弱,是阳分不足,故曰阳虚;沉取实大,是阴分有余,故曰阴盛。反之,则曰阳盛阴虚。滑氏曰:"轻手取之而见损小,重手取之而见实大,知其为阴盛阳虚也。重手取之而见损小,轻手取之而见实大,知其为阳盛阴虚也。大抵轻手取之阳之分,重手取之阴之分,不拘何部,率以此推之。前四难论阴阳平脉而及于病脉,此节专论阴阳虚实、太过不及之义,阴阳之法似同,而平病微甚各异,不可不察。徐氏谓上文属于阴,属于阳,平脉也。恐不尽然。"

第七难

【原文】

七难曰:经言少阳之至,乍大乍小、乍短乍长;阳明之至,浮大而短;太阳之至,洪大而长;太阴之至,紧细而长;少阴之至,紧细而微;厥阴之至,沉短而敦。此六者[1],是平脉邪,将病脉邪?

然:皆王脉[2]也。

其气以何月,各王几日?

然:冬至之后,得甲子[3]少阳王,复得甲子阳明王,复得甲子太阳王,复得甲子太阴王,复得甲子少阴王,复得甲子厥阴王。王各六十日,六六三百六十日,以成一岁。此三阳三阴之王时日大要也[4]。

【校释】

[1] 六者:滑寿曰:"少阳之至,阳气尚微,故其脉乍大乍小、乍短乍长;阳明之至,犹有阴也,故其脉浮大而短;太阳之至,阳气而极也,故其脉洪大而长。阳盛极则变而之阴矣,故夏至后为三阴用事之始,而太阴之至,阴气尚微,故其脉紧细而长;少阴之至,阴渐盛也,故其脉紧细而微;厥阴之至,阴盛而极也,故其脉沉短以敦。"

[2] 王脉:指与时令相适应的旺脉。

[3] 甲子:甲为十天干之首,子为十二地支之首,以十天干配十二地支,从甲子日起,到癸亥日止,共六十天。此言得甲子,即遇甲子日。

[4] 此三阳三阴之王时日大要也:张寿颐曰:"此又以一年四季分为六节,就时令之阴阳盛衰,而言脉象应时之盈缩。"滑寿曰:"上文言三阳三阴之王脉,此言三阳三阴之王时,当其时则见其脉。历家之说,以上古十一月甲子,合朔冬至为历元,盖取夫气朔之分齐也。然天度之运,与日月之行,迟速不一。岁各有差,越人所谓冬至之后得甲子,亦以此欤?是故气朔之不齐,节候之早晚,不能常也。"

第八难

【原文】

八难曰:寸口脉平而死[1]者,何谓也?

然:诸十二经脉者,皆系于生气之原[2]。所谓生气之原者,谓十二经之根本也[3],谓肾间动气[4]也。此五脏六腑之本,十二经脉之根,呼吸之门[5],三焦之原。一名守邪之神[6]。故气者,人之根本也,根绝则茎叶枯矣。寸口脉平而死者,生气独绝于内也。

【校释】

[1] 寸口脉平而死:寸口,指寸部。寸口脉平,是指寸部脉象没有显著的异常,而尺部

却有明显的变化,对尺部的变化来说,则寸口脉平。吕广曰:"人以尺脉为根本,寸脉为茎叶。寸脉虽平,尺脉绝,上部有脉,下部无脉者,死也。"

[2] 系于生气之原:系,维系。生气,人所得以生之气,即原气,亦元气。原,本原、根源的意思。

[3] 谓十二经之根本也:此八字,孙鼎宜疑衍。因与上下文义重复,可作为衍文处理。

[4] 肾间动气:两肾中间所藏的动性之气,为人体生命活动的天真本原之气,即命门原气。滑寿曰:"肾间动气,人所得于天以生之气也。肾为子水,位乎坎,北方卦也,乃天一之数,而火木金土之先也。所以为生气之原,诸经之根本,又为守邪之神也。原气胜则邪不能侵,原气绝则死,如木根绝而茎叶枯矣。故寸口脉平而死者,以生气独绝于内也。此篇与第一难之说,义若相悖,然各有所指也。一难以寸口决死生者,谓寸口为脉之大会,而谷气之变见也。此篇以原气言也,人之原气盛则生,原气绝则寸口脉虽平犹死也。原气,言其体;谷气,言其用也。"

[5] 呼吸之门:门,门户,因司开合出入,故含有"关键"之意。徐大椿曰:"吸入肾与肝,故为呼吸之门,即所谓动气是也。"

[6] 守邪之神:守,防御。神,神气,这里可理解为功能。张世贤曰:"守邪之神者,言其能达中立本,育气固形,使诸邪不能伤其身,守其内而卫其外也。"

第九难

【原文】

九难曰:何以别知[1]脏腑之病耶?

然:数者腑也,迟者脏也。数则为热,迟则为寒[2]。诸阳为热,诸阴为寒,故以别知脏腑之病也。

【校释】

[1] 何以别知:《脉经》作"脉何以知"。《类说》卷三十七引《难经》"别"下无"知"字。

[2] 数则为热,迟则为寒:《脉经》作"数即有热,迟即生寒"。叶霖曰:"此分别脏腑之病也。人一呼一吸为一息,脉亦应之。一息之间脉四至,闰以太息脉五至,命曰平人。平人者,不病之脉也,其有增减,则为病矣。一息三至曰迟,不及之脉也。一息六至曰数,太过之脉也。脏为阴,腑为阳。脉数者属腑,为阳为热;脉迟者属脏,为阴为寒。又推言所以数属腑,迟属脏之义,故曰诸阳为热,诸阴为寒也。然此但言其阴阳大概耳,未可泥也。按:腑病亦有迟脉,脏病亦有数脉,以迟数别脏腑,固不可执,而以迟数分寒热,亦有未尽然者。"

第十难

【原文】

十难曰:一脉为十变[1]者,何谓也?

然:五邪刚柔相逢之意[2]也。假令心脉急甚者,肝邪干心也;心脉急微者,胆邪干小肠也。心脉大甚者,心邪自干心也;心脉微大者,小肠邪自干小肠也。心脉缓甚者,脾邪干心也;心脉微缓者,胃邪干小肠也。心脉涩甚者,肺邪干心也;心脉微涩者,大肠干小肠也。心脉沉甚者,肾邪干心也;心脉微沉者,膀胱邪干小肠也。五脏各有刚柔邪,故令一脉辄变为十也。

【校释】

[1] 一脉为十变:指一脏的脉象,产生十种变化形态。

[2] 五邪刚柔相逢之意：张寿颐曰："此以五脏之气，征之以脉，各有偏胜，则谓之邪，故曰五邪。而又以五腑配之，则一脏而相乘得十，故曰刚柔相逢，犹言脏腑相胜云尔。"

第十一难

【原文】

十一难曰：经言脉不满五十动而一止[1]，一脏无气者，何脏也？

然：人吸者随阴入，呼者因阳出[2]。今吸不能至肾，至肝而还，故知一脏无气者，肾气先尽也。

【校释】

[1] 止：指脉搏之歇止，与《灵枢·根结》"五十动而不一代"之"代"同义。

[2] 人吸者随阴入，呼者因阳出：阴、阳，这里指脏器部位的上下，与四难"呼出心与肺，呼出肾与肝"同义。滑寿曰："《灵枢》第五篇曰：人一日一夜五十营，以营五脏之精。不应数者，名曰狂生。所谓五十营者，五脏皆受气，持其脉口，数其至也。五十动不一代者，五脏皆受气；四十动一代者，一脏无气；三十动一代者，二脏无气；二十动一代者，三脏无气；十动一代者，四脏无气；不满十动一代者，五脏无气，予之短期。按五脏肾最在下，吸气最远，若五十动不满而一止者，知肾无所资，气当先尽。尽，犹衰竭也。衰竭则不能随诸脏气而上矣。"

第十二难

【原文】

十二难曰：经言五脏脉已绝[1]于内，用针反实其外；五脏脉已绝于外，用针者反实其内。内外之绝，何以别之？

然：五脏脉已绝于内者，肾肝气已绝于内也，而医反补其心肺；五脏脉已绝于外者，心肺气已绝于外也，而医反补其肾肝。阳绝补阴，阴绝补阳，是谓实实虚虚，损不足益有余。如此死者，医杀之耳[2]。

【校释】

[1] 五脏脉已绝：绝，虚损不足的意思。滑寿曰："《灵枢》第一篇曰：凡将用针，必先诊脉，视气之剧易，乃可以治也。又第三篇曰：所谓五脏之气已绝于内者，脉口气内绝不至，反取其外之病处，与阳经之合，又留针以致阳气，阳气至则内重竭，重竭则死矣。其死也，无气以动，故静。所谓五脏之气已绝于外者，脉口气外绝不至，反取其四末之输，有留针以致其阴气，阴气至则阳气反入，入则逆，逆则死矣。其死也，阴气有余，故躁。此《灵枢》以脉口内外言阴阳也。越人以心肺肾肝内外别阴阳，其理亦由是也。"

[2] 如此死者，医杀之耳：浮取以候心肺，为阳为外；沉取以候肝肾，为阴为内，可以明知内外虚损情况。若脉沉微而浮取则无，是阳分之虚（心肺不足）反补阴分是误治；脉浮虚而重按则无，是阴分之虚（肝肾不足），反补阳分是误治。

第十三难

【原文】

十三难曰：经言见其色而不得其脉，反得相胜之脉者即死；得相生之脉者，病即自已。色之与脉当参相应，为之奈何？

然:五脏有五色,皆现于面,亦当与寸口尺内[1]相应。假令色青,其脉当弦而急;色赤,其脉当浮大而散;色黄,其脉中缓而大;色白,其脉浮涩而短;色黑,其脉沉濡而滑。此所谓五色之与脉当参相应也。

脉数,尺之皮肤亦数[2];脉急,尺之皮肤亦急;脉缓,尺之皮肤亦缓;脉涩,尺之皮肤亦涩;脉滑,尺之皮肤亦滑。

五脏各有声色臭味,当与寸口尺内相应。其不应者病也。假令色青,其脉浮涩而短,若大而缓为相胜;浮大而散,若小而滑为相生也。

经言知一为下工,知二为中工,知三为上工。上工者十全九,中工者十全七[3],下工者十全六,此之谓也。

【校释】

[1] 寸口尺内:寸口,这里统寸、关、尺三部而言。尺内,指关部到尺泽穴一段的皮肤,即尺肤。叶霖曰:"《灵枢·邪气脏腑病形》篇曰:夫色脉与尺之相应也,如桴鼓影响之相应也,不得相失也,此亦本末根叶之出候也,故根死则叶枯矣。色脉形肉,不得相失也,故知一则为工,知二则为神,知三则神且明矣。色青者,其脉弦也;赤者,其脉钩也;黄者,其脉代也;白者,其脉毛;黑者,其脉石。见其色而不得其脉,反得其相胜之脉则死矣;得其相生之脉则病已矣。已,愈也。参,合也。《经》言,即此篇之义也。此论色与脉当参合相应也。色指五色之见于面者而言,脉指诊言,谓营血之所循行也。尺指皮肤言,谓脉外之气血,从手阳明之络,而变见于尺肤,脉内之血气,从手太阴经而变见于尺寸,此皆胃腑五脏所生之气血,本末根叶之出候也。故见其色,得其脉矣。"

[2] 数:"数"字当是传写之误。徐大椿曰:"《灵枢》谓调其脉之缓急大小滑涩。今去大小二字,而易以数字。数者,一息六七至之谓,若皮肤则如何能数?此必传写之误,不然则文义且难通矣。"

[3] 七:《难经集注》作"八"。

第十四难

【原文】

十四难曰:脉者损至[1],何谓也?

然:至之脉,一呼再至曰平,三至曰离经[2],四至曰夺精[3],五至曰死[4],六至曰命绝,此至之脉也。何谓损?一呼一至曰离经,再呼一至曰夺精,三呼一至曰死,四呼一至曰命绝,此损之脉也。至脉从下上,损脉从上下[5]也。

损脉之为病奈何?

然:一损损于皮毛,皮聚而毛落[6];二损损于血脉,血脉虚少,不能荣于五脏六腑;三损损于肌肉,肌肉消瘦,饮食不能为肌肤;四损损于筋,筋缓不能自收持;五损损于骨,骨痿不能起于床。反此者,至于收病也[7]。从上下者,骨痿不能起于床者死;从下上者,皮聚毛落者死。

治损之法奈何?

然:损其肺者,益其气;损其心者,调其荣卫[8];损其脾者,调其饮食,适其寒温[9];损其肝者,缓其中[10];损其肾者,益其精。此治损之法也[11]。

脉有一呼再至,一吸再至;有一呼三至,一吸三至;有一呼四至,一吸四至;有一呼五至,一吸五至;有一呼六至,一吸六至。有一呼一至,一吸一至;有再呼一至,再吸一至;有呼吸再至[12]。脉来如此,何以别知其病也?

然:脉来一呼再至,一吸再至,不大不小曰平。一呼三至,一吸三至,为适得病,前大后小,即头痛、目眩;前小后大,即胸满、短气[13]。一呼四至,一吸四至,病欲甚,脉洪大者,苦烦满;沉细者,腹中痛;滑者伤热,涩者中雾露[14]。一呼五至,一吸五至,其人当困,沉细夜加,浮大昼加,不大不小,虽困可治,其有大小者为难治[15]。一呼六至,一吸六至,为死脉也,沉细夜死,浮大昼死。一呼一至,一吸一至,名曰损,人虽能行,犹当着床,所以然者,血气皆不足故也。再呼一至,再吸一至,呼吸再至,名曰无魂[16],无魂者当死也,人虽能行,名曰行尸[17]。

上部有脉,下部无脉,其人当吐,不吐者死[18]。上部无脉,下部有脉,虽困无能为害。所以然者,譬如[19]人之有尺,树之有根,枝叶虽枯槁,根本将自生,脉有根本,人有元气[20],故知不死。

【校释】

[1] 损至:损,减、退的意思。至,增、进的意思。脉搏次数较正常减少的为损脉,增多的为至脉。滕万卿曰:"损似迟,至似数,至者进,损者退。所谓损至,即数迟之意也。第九难既言数迟,然彼专为分脏腑寒热言之。此谓下部阴虚,而阴中之阳升为至;上部阳虚,而阳中之阴降为损,皆自渐至极之义。"

[2] 离经:背离正常规律。

[3] 夺精:夺,夺失,严重耗散。夺精,严重耗散精气。一说"夺"即"脱"字,可参。

[4] 死:指濒于死亡,预后险恶。

[5] 至脉从下上,损脉从上下:至脉之病,随脉数增加,病变由下向上传变,从肾至肺;损脉之病,随脉数减少,病变由上向下传变,从肺至肾。

[6] 皮聚而毛落:丹波元胤曰:"皮聚者,皮肤皱腊失润,故毛脱也。"叶霖曰:"此推究损脉病证也。一损损肺,肺主皮毛,肺损故皮聚而毛落也。二损损心,心主血脉,心损则血虚,故不能荣养脏腑也。三损损脾,脾纳五味而主肌肉,脾损失其运化之权,故肌肉消瘦也。四损损肝,肝主筋,肝损不克充其筋,故纵缓不能收持也。五损损肾,肾主骨,肾损故骨痿不能起于床也。从上下者,从肺损至肾,五脏俱尽,故死,肺在上也。从下上者,从肾损至肺,亦复五脏俱尽,故死、肾在下也。"

[7] 至于收病也:滑寿曰:"'至于收病也',当作'至脉之病也'。'于收'二字误。"

[8] 损其心者,调其荣卫:荣卫,犹言气血。叶霖曰:"心主血,气为血帅,故损其心者,调其荣卫。肺主气,肺损者,宜益其气。心主血脉,心损者,宜调其荣卫,使血脉有所资也。"

[9] 损其脾者,调其饮食,适其寒温:滑寿曰:"脾主受谷味,故损其脾者,调其饮食,适其寒温,如春夏食凉食冷,秋冬食温食热,及衣服起居,各当其时是也。"

[10] 损其肝者,缓其中:缓,缓和。中,里也。缓其中,柔肝疏肝之法。任锡庚曰:"肝家本为多血少气之脏,损其肝,则血少而肝气拘急,气急于中,故治之者宜缓其中。"

[11] 此治损之法也:徐大椿曰:"言治损而不言治至者,盖损至之脉,虽有从上下,从下上之殊,而五者之病状则一,故言治损,而治至之法备矣。"

[12] 呼吸再至:即一呼一至、一吸一至,疑衍。又《古本难经阐注》作"呼吸不至",周学海曰:"考《脉经·热病损脉篇》有'若绝不至,或久乃至'之文,且末节'上部有脉,下部无脉',正分释此句之义。作'再至'乃传写之误。"

[13] 为适得病,前大后小,即头痛、目眩;前小后大,即胸满、短气:适得病,开始得病。

前,指关前,即寸部。后,指关后,即尺部。大、小,指脉象,大脉为邪气盛。张寿颐曰:"寸独大,则阳盛于上,故当头痛、目眩;尺独大,则阴盛于里,故当胸满短气。"

[14] 病欲甚,脉洪大者,苦烦满;沉细者,腹中痛;滑者伤热,涩者中雾露:病欲甚,言病将加剧。脉兼洪大,阳热邪盛扰胸膈,故烦满;脉兼沉细,是邪陷阴分,肝肾阴亏,故腹痛;伤热则血热盛实,故脉兼滑。脉数之兼涩,一说伤湿,一说涩当作结脉解,均难理解,存疑待考。

[15] 其有大小者为难治:滑寿曰:"沉细属阴,故加于夜;浮大属阳,故加于昼。大即浮大,小即沉细。若不大不小,则昼夜不至于有加,故可治;有大小,则历昼夜而病益进,为难治也。"

[16] 无魂:精神衰败的严重状态。

[17] 人虽能行,名曰行尸:此八字,滕万卿疑是衍文。可参。

[18] 上部有脉,下部无脉,其人当吐,不吐者死:上部指寸部,下部指尺部。徐大椿曰:"吐则气逆于上,故脉亦从而上,则下部之无脉,乃因吐而然,非真离其根也。若不吐而无脉,则脉为真无,而非气逆之故矣,故曰死。"

[19] 譬如:滑寿曰:"譬如二字,当在'人之有尺'下"。可从。

[20] 元气:即原气。丹波元胤曰:"元气者,人身所禀天真本原之气。所谓通天者生之本是也。六十六难曰:脐下肾间动气者,人之生命也,十二经之根本也,故名曰原,三焦者原气之别使也。《金匮要略》云:腠者,三焦通会元真之处,为血气所注。是则元者,本原之谓也。"

第十五难

【原文】

十五难曰:经言春脉弦,夏脉钩,秋脉毛,冬脉石,是王脉耶,将病脉也?

然:弦、钩、毛、石者,四时之脉也。春脉弦者,肝,东方木也,万物始生,未有枝叶,故其脉之来,濡弱而长,故曰弦。夏脉钩者,心,南方火也,万物之所茂[1],垂枝布叶,皆下曲如钩,故其脉之来疾去迟,故曰钩。秋脉毛者,肺,西方金也,万物之所终[2],草木华叶,皆秋而落,其枝独在,若毫毛也,故其脉之来,轻虚以浮,故曰毛。冬脉石者,肾,北方水也,万物之所藏也,盛冬之时,水凝如石,故其脉之来,沉濡而滑,故曰石。此四时之脉也。

如有变奈何?

然:春脉弦,反者为病。何谓反? 然:其气来实强,是谓太过,病在外;气来虚微,是谓不及,病在内。气来厌厌聂聂,如循榆叶曰平;益实而滑,如循长杆曰病;急而劲益强,如新张弓弦曰死。春脉微弦曰平,弦多胃气少曰病,但弦无胃气曰死,春以胃气为本。

夏脉钩,反者为病。何谓反? 然:其气来实强,是谓太过,病在外;气来虚微,是谓不及,病在内。其脉来累累如环,如循琅玕曰平,来而益数,如鸡举足者曰病;前曲后居,如操带钩曰死。夏脉微钩曰平,钩多胃气少曰病,但钩无胃气曰死,夏以胃气为本。

秋脉毛,反者为病。何谓反? 然:其气来实强,是谓太过,病在外;气来虚微,是谓不及,病在内。其脉来蔼蔼[3]如车盖,按之益大曰平;不上不下,如循鸡羽曰病;按之萧索,如风吹毛曰死。秋脉微毛曰平,毛多胃气少曰病,但毛无胃气曰死,秋以胃气为本。

冬脉石,反者为病。何谓反? 然:其气来实强,是谓太过,病在外;气来虚微,是谓不及,病在内。脉来上大下兑,濡滑如雀之啄曰平;啄啄连属,其中微曲曰病;来如解索,去如弹石曰死。冬脉微石曰平,石多胃气少曰病,但石无胃气曰死,冬以胃气为本。

胃者,水谷之海,主禀[4],四时皆以胃气为本。是谓四时之变,死生之要会也。

脾者,中州也,其平和不可得见[5],衰乃见耳。来如雀之啄,如水之下漏,是脾衰见也。

【校释】

[1] 茂:《难经集注》作"盛"。《素问·玉机真脏论》新校正引越人文亦作"盛"。应据改。

[2] 终:成也。万物之所终,即万物之所成,亦秋收之义。

[3] 蔼蔼:轻盈浮大之义。吕广曰:"车盖,乃小车之盖也。轻浮蔼蔼然也。按之益大,有胃气,故曰平也。"

[4] 禀:通廪。《素问·皮部论》王注"廪于肠胃"云:"廪,积也,聚也"。亦作仓廪之义,张寿颐曰:"食入于胃,故曰水谷之海。廪,读为仓廪之廪。犹言仓廪之盖藏以待用耳。"

[5] 脾者,中州也,其平和不可得见:滑寿曰:"脾者中州,谓呼吸之间,脾受谷味,其脉在中也。其平和不得见,盖脾寄王于四季,不得独主于四时,四脏之脉平和,则脾脉在中矣"。叶霖曰:"脾受谷味,在四脏之中,故不可见。盖脾寄旺于四季,不得独主于四时,四脏平和,则脾脉在中,衰乃始见。雀啄,言其坚锐而无冲和之气也。水下漏,言其断续无常,散动而复止也。此《素问·玉机真脏论》所谓脾者土也。孤脏以灌溉四旁者也,善者不可得见,恶者可见之义也。"

第十六难

【原文】

十六难曰:脉有三部九候,有阴阳,有轻重[1],有六十首[2],一脉变为四时[3],离圣久远,各自是其法,何以别之?

然:是其病,有内外证[4]。

其病为之奈何?

然:假令得肝脉[5],其外证善洁[6]、面青、善怒;其内证齐左有动气,按之牢若痛[7];其病四肢满[8]、闭淋[9]、溲便难、转筋。有是者肝也,无是者非也。

假令得心脉,其外证面赤、口干、喜笑;其内证齐上有动气,按之牢若痛;其病烦心、心痛、掌中热而哕[10]。有是者心也,无是者非也。

假令得脾脉,其外证面黄、善噫、善思、善味;其内证当齐有动气,按之牢若痛;其病腹胀满、食不消、体重节痛、怠惰嗜卧、四肢不收。有是者脾也,无是者非也。

假令得肺脉,其外证面白、善嚏、悲愁不乐、欲哭;其内证齐右有动气,按之牢若痛;其病喘咳、洒淅寒热。有是者肺也,无是者非也。

假令得肾脉,其外证面黑、善恐欠[11];其内证齐下有动气,按之牢若痛;其病逆气、小腹急痛、泄如[12]下重、足胫寒而逆。有是者肾也,无是者非也。

【校释】

[1] 脉有三部九候,有阴阳,有轻重:三部九候,即寸关尺三部及每部浮中沉九候。阴阳,指脉位与脉象阴阳。轻重,指切脉指力三六九菽等轻重。

[2] 六十首:指三阴三阳六气脉各王六十日,见七难。《八十一难经集解》郭霭春曰:"《广雅·训诂》云:'首,响也'。'响'与'向'通用,'向'有'往'义。《吕氏春秋·顺说》高曰:'往,王也'。然则'六十首'者,殆指脉各王六十日而言也。"

[3] 一脉变为四时:即十五难之四时脉。

[4] 内外证:滕万卿曰:"此篇所言内外证,非言病证表里,即谓诊候内外。所谓外证者,

医坐病人之侧,以为望闻也;内证者,亲逼病人,按腹诊脉,以为问切也"。又,滑寿曰:"此盖答辞,然与前问不相蒙,当别有问辞也。"

[5] 肝脉:即时脏脉之弦脉。以下所谓心、脾脉等,均为时脏脉。

[6] 善洁:义不可晓,恐有讹误,存疑待考。

[7] 其内证当齐左右有动气,按之牢若痛:动气,指脐部脐周自觉或他觉搏动感。牢,坚牢而不移也。徐大椿曰:"脐左,肝之位也。动气,真气不能藏而发见于外也。牢者,气结不坚;痛者,气郁而滞也。"

[8] 四肢满:"四"字疑衍,"肢"当作"支",张寿颐曰:"四肢满,当作支满,四字乃浅人所妄加,肢亦陋者之妄改也。是乃肝胆之气,失其条达,而胁胸腹支撑胀满之痛""若曰四肢胀肿,则与肝病何涉"?

[9] 淋:《难经集注》作"癃"。丹波元胤曰:"此段闭癃溲便难,唯言小便若闭若淋涩。"

[10] 豌:与"哕"通,呃逆之意。

[11] 欠:据吕广注,"欠"上当有"善"字。

[12] 如:作"而"字解。

第十七难

【原文】

十七难曰:经言病或有死,或有不治自愈,或连年月不已,其死生存亡,可切脉而知之耶? 然:可尽知也[1]。

诊[2]病若闭目不欲见人者,脉当得肝脉强[3]急而长,而反得肺脉浮短而涩者,死也[4]。

病若开目而渴,心下牢者,脉当得紧实而数,反得沉涩而微者,死也[5]。

病若吐血,复鼽衄血者,脉当沉细,而反浮大而牢者,死也[6]。

病若谵言妄语,身当有热,脉当洪大,而反手足厥逆,脉沉细而微者,死也[7]。

病若大腹而泄者,脉当微细而涩,反紧大而滑者,死也[8]。

【校释】

[1] 可尽知也:滑寿曰:"此篇所问者三。答云可尽知也,而止答病之死证,余无所见,当有阙漏。"

[2] 诊:《脉经》作"设",可从。

[3] 强:《脉经》作"弦",可从。

[4] 反得沉涩而微者,死也:滑寿曰:"肝开窍于目。闭目不欲见人,肝病也。肝病见肺脉,金克木也"。叶霖曰:"肝开窍于目,闭目不欲见人,肝病也。然肝之病,脉当弦急而长,今以肝病而诊得浮短而涩之肺脉,乃金来克木也,故主死。"

[5] 反得沉涩而微者,死也:虞庶曰:"开目而渴,心下牢,阳病;紧实而数,阳脉,是病与脉不相反。若得阴脉,则相反矣,故曰死也"。叶霖曰:"开目而渴者,心主热,热甚则开目而渴也。心下牢者,心痛现证,是实邪也,当得紧实而数之脉,今见沉濡而微之肾脉,乃水来克火,况阳病而得阴脉,不死何待?"

[6] 而反浮大而牢者,死也:吐衄失血之后致血亏气虚证,脉沉细是正。若反浮大坚硬则是实脉,非邪气猖獗,即真气衰竭之真脏脉,故死。叶霖曰:"失血,虚证也,其脉当沉细,而反见浮大牢实之脉,是阴病而得阳脉,病虚脉实,故主死。"

[7] 脉沉细而微者,死也:谵言妄语,多见于阳热证,兼身热,是热邪炽盛,以脉洪大为得。若反见肢厥,脉象沉细而微,则是寒象阴脉,正气不支,故病危。

[8] 反紧大而滑者,死也:张寿颐曰:"泄为虚证,更加腹大,脾肾皆惫,故脉以微细而涩为宜。若反紧大而滑,则非特证虚脉实,抑且有刚无柔,直是全无胃气之真脏脉矣,所以谓之死候。"

第十八难

【原文】

十八难曰:脉有三部,部有四经[1],手有太阴阳明,足有太阳少阴,为上下部[2],何谓也?

然:手太阴阳明金也,足少阴太阳水也,金生水,水流下行而不能上,故在下部也。足厥阴少阳木也,生手太阳少阴火,火炎上行而不能下,故为上部。手心主少阳火,生足太阴阳明土,土主中宫,故在中部也。此皆五行子母更相生养者也。

脉有三部九候,各何主之?

然:三部者,寸关尺也。九候,浮中沉也[3]。上部法天,主胸以上至头之有疾也;中部法人,主膈以下至脐之有疾也;下部法地,主脐以下至足之有疾也。审而刺之者也[4]。

人病有沉滞久积聚,可切脉而知之耶[5]?

然:诊在右胁有积气,得肺脉结,脉结甚则积甚,结微则气微。

诊不得肺脉,而右胁有积气者何也?

然:肺脉虽不见,右手脉当沉伏[6]。

其外痼疾同法[7]耶? 将异也?

然:结者,脉来去时一止,无常数,名曰结也。伏者,脉行筋下也。浮者,脉在肉上行也。左右表里,法皆如此。假如脉结伏者,内无积聚;脉浮结者,外无痼疾;有积聚脉不结伏,有痼疾脉不浮结,为脉不应病。病不应脉,是为死病也[8]。

【校释】

[1] 脉有三部,部有四经:部,指三部之部。十二经分属于左右寸关尺,每部左右合为四经,故云部有四经。

[2] 上下部:上部指寸部,下部指尺部。滑寿曰:"肺居右寸,肾居左尺,循环相资,肺高肾下,母子相望也。经云:脏真高于肺,脏真下于肾是也。"

[3] 三部者,寸关尺也。九候,浮中沉也:每部有浮中沉三候,三部共九候。叶霖曰:"手太阴肺、手阳明大肠属金,皆诊于右寸。足少阴肾、足太阳膀胱属水,皆诊于左尺。金生水,水性流下,故在下部也。足厥阴肝、足少阳胆属木,皆诊于左关。手太阳小肠、手少阴心属火,皆诊于左寸。木生火,火性炎上,故在上部也。手厥阴心包络,手少阳三焦属相火,当候于右尺。足太阴脾、足阳明胃属土,当候于右关。火生土,土位居中,故在中部也。土复生金,此五行子母循环生养三部四经上下之义也。三部之中,各有浮中沉,是为九候。浮为阳,沉为阴,中者胃气也,所谓自膈以上为上焦,自膈以下为中焦也,自脐以下至足为下焦也。"

[4] 审而刺之者也:丁德用曰:"刺字当作次第之次。此是审三部各有内外,主从头至足之有疾,故知'刺'字误也",当依改,于意为顺。又,滑寿曰:"谢氏曰:此一节当是十六难中答辞,错简在此,而剩出'脉有三部九候,各何主之'十字。"

[5] 人病有沉滞久积聚,可切脉而知之耶:沉滞久积聚,即深沉而滞留日久的积聚。又,滑寿曰:"此下问答,亦未详其所属。或曰,当是十七难中'或连年不已'答辞。"

[6] 肺脉虽不见,右手脉当沉伏:滑寿曰:"肺脉虽不见结,右手脉当见沉伏。沉伏亦积聚脉,右手所以候里也。"

[7] 其外痼疾同法:张寿颐曰:"内之积聚,外之痼疾,皆久留不去之病。病既久留,则脉道周流自当结涩而不能滑爽,但诊得其脉,若结在沉候之里,即知是里之积气;若结在浮候之表,即知是在外之痼疾,内外左右,无不脉应指下,所谓有是证,必有是脉,一身气血,随在流露,无不毕现于寸关尺三部九候之中。"

[8] 病不应脉,是为死病也:徐大椿曰:"病、脉不相应,乃真气已漓,血脉不相联属,故云死也"。叶霖曰:"有是病必有是脉,内有积聚,脉宜伏结,外有痼疾,脉宜浮结。设见伏结浮结之脉,而无伏结浮结之证,见伏结浮结之证,而无伏结浮结之脉,谓之脉不应病,病不应脉也。夫病脉不相应,乃真气已离,血脉不相联属,故云死。然凡病与脉不相应者,皆为死候,不特积聚为然也。"

第十九难

【原文】

十九难曰:经言脉有顺逆,男女有恒[1],而反者,何谓也?

然:男子生于寅,寅为木,阳也;女子生于申,申为金,阴也[2]。故男脉在关上,女脉在关下。是以男子尺脉恒弱,女子尺脉恒盛,是其常也[3]。反者,男得女脉,女得男脉也。

其为病何如?

然:男得女脉为不足,病在内;左得之病在左,右得之病在右,随脉言之也。女得男脉为太过,病在四肢[3];左得之病在左,右得之病在右,随脉言之,此之谓也。

【校释】

[1] 脉有顺逆,男女有恒:恒,常也。顺逆,相对于正常而言,男脉在关上,尺恒弱;女脉在关下,尺恒盛,此顺也,反之则为逆。

[2] 男子生于寅,寅为木,阳也;女子生于申,申为金,阴也:滑寿曰:"此推本生物之初,而言男女阴阳也。纪氏曰:生物之初,其原皆始于子。子者,万物之所始也。自子推之,男左旋三十而至于巳,女右旋二十而至于巳。是男女婚嫁之数也。自巳而怀娠,男左旋十月而生于寅,寅为木,阳也;女右旋十月而生于申,申为金,阴也。"

[3] 男得女脉为不足,病在内;左得之病在左,右得之病在右,随脉言之也。女得男脉为太过,病在四肢:虞庶曰:"寸口为阳,男以阳用事,今见阴脉,反于天常,故病发于内;女以阴用事,今寸口却见阳脉,亦是反于天常,故病在四肢,《素问》云:四肢为诸阳之本也"。叶霖曰:"男得女脉者,寸脉当盛反弱,尺脉当弱反盛,为阴气盛,阳陷于阴,故为不足。阴主内,故病在内。阳气入阴,病见于阴位也。女得男脉者,寸脉当弱反盛,尺脉当盛反弱,为阳气盛,阴越于阳,故为有余。四肢属乎阳,阴气从阳,则病见于阳位也。左右者,以脉之左右,以验病之左右耳。"

第二十难

【原文】

二十难曰:经言脉有伏匿。伏匿于何脏而言伏匿邪?

然:谓阴阳更相乘,更相伏也[1]。脉居阴部而反阳脉见者,为阳乘阴也,脉虽[2]时沉涩而短,此谓阳中伏阴也;脉居阳部而反阴脉见者,为阴乘阳也,脉虽[3]时浮滑而长,此谓阴中伏阳也。

【校释】

[1] 阴阳更相乘,更相伏也:阴阳,从脉位言则寸为阳、尺为阴;从脉象言则沉涩而短为阴、浮滑而长为阳。更相乘,阳脉乘袭于阴部,阴脉乘袭于阳部。更相伏,阴脉中隐伏着阳脉,阳脉中隐伏着阴脉。滑寿曰:"居,犹在也,当也。阴部尺,阳部寸也。乘,犹乘车之乘,出于其上也。伏,犹伏兵之伏,隐于其中也。匿,藏也。丁氏曰:此非特言寸为阳、尺为阴,以上下言,则肌肉之上为阳部,肌肉之下为阴部,亦通。"

[2] 脉虽:应据《千金翼方》改为"虽阳脉"。

[3] 脉虽:应据《千金翼方》改为"虽阴脉"。

第二十一难

【原文】

二十一难曰:经言人形病脉不病曰生,脉病形不病曰死[1],何谓也?

然:人形病脉不病,非有不病者也,谓息数不应脉数[2]也,此大法。

【校释】

[1] 人形病脉不病曰生,脉病形不病曰死:张寿颐曰:"盖谓其人形体,虽有病态,而脉来安和,则气血自调,必非沉困之候;若其脉已不循常度,则其人脏腑阴阳,必有乘侮,纵使其时尚无病态发现,可决其不久必将病不可支,仲景所以谓之行尸者,即与此节互为发明。"

[2] 息数不应脉数:指患者呼吸与脉搏次数的比例不相符合。徐大椿曰:"若其人既病,则呼吸不齐,不能与脉数相应。或脉迟而其人之息适缓,或脉数而其人之息适促。医者不能审之,遂以为无病,而实不然也。"

第六十一难

【原文】

六十一难曰:经言望而知之谓之神,闻而知之谓之圣,问而知之谓之工,切脉而知之谓之巧[1],何谓也?

然:望而知之者,望见其五色以知其病。闻而知之者,闻其五音以别其病[2]。问而知之者,问其所欲五味,以知其病所起所在也[3]。切脉而知之者,诊其寸口,视其虚实,以知其病,病在何脏腑也。

经言以外知之曰圣,以内知之曰神[4],此之谓也。

【校释】

[1] 经言望而知之谓之神,闻而知之谓之圣,问而知之谓之工,切脉而知之谓之巧:神,精湛微妙。圣,明于事理。工,技术熟练。巧,技术精巧。丹波元胤曰:"夫望闻与问,以医之听视,测病之情态,故曰神、曰圣、曰工,唯诊脉一事,在于手技,故曰巧也。"

[2] 闻而知之者,闻其五音以别其病:滑寿曰:"袁氏曰:闻五脏五声以应五音之清浊,或互相胜负,或其音嘶嗄之类,别其病也。"

[3] 问其所欲五味,以知其病所起所在也:滑寿曰:"袁氏曰:问其所欲五味中偏嗜偏多食之物,则知脏气有偏胜偏绝之候也。"

[4] 以外知之曰圣,以内知之曰神:滑寿曰:"以外知之,望、闻;以内知之,问、切。神微妙,圣通明也。又总结之,言圣神则工巧在内矣。"

第三章 《难经》疾病理论

《难经》对于病机的论述以五脏为核心,将阴阳五行学说之原理贯穿其中。提出"正经自病""五邪所伤"的内外病因观,阐述从喜恶、动静,以及有形无形等辨别病变部位与疾病性质,提出七传、间脏等疾病的传变模式。《难经》亦对伤寒、积聚、泄泻、癫狂,以及头痛、心痛等常见病的发病机理,以及治疗法则进行阐述,在病因病机和临床病证的临床应用,都具有重要指导意义。

第一节 《难经》病因病机理论

《难经》结合五脏功能与邪气性质论病因,体现病因分类结合脏腑病位的特点。依据内外相合的病因观,提出"正经自病""五邪所伤"之说。阐发疾病预后与病位深浅相关之机制,注重复合病因致病,湿邪之论,尤重视肾。

一、病因与发病

《难经》承袭《内经》理论,并加以运用发挥,以五行生克之理定病邪特性,以五行互藏与生克之理分析病机,既深化了《内经》病因学说的内容,又颇具特色。

1.《难经》"正经自病"之说　结合病位进行分类,是《内经》病因分类的重要特点。如《灵枢·百病始生》论"三部之气,所伤异类",根据邪伤人体的作用特点,将邪气分为伤于上部的风雨,伤于下部的清湿,以及伤于内脏的喜怒,表明邪气性质不同,其易侵害的部位亦有不同。《素问·调经论》以"邪之生也,或生于阴,或生于阳",以阴阳为纲进行病因分类,将外感之邪气归为生于阳,而内伤则归为生于阴。《灵枢·百病始生》云:"气有定舍,因处为名"。明示邪气伤人有一定部位,根据其侵害的不同部位而给予疾病的命名,可谓开病因分类及疾病因其部位而命名之先河。《难经》以邪伤五脏为论述病因的主线,病因分类结合脏腑病位,亦体现内外相合的病因观。如四十九难曰:"有正经自病,有五邪所伤,何以别之? 然,忧愁思虑则伤心;形寒寒饮则伤肺;恚怒气逆,上而不下则伤肝;饮食劳倦则伤脾;久坐湿地,强力入水则伤肾,是正经之病也。"在此提出"正经自病"与"五邪所伤"的概念。首先将致病因素的伤害部位分为两大类。其一,如其伤害的部位在内,如五脏所伤,较为固定则为阴,即所谓"正经自病";其二,伤害的部位在外,不固定则为阳,即所谓"五邪所伤"。上溯《内经》,虽有"正经"一词。但《内经》的"正经",一是指与奇经八脉相对十二经脉,二是指十二经别,又称"别行之正经",均与病因无关。可以说,关于病因,《内经》尚无"正经自病"之说。

《难经》提出"正经自病",是指病邪入侵人体,直接伤及相通的五脏,即直接伤害相关的内脏而病,不是其他脏腑之病传变而来,具体表述为:忧愁思虑则伤心,形寒饮冷则伤肺,恚怒气逆则伤肝,饮食劳倦则伤脾,久坐湿地,强力入房则伤肾。诚如清·叶霖《难经正义》所云"正经,本经也。"说明正经即本脏之经。其言"正经自病"亦可谓本经之病,通过经脉影响伤及五脏而为病。分析其病因,综合其来源涉及外感内伤诸方面。分而言之,既有忧愁思虑、恚怒等情志因素;又有饮食劳倦、强力入水等过劳所伤;还有形寒、久坐湿地等外感寒湿致病。可见,《难经》继承《内经》怒志所伤理论,并且强调忧愁思虑恚怒的病因学意义。

究其机理,清·叶霖《难经正义》云:"心主思虑,若忧劳过用,则伤其心。肺主皮毛,形寒者,皮毛外受风寒也;饮冷者,内饮冷水也,其脏本寒,过则伤肺也。肝主怒恚,怒则木气郁而伤肝也。脾主四肢,劳倦太过则伤脾,脾运五谷,饮食不洁,则亦伤也。肾主骨,用力作强,坐湿入水则伤肾,盖肾属水,同气相感也。然忧思恚怒,饮食动作,人之不能无者,惟不可太过,过则伤人必矣。"清·叶霖的注文依据脏腑功能特点,以及脏腑与经脉和官窍的联系,依次说明五邪易伤五脏的机制,并重点举例"忧劳过用""脏本寒,过则伤肺"以及"劳倦太过则伤脾",即对于因于过用,则伤五脏而致病的机制进行深入阐发。

2.《难经》"五邪所伤"之论　基于人与自然界的密切关系,《素问·宝命全形论》云:"人以天地之气生,四时之法成。"《素问·阴阳应象大论》云:"天之邪气,感则害人五脏",说明外来邪气,入侵人体则损害五脏。《难经》继承《内经》之旨,结合脏腑功能特点阐发"五邪所伤"机制。提出所谓五邪,即由该脏相对应之季节的主气所化。如四十九难曰:"何谓五邪?然:有中风,有伤暑,有饮食劳倦,有伤寒,有中湿,此之为五邪。"即五邪所伤,是指与"正经自病"相对而言,其由邪气所伤为病,从致病邪气性质来看,当属于外感病因,即指风邪、寒邪、暑邪、湿邪,以及饮食劳倦五种致病邪气。由于五脏的功能特点不同,邪气的性质不同,故而邪气所伤之脏有不同,其临床表现也有区别。探究机制,正如清·叶霖《难经正义》云:"有中风,有伤暑,有饮食劳倦,有伤寒,有中湿。此之谓五邪。肝为风木,故风先入肝。心为君火,暑火之邪,故心受之。饮食劳倦,一味太过,则脾伤致病矣。寒侵皮毛则伤肺。雨雾蒸湿之气则伤肾。此五者邪由外至,所谓外伤者也。"从所涉及邪气的致病特点,结合五脏的功能属性,阐发五邪致病与相关邪气易入其脏的机制,并着眼于邪气的来源,揭示其所论五邪乃由外而至,故而称为外邪所伤致病。

如何区别五邪所伤?四十九难曰:"假令心病,何以知中风得之?然:其色当赤。何以言之?肝主色,自入为青,入心为赤,入脾为黄,入肺为白,入肾为黑。肝为心邪,故知当赤色。"以心的发病为例,论述各脏的"五邪发病"情况,如同为风邪所伤,伤肝者面见青色,而风邪伤心则面色赤,伤脾则面色黄,伤肺则面色白,伤肾则面色黑等。并提出其鉴别要点,即根据出现的五色、五臭、五味、五声、五液,以及脉象等方面的异常改变来判断,其他四脏也以此类推。显然,《难经》五行互藏阐述五脏的色、臭、音、液,用五行生克乘侮论脏腑病机五行传变,丰富了中医五行学说。

《难经》关于五邪所伤之论述,以邪伤五脏阐释病因,既关注人体的生理特性,又联系气候变化规律,并强调外邪对人体的伤害,以及五脏的病理反应,此论充分体现人与天地相参的观念,体现《内经》《难经》病因病机之论以五脏为核心,并反映重视"人与天地相参"之理,是人体与自然界之气通应理念在病因学中的应用。

3.湿邪之论,《难经》尤重视肾　湿邪,是一种特殊的致病邪气,有内湿与外湿之分。《素问·阴阳应象大论》云:"天之邪气感则害人五脏……地之湿气感则害人皮肉筋脉。"谓湿气既属天之六淫邪气,又为地之邪气。《素问·痿论》言:"肉痿者,得之湿地也"。就湿的病位而言,其多伤于下,体现湿为阴邪,其性趋下之特点。具体言及湿邪与五脏,关于湿与脾的关系,《内经》有诸多论述。从脾的生理功能来看,《素问·经脉别论》云:"饮入于胃,游溢精气,上输于脾,脾气散精,上归于肺,通调水道,下输膀胱,水精四布,五经并行。"从食物入于胃,进而生成的水谷精微,需通过脾主运化,气机升降协调,水谷精微得以布输全身。《素问·五运行大论》云:"在天为湿,在地为土,在体为肉,在气为充,在脏为脾。"说明土运湿气的变化,与人体及万物生化相关,尤其与脾关系密切。从病理机制而言,《素问·生气通天论》云:"因于湿,首如裹",说明湿邪外侵肌表,困阻脾阳,清阳不升,清窍失养,则见头重如裹。《素问·脉要精微论》云:"中盛脏满,气胜伤恐者,声如从室中言,是中气之湿也。"认为中焦湿邪壅盛,可引起说话声音的变化等病证。《素问·至真要大论》云:"诸湿肿满,皆属于脾"。认为脾失健运,水液不运,津液输布代谢失调,还可发为水肿,乃至腹胀满等症。《素问·脏气法时论》则云:"脾病者……虚则腹满肠鸣,飧泄食不化。"提出脾虚失于健运,是产生湿盛,导致肠鸣腹泻,食饮不化的主要机制。《素问·奇病论》记载芳香化湿的兰草汤,以治疗脾胃湿热引起的脾瘅;《灵枢·邪客》记载的半夏秫米汤,以治疗痰湿内扰心神的不寐。《素问·脏气法时论》云:"脾苦湿,急食苦以燥之。"以苦类药燥其脾湿。推求苦味燥湿之作用机制,清·张志聪《素问集注》注云:"脾属阴土,喜燥恶湿,苦乃火味,故宜食苦以燥之"。说明苦味能开泄气机,有助于祛除湿邪,恢复脾之运化,使气机调畅,气行则湿化。

此外,《内经》亦关注湿为阴邪,其性趋下,并言及湿邪与肾的联系。如《素问·太阴阳明论》云:"伤于湿者,下先受之";《灵枢·百病始生》云:"风雨则伤上,清湿则伤下";《灵枢·邪气脏腑病形》云:"身半已下者,湿中之也"。其言湿邪侵袭人体,下部先受邪,湿邪易伤于下,以及身半以下,易于中湿邪等,均明确提出湿邪侵伤人体,易趋于下部阴位之脏腑及组织器官。《素问·气交变大论》云:"岁土太过,雨湿流行,肾水受邪,民病腹痛。"则明示雨湿盛行,易致肾受湿邪侵袭,而出现寒湿腹痛等病证。

详查四十九难,其论述"正经自病"与"五邪所伤",两部分的内容均涉及湿邪为病,可见《难经》凸显湿邪致病的独特视角。关于湿既为天邪,又属地邪的认识,《难经》与《内经》相同,但在湿邪与五脏的关系上,《难经》则更侧重于肾。如四十九难阐述湿为病因,在"五邪所伤"中,提出"中湿",认为湿属肾的本邪,一般而言,肾的本邪当为寒,而且在论述"正经自病",明确说明"久坐湿地……则伤肾",尤其关注湿与肾相应的密切关系,盖湿性重浊趋下故伤于下,这里的"下"不能只理解为部位之下。《难经》将湿与肾相应,因肾主治里,湿从地出,其强调肾者主水,亦与地之邪为"清湿"之观点相符,地下尚有隐匿缓慢之意。故湿伤于下,尚有湿病症状来势缓慢,其性黏滞之特点,与湿邪的致病性质不无关系。

在五邪所伤中,有几点值得思考。其一,论述伤于寒为肺的本邪所伤,而不言燥,可能是因为秋气属次寒,用"寒"则强调秋之"肃杀"。其二,肾的本邪当为寒,而此则谓"中湿",盖其强调肾者主水,亦与地之邪为"清湿"之观点有符合。其三,饮食劳倦,不仅出现在"正经自病",亦出现在五邪所伤,因而有医家则随文而释,如宋·虞庶在《难经集注》中曰:"正经病,谓正经虚,又伤饮食;五邪病,谓饮食伤于脾而致病也。"而有的医家则疑其原文有误,如清·徐大椿《难经经释》云:"此必传写以来,几经讹误,或者妄人又有窜改,决非周秦旧本。"

则有待于进一步研究。

4. 以五行生克之理,定病邪特性 《内经》论邪气,有虚邪、实邪、贼邪、微邪、正邪之称,但其含义多为泛指邪气,尚没有五行的内涵。如《灵枢·九宫八风》云:"风从其所居之乡来为实风,主生,长养万物;从其冲后来为虚风,伤人者也,主杀,主害者。"《素问·八正神明论》云:"虚邪者,八正之虚邪也;正邪者,身形若用力汗出,腠理开,逢虚风,其中人也微,故莫知其情,莫见其形。"对于"虚邪",王冰校释:"八正之虚邪,为八节之虚邪也,以从虚之乡来袭,虚而入为病,故谓之八正虚邪。"认为虚邪是腠理开泄,乘虚而入,侵袭人体。关于"正邪",明·张介宾校释:"正邪,即八方之正风……虽为正风,亦能伤人,故曰正邪,亦曰虚风耳,其中人也,不若虚邪贼风之甚,故莫知情形,而人不觉也。"由此可见,其"虚邪""正邪",是以邪气致病时,该时令气候正常,还是异常作为区分点,若气候正常,但人汗出腠理开,可遭受六气的侵入,只是因其气候正常,故伤人轻微,故称之为"正邪",此与《灵枢·邪气脏腑病形》所云:"正邪之中人也微,先见于色,不知于身,若有若无,若亡若存,有形无形,莫知其情。"似有相通之处。而如相冲方向来的邪气,伤人则重,患者有明显的感觉,称为"虚邪",此与《灵枢·邪气脏腑病形》所云:"虚邪之中身也,洒淅动形。"亦有相似。至于"贼邪",《素问·生气通天论》云:"苍天之气,清静则志意治,顺之则阳气固,虽有贼邪,弗能害之,此因时之序。"以"贼"论邪气,《内经》也常称之"贼风",且常与"虚邪"连用,如《素问·上古天真论》云:"虚邪贼风,避之有时。"可见《内经》所论"贼邪""贼风"是与不正常的气候有关的外邪。《内经》无"实邪"一词,其论及"实",常指与虚证相对的实证,即邪盛之义,如《素问·通评虚实论》云:"邪气盛则实,精气夺则虚。"《内经》无"微邪"一词,至于《内经》论邪之"微",是侵袭人体作用轻微而言,如《素问·调经论》云:"形有余则腹胀泾溲不利,不足则四肢不用。血气未并,五脏安定,肌肉蠕动,命曰微风。"是指致病轻微。

《难经》论述病因分类及其相互关系时,结合五行学说之原理,围绕五脏病位对病因展开阐述,用词自有其特有的含义,主要说明邪气在五行系统传变的方向。如五十难曰:"病有虚邪,有实邪,有贼邪,有微邪,有正邪,何以知之? 然: 从后来者为虚邪,从前来者为实邪,从所不胜来者为贼邪,从所胜来者为微邪,自病者为正邪。何以言知? 假令心病,中风得之为虚邪,伤暑得之为正邪,饮食劳倦得之为实邪,伤寒得之为微邪,中湿得之为贼邪。"

《难经》在此以五行生克乘侮理论为据,从病邪的来源,结合病邪与五脏病位的关系,根据邪气来源的不同,邪气的性质,以及发病之轻重,对五脏病传之邪的致病特点进行阐述,将其分别命名为虚邪、实邪、贼邪、微邪、正邪,论述病邪伤脏,从而说明邪气性质,其发病轻重,并推测疾病预后,形成《难经》颇具特色的病因学说体系。

其一,虚邪。是指从母脏传至子脏的邪气,以五行依次相生顺序来看,由于母在子后,故曰"从后来者为虚邪"。如风邪属肝木,传及于心(火),肝木为心(火)之母,故而对心脏而言,所以"中风得之为虚邪"。其二,实邪。指从子脏传至于母脏的邪气,以五行依次相生顺序来看,由于子在母前,故言"从前来者为实邪"。如饮食劳倦伤脾(土),传及于心(火),脾土为心(火)之子,故而对心脏而言,所以"饮食劳倦得之为实邪"。其三,正邪。指与发病之脏的五行属性一致,非他脏传来之邪。如暑邪的五行属性为火,受病的心脏亦为火,故而对心脏来说,所以"中暑得之为正邪。"其四,微邪。指从我克之脏传来的邪气,如以心脏为例,从肺金来的寒邪传至心(火),对于心脏来说,即为微邪,故曰"伤寒得之为微邪。"其五,贼邪。指从克我之脏传来的邪气,如以心脏为例,湿邪伤肾,水克火,故从肾水传至心(火)的湿邪,即为贼邪。故曰"从所不胜来者为贼邪"。

总之《难经》在论病因时,针对虚邪、实邪、正邪、贼邪、微邪,赋予特定的含义,阐发五脏之间邪气传变的密切关系,联系临床诊断,有助于把握致病邪气的特点,对于疾病性质与预后的推断,亦具参考意义。关于《难经》对于几种邪气区分的临床应用,元·王好古《此事难知》云:"假令脾肺虚,脾母能令肺子虚也,用理中汤。非补脾也,脾中补肺也,故曰虚则补其母。以其脾为生肺之本也,则用人参白术之类。大经曰滋苗者必固其根此之谓也。假令脾肺实,肺子能令脾母实也用泻黄散。非泻脾也,脾中泻肺也,故曰实则泻其子。以其脾为生肺之上源,则用栀子石膏之类。大经曰伐下者必枯其上此之谓也。"此段文字,以脾肺为例,从五行的母子关系论及治疗运用,引申至虚则补其母,实则泻其子,并强调"滋苗者必固其根""伐下者必枯其上"对于临床用药不乏启示。

5. 承袭《内经》之旨,关注复合病因 四十九难提出:"忧愁思虑则伤心;形寒寒饮则伤肺;恚怒气逆,上而不下则伤肝;饮食劳倦则伤脾;久坐湿地,强力入水则伤肾",论述五脏所伤,其各有相应病因,在此亦重点从复合病因的角度,对病因进行阐发。从其内容与文字来看,该论与《灵枢·邪气脏腑病形》《灵枢·百病始生》二篇的有关内容相似,如《灵枢·邪气脏腑病形》云:"愁忧恐惧则伤心;形寒饮冷则伤肺,以其两寒相感,中外皆伤,故气逆而上行;有所堕坠,恶血留内,若有所大怒,气上而不下,积于胁下则伤肝;有所击仆,若醉入房,汗出当风,则伤脾;有所用力举重,若入房过度,汗出浴水,则伤肾。"《灵枢·百病始生》云:"忧思伤心,重寒伤肺,忿怒伤肝,醉以入房、汗出当风伤脾,用力过度、若入房汗出则伤肾。"若将《内经》三篇经文互参,再结合《难经》等论,则复合病因之含义更加明晰。

其一,忧愁思虑则伤心。《内经》一曰"愁忧恐惧",一曰"忧思",略有不同。明·张介宾曰:"情志志伤,虽五脏各有所属,然求其所由,则无不从心而发……心为五脏六腑之大主,而总统魂魄,兼该意志,故忧动于心则肺应,思动于心则脾应,怒动于心则肝应,恐动于心则肾应。此所以五志唯心所使也。"重点从心为五脏六腑之主的角度,说明忧愁思虑皆可伤心之机制。其二,形寒饮冷则伤肺。《灵枢·邪气脏腑病形》云:"形寒饮冷则伤肺,以其两寒相感,中外皆伤,故气逆而上行"提出内外两寒相感,中外皆伤肺;而《素问·咳论》云"皮毛者,肺之合也,皮毛先受邪气,邪气以从其合,其寒饮食入胃,从肺脉上至于肺则肺寒,肺寒则外内合邪,因而客之,则为肺咳",则是具体解释其寒邪可从皮毛而入,亦可以通过经脉影响于肺而为肺咳。因此关于咳喘之病,后世遵循《素问·咳论》所云"此皆聚于胃,关于肺"之病机,立法遣方用药,如《伤寒论》治咳喘常用方剂小青龙汤,其方义即在于外散寒邪,内化寒饮。其三,恚怒气逆则伤肝。与《灵枢·百病始生》"忿怒伤肝"义同,而《难经》增加"气逆"之病机解释。再看《灵枢·邪气脏腑病形》还有怒伤肝气逆的病机解释,而且提出"有所堕坠,恶血留内"亦伤肝,还提示外伤瘀血伤肝的病因病机。其四,久坐湿地,强力入水则伤肾。《灵枢·邪气脏腑病形》云:"有所用力举重,若入房过度,汗出浴水,则伤肾。"《灵枢·百病始生》云:"用力过度,若入房汗出浴则伤肾。"二者的文字似有不同,其实则又共同之处。盖"强力"者强用其力,包括举负过重、强力入房等。《难经》所言与《内经》两篇文字同,皆因肾藏精主骨,房劳伤精,体劳伤骨,皆损肾。而久坐湿地、入水伤肾,盖肾为水脏,以水为事,属于阴寒之伤肾。其五,饮食劳倦则伤脾。《灵枢·邪气脏腑病形》为"有所击仆,若醉入房,汗出当风,则伤脾。"《灵枢·百病始生》则云"醉以入房、汗出当风伤脾""击仆""入房"既已属伤肾病因,又属之脾,虽言复合病因,似有重复之嫌。《难经》之论与《内经》两篇文字迥异。而醉可归于《难经》饮食失调之列,《难经》则明确提出"饮食劳倦则伤脾"。盖脾主运化,饮食失调伤脾;而劳倦不仅过用肢体有损脾气,盖脾合肌肉,主四肢也。由此,《难经》"饮食劳倦则伤脾"便成为中医界脾病病因的共识,元·李杲《脾胃论》就是以此论脾胃病因。

从以上所列伤五脏病因来看,所谓病因的复合,概言之有两种情况。一是一类之中几种病因复合,如忧愁与思虑的相合,均属情志病因,虽谓心志为喜,但心藏神,故情志活动多与心相关。二是病因中跨类组合,如外邪中的寒与饮食之寒饮,两者相合则可直接伤脏。

6. 论述疾病预后与病位深浅相关 《内经》视五脏为人生命活动之核心,认为病邪伤害五脏则病危重。如《素问·阴阳应象大论》云:"故邪风至,疾如风雨,故善治者治皮毛,其次治肌肤,其次治筋脉,其次治六腑,其次治五脏。治五脏者,半死半生也。"认为邪气在皮毛、肌肤轻浅,而病至于五脏最深重。又如《素问·痹论》云:"帝曰:痹,其时有死者,或疼久者,或易已者,其故何也? 岐伯曰:其入脏者死,其留连筋骨间者疼久,其留连皮肤间者易已。"同理,相对于邪气在于皮肤筋骨间而言,入脏者为病情深入而危重。此外,《素问·玉机真脏论》也载有五脏病传预后的相关内容。

五十四难提出:"脏病难治,腑病易治,何谓也? 然:脏病所以难治者,传其所胜也;腑病易治者,传其子也。与七传、间脏同法也。"其论脏腑病证治疗的难易,所言"脏病难治""腑病易治"与五十三难所论的次传、间脏传的精神基本一致。故而曰:"与七(次)传、间脏同法"。其核心观点在于突出疾病传变规律上的相克而传或相生而传的区别。如按五行相克理论解释病传规律,就有相乘而传,即传其所胜之脏,以及相侮而传,即传其所不胜之脏;若用五行相生理论解释病传规律,则有母病及子和子盗母气。关于"脏病难治,腑病易治"的原理,五脏的疾病之所以难治,盖因其为五脏的疾病,传至所克之脏;六腑的疾病之所以容易治疗,则因为其传至所生之子脏的缘故,其理与五十四难所讲的次传规律,以及间脏传,即按照五行相生而传的规律,其理相同。《难经》从病传规律对此加以论述,亦成为后世医家对脏病腑病预后判断和治疗的重要论点。

二、病机及临床意义

《难经》论述病机,以五行学说为其纲领,以脏腑为其核心,阐述简明扼要,易于把握,宜于临床实用。

1. 以五行为纲分析病机 《难经》运用五行学说分析病机,其特点体现于两个方面。其一,运用五行互藏之理,说明复杂的病理关系。所谓五行互藏,即五行之中复有五行。如四十九难以肝木主色,心火主臭,脾土主味,肺金主声,肾水主液为生理基础,以中风为受肝邪,伤暑受心邪,伤寒受肺邪,中湿受肾邪,饮食劳倦受脾邪为其病因,结合五脏各自的脉证特点,从五脏受邪不同,出现其相应色、臭、味、声、液特征性的变化,依次进行辨识。病机分析方法,有条不紊,层层明晰,独具其学术特色。其二,以五行生克之理,阐发五脏疾病传变及预后规律。疾病之间的传变形式多种多样,继承《内经》五脏病传的基本思想,《难经》且有所发扬,特别是对五脏之间病传及其生死预后机理的阐发。五脏之间疾病传变,依据生克乘侮之理,如《素问·五机真脏论》云:"五脏受气于其所生(我生之脏),传之于其所胜,气舍于其所生,死于其所不胜……肝受气于心,传之于脾,气舍于肾,至肺而死。"《难经》则进而明确两种依次传变方式,如五十三难曰:"经言七传者死,间脏者生……七传者,传其所胜也。间脏者,传其子也……假令心传肺,肺传肝,肝传脾,脾传肾,肾传心,一脏不再伤,故言七传者死。假令心病传脾，脾传肺，肺传肾，肾传肝，肝传心，是子母相传，竟而复始，如环无端，故曰生也。"运用五行相生相克理论，说明疾病的传变规律及其预后。

所谓"七传"，《难经集注》中吴·吕广曰："七，当为次字之误也，此下有间字，即知'七'为次"。次传，即依次相传之意。在此论述"间脏"相传与"传其所胜"两种情况。所谓"间脏"，黄竹斋《难经会通》云："间脏者，间其所胜之脏，而传其所生之子也。如心病传脾，火生土也。"关于预后机理，《难经》提出是因"一脏不再伤"，如经文举例，心本已有病，长期不愈，经过传变，又遭受了所不胜是肾水之脏，带杀灭之气的病气攻击，故预后不良。间脏为何谓之有生机，《难经》言"竟而复始，如环无端"，即由母及子传其所生，邪夹生气而来，虽有邪气，亦有正气不断来复之机，故预后良好。《难经》用五行分五邪，及其以五行规律为指导的整体防治观，七十七难曰："所谓治未病者，见肝之病，则知肝当传之于脾，故实其脾气，无令得受肝之邪。故曰治未病焉"，也是运用五行相传的规律来治未病和预防疾病传变。

2. 病机之要定位于脏腑　《内经》藏象学说以脏腑为生命活动的核心，《难经》论病机也贯穿了这一精神，强调病机的脏腑定位、定性，关系疾病预后预测。《灵枢·师传》提出"临病人问所便"，提示医师临证，了解患者之喜好等情况，因为患者的性情是生命活动生理情况的反映，患者的喜恶，也是脏腑活动需求的体现，对于疾病诊察有参考意义。《难经》在辨病机时，亦强调参考患者喜恶，而辅助辨病之在脏或在腑，如五十一难曰："病有欲得温者，有欲得寒者，有欲得人者，而各不同，病在何脏腑也？然：病欲得寒而欲见人者，病在腑也；病欲得温而不欲见人者，病在脏也。何以言之？腑者，阳也，阳病欲得寒，又欲见人；脏者，阴也，阴病欲得温，又欲闭户独处，恶闻人声，故以别知脏腑之病也。"根据阴阳学说的相关理论，从患者对于寒温的喜恶，动静的好恶，是否喜好与人交流沟通等，辨病证的性质。从其一般阴阳属性而言，脏病属阴，多阴证，阴证多恶寒喜热，精神衰减，厌恶见人；腑病属阳，多阳证，阳证多恶热喜寒，精神亢奋，不欲避人。以此辨病在脏在腑，突出《难经》病机论述的特点。

第二节　《难经》病证举要

《难经》中论述较多的病证，主要有伤寒、积聚、不寐、泄泻、癫狂、厥痛、真痛等。其中对广义伤寒与狭义伤寒、积与聚、癫与狂、头心厥痛与真痛的区分，泄分为五的观点，对不寐病因病机的认识等，对中医临床的发展，都具有重要的理论和临证意义。《难经》对病证的认识，与其脏腑理论、病机理论、诊法理论等密切相关，互相发明，丰富了中医学的理论，促进了中医学术的发展。

一、伤寒

《素问·热论》开篇即提出伤寒的概念："今夫热病者，皆伤寒之类也。"指出了热病与伤寒的关系，即热病属于伤寒的范畴。在古代，外邪致病很常见，其中以寒邪最毒，感受六淫邪气后人多有以发热为主的症状表现，所以《内经》重视六淫致病，并常以寒来代指六淫。从该篇后述"人之伤于寒也，则为病热"，可见《内经》中提出的"伤寒""热病"是从不同角度对外感病的称谓。从发病原因而言称为"伤寒"；从症状表现而言称为"热病"。关于外感病的分类，《素问·热论》指出："凡病伤寒而成温者，先夏至日者为病温，后夏至日者为病暑。"对此后世医家注释观点不同。如清·姚绍虞从感受寒邪发病方面提出："伤寒有不即病，而过时成温暑者也。中而即病者名曰伤寒；不即病者，寒毒藏于肌肤，先夏至发者为病温，后夏至发者为病暑。"认为温病、暑病均由冬日感受寒邪，伏而后发所致。另一种观点是从感受四时邪气发病来理解，认为冬日感受寒邪为伤寒，春日感受温邪为温病，夏日感受暑邪为暑病，以此来解释"伤寒之类"的含义是指所有的外感邪气，如唐·王冰所言："此以热多少盛衰而为义也。阳热未盛，为寒所制，故为病曰温。阳热大盛，寒不能制，故为病暑。"张介宾则综合了以上观点注曰："寒盛于冬，中而即病者，是为伤寒；其不即病者，至春则名为温病，至夏则名为暑病。然有四时不正之气，随感随发者，亦曰伤寒。"从各位医家的注释来看，《素问·热论》对于热病还没有明确的分类。热病是由感受四时邪气引起的外感病的总称，并有将伤于寒邪之病与延期发病的温病、暑病混淆之嫌。这对临床应用造成了困惑，后世遂有以伤寒之方治温病之弊，造就了刘完素开创的苦寒清火学派。

《难经》则在《素问·热论》对伤寒论述的基础上，明确地将伤寒分为广义与狭义两个概念，五十八难指出："伤寒有五，有中风，有伤寒，有湿温，有热病，有温病，其所苦各不同。"其中"伤寒有五"之伤寒，系广义伤寒，包括中风、伤寒、湿温、热病、温病，是外感热病的总称；"有伤寒"的伤寒，为狭义伤寒，即感受寒邪引起的外感性热病的一种。自此广义伤寒和狭义伤寒之概念分明。

《难经》将伤寒分为广义与狭义，为中医学的发展和学术流派的形成奠定了深厚的理论基础。东汉·张仲景在《伤寒论》中对"狭义伤寒"进行了充分的发挥，金元时期刘完素开始对广义伤寒中的温热病进行深入研究，提出温病需用苦寒治。至明清，以明·吴有可、清·叶天士、清·吴鞠通、清·王孟英、清·薛生白为代表的医家继续发挥，形成卓著成就的温病学派，这个学术派别的形成与发展，《难经》功不可没。

1.《难经》论外感病脉象及其价值 《内经》对外感病脉象的记载较少，对外感病分类及其脉象的专篇记载就更少。《难经》专论脉法，五十八难对外感病的分类脉象做了详细描述，切合临证，为后世医家所重视。现将该难所述外感病的脉象机理及其价值论述如下：

（1）中风脉象："中风之脉，阳浮而滑，阴濡而弱。"阳为寸脉，阴为尺脉。风为阳邪易袭阳位，袭阳位则脉应之而寸脉浮而滑；风有开泄的特性，腠理开泄，汗出营阴不能内守，阴弱尺脉按之不足则细软而弱。正如清·徐大椿《难经经释》曰："阳，阳经之脉。阴，阴经之脉。浮滑，阳脉之象，风为阳邪，故浮滑在阳经也……阳盛则阴虚，故阴脉濡而弱也。"

（2）湿温脉象："湿温之脉，阳浮而弱，阴小而急。"湿温是湿邪与暑热之邪夹杂伤人所致疾患。湿为阴邪，易阻遏阳气；暑为阳邪，其性升散，易伤津耗气，故其寸脉软弱。而湿与暑热之邪郁遏内蒸，故尺细脉小而急。正如清·叶霖《难经正义》所云："先受暑后受湿，热为湿遏者，则其脉阳濡而弱，阴小而急。濡弱见于阳部，湿气搏暑也。小急见于阴部，暑气蒸湿也。"

（3）伤寒脉象："伤寒之脉，阴阳俱盛而紧涩。"寒邪伤人，营卫被遏；寒性收引、凝滞，气血运行不畅，故脉尺寸皆表现为有力而紧涩。如清·徐大椿在《难经经释》所言："寒邪中人，营卫皆伤，故阴阳俱盛紧者，阴脉之象。"

（4）热病脉象："热病之脉，阴阳俱浮，浮之而滑，沉之散涩。"热病是温热之邪伤人所致的一类疾病。热属阳邪,其性蒸腾,鼓动气血,故其脉"阴阳俱浮,浮之而滑"。又因热邪易伤阴津,故沉取而"散涩"。正如清·叶霖在《难经正义》所云:"脉阴阳俱浮者,《金匮要略》云:'浮脉则热,阳气盛故也。'浮之而滑,沉之散涩者,滑则阳盛于外,涩则阴衰于内也。"

（5）温病脉象:"温病之脉,行在诸经,不知何经之动也,各随其经所在而取之。"温病是春季感受温热之邪所致的温热病。由于温病的病位广泛,非一种脉象所能尽之,故应视温热之邪所犯部位等而定。如清·徐大椿在《难经经释》所云:"言温病所中之经不一,病在何经,则脉亦见于所中之经也。"

五十八难所论外感病的五种脉象,对外感病辨证论治方法的形成有重要意义,如其所述中风、伤寒脉象,为《伤寒论》所用,《辨太阳病脉证并治法》云:"太阳中风,阳浮而阴弱,阳浮者,热自发,阴弱者,汗自出""太阳病……脉阴阳俱紧者,名为伤寒。"所述伤寒、中风脉象与五十八难几乎相同,并作为桂枝汤、麻黄汤证"主之"的基本脉象。至于说温病脉象复杂,甚合临床实际,因为温病发病范围很广,病因、病位不定,所以脉象较为复杂,如风温脉见浮数,春温脉见大数等,故应根据具体情况予以分析。

2.《难经》论外感病治法及其价值 《素问·热论》有两处提到外感热病的治法。一是,"三阳经络皆受其病,而未入于脏者,可汗而已。"二是,"治之各通其脏脉,病日衰已矣。其未满三日者,可汗而已;其满三日者,可泄而已。"显然,治法以针刺为主。《灵枢·热病》用的也是针法,主要是根据症状治疗。因此,未满三日、满三日是指邪在三阳、三阴,三阳为表、三阴为里,故用汗法、泄法治疗。《内经》没有提到药物治疗方法,因而在药物治疗上,虽可参考分表里,但具体方法则难应用。《难经》提出邪在表、在里应用汗法、下法的明确标准,是对《素问·热论》热病治法的补充和发展。

五十八难曰:"伤寒有汗出而愈,下之而死者;有汗出而死,下之而愈者,何也? 然:阳虚阴盛,汗出而愈,下之即死;阳盛阴虚,汗出而死,下之而愈。"这里"阳虚阴盛"之阴盛,是指阴寒之邪从肌表侵犯人体,阳虚,则是指因为寒邪客于肌表,卫阳被遏,相对不足,不能温煦护卫肌表,属于外感病初期阶段,治疗当用汗法,以辛温解表之剂即可治愈;若误用下法,表邪未解,反而会因泻下而损伤正气,正虚无力祛邪,外邪就会深入,酿成大患。故《难经》告诫,对"阳虚阴盛"者宜用汗法,若误用下法则死。"阳盛阴虚"之阳盛并非指感受六淫中火热邪气,当指外邪不解入里化热之阳热邪气,邪热炽盛,不断耗伤阴液,故"阳盛阴虚",此时若用汗法,会使津液枯竭,病情加重,需用下法,才能泄热"存阴",固护正气,治愈疾病。《难经》对外感病使用汗、下之法的论述,不仅进一步明确了在表宜汗、在里宜下的适应证,而且还告诫在表忌下、在里忌汗之禁忌证,同时挣脱了限用针刺的限制,为中医学在外感病治疗方面奠定了基础。

外感伤寒,邪在表用汗法,邪在里用下法,不难理解,临证困惑者主要在于难以辨准其适应证。兹举一"阳盛阴虚伤寒案"明之:

案例:

一人病伤寒,初呕吐,为医下之,已八九日,而内外发热。许诊之,曰:当用白虎加人参汤。或曰:既吐复下,宜重虚矣,白虎可用乎? 许曰:仲景云:若吐下后,七八日不解,热结在里,表里俱热者,白虎加人参汤。盖始吐者,热在胃脘。今脉洪滑,口大渴,欲饮水,舌干燥而烦,非人参白虎不可也(《古今医案按》)。

按: 本案属伤寒里证,吐下后七八日热邪未解,表里俱热,又见脉洪滑,口大渴,欲饮水,舌干燥而烦说明阳热之邪炽盛。许氏深得《难经》"阳盛阴虚，汗出而死，下之而愈"之旨，及时采用白虎加人参汤，清泄里热，从而达到泄热"存阴"固护正气的目的而病解。

二、积聚

积聚指腹内结块，或胀或痛为主的病证。积与聚虽常并称，但二者实有区别。积有形，固定不移，痛有定处；聚无形，聚散无常，痛无定处。由于积、聚病形成病因大多相同，病机相关，故常称积聚。积聚之名首见于《内经》，《灵枢·五变》所谓"人之善病肠中积聚者"是也。《内经》中对积聚病的病因、病位、发病机理等有详细记载，具体病名有伏梁、息贲、肥气、血痕、肠瘤、肠覃、石瘕等，散在于多篇。《难经》有十八难、五十五难、五十六难三处论述积聚病。除五十六难述五脏之积，其名称及基本内容与《内经》类似外，《难经》所论积聚的阴阳属性、诊察要点、脉象特征以及预后等，《内经》中均未论及，在理论和临床上有重要意义。

1. 积、聚的阴阳属性、诊察要点　五十五难曰："病有积、有聚，何以别之？然：积者，阴气也；聚者，阳气也。故阴沉而伏，阳浮而动。气之所积名曰积，气之所聚名曰聚。故积者，五脏所生；聚者，六腑所成也。积者，阴气也，其始发有常处，其痛不离其部，上下有所终始，左右有所穷处；聚者，阳气也，其始发无根本，上下无所留止，其痛无常处，谓之聚。故以是别知积聚也。"指出积病、聚病的阴阳属性不同，"积者阴气也，聚者阳气也"，此阴气、阳气，据后文当指脏腑。积属阴，其形成与五脏有关，部位深，按之有形，部位固定，界线清楚，痛有定处。聚属阳，其形成与六腑有关，部位浅，时聚时散，部位不固定，痛无定处。脏属阴，腑属阳，血为阴，气为阳，阴静而阳动，阴重浊有形，阳轻清无形，如元·滑寿《难经本义》曰："积者，五脏所生，五脏属阴，阴主静，故其病沉伏而不离其处。聚者，六腑所成，六腑属阳，阳主动，故其病浮动而无所留止也。"

此外，后世医家多从气血论积聚，亦受《难经》启发。二十一难曰："气主呴之，血主濡之。"气无形主动，属阳，有温煦的作用；血有形主静，属阴，有濡养的作用。积聚的病象特点，当归于气分、血分，为临床以理气、行气、破气法治疗气分聚证，以化痰、化瘀、散结治疗血分积证提供了依据。《难经》从阴阳的基本属性判断积聚的性质，不仅具有示范作用，而且还能有效地指导临床。见表6。

表6　《难经》积聚鉴别表

病名	积	聚
阴阳属性	阴	阳
病变性质	属脏，在血分	属腑，在气分
形质鉴别	有形可征	无形可征
动静鉴别	痛有定处	痛无定处
病变实质	痰浊瘀血裹结	气滞气结

2. 积聚的脉象　《内经》中对积证脉象有简要记载，如《素问·平人气象论》云："结而横，有积矣。"《灵枢·百病始生》详细论述了积证的病因病机及症状表现，却无脉象记述。《难经》详于脉法，以结脉为积聚的脉象，如十八难曰："人病有沉滞久积聚，可切脉而知之耶？然：

诊在右胁有积气,得肺脉结,脉结甚则积甚,结微则气微。"结脉是脉来结涩迟缓,时有一止,十八难亦有记述:"结者,脉来去时一止,无常数,名曰结也。"正是气滞血瘀导致积聚的脉象表现。正如元·滑寿《难经本义》所云:"结为积聚之脉。肺脉见结,知右胁有积气。右胁,肺部也。积气有微甚,脉从而应之。"为了说明结脉与积聚相关,十八难又云:"假令脉结伏者,内无积聚;脉浮结者,外无痼疾;有积聚脉不结伏,有痼疾脉不浮结,为脉不应病。病不应脉,是为死病也。"认为积聚和痼疾都是经久不愈,气滞血瘀,故都见结脉,但痼疾在外,脉象特点为浮结,积聚在内,脉象特点为结伏。如果有结脉而无积聚,或有积聚而无结脉,则是脉证不应,标志邪盛正衰,预后不良。《难经》从脉象来推断积聚病位和预后,对临床有重要的指导价值。

3.《难经》积聚的临床价值 《内经》认为积聚形成的主要病机为寒凝、痰浊、血瘀互结。《灵枢·百病始生》篇云:"肠外有寒,汁沫与血相搏,则并合凝聚不得散,而积成矣。"《难经》对积聚的认识在《内经》基础上又有进一步的发展。东汉·张仲景在《难经》基础上,于《金匮要略·五脏风寒积聚病脉证并治》中提出:"积者,脏病也,终不移;聚者,腑病也,发作有时,展转痛移,为可治。"并且对积之脉记述得尤其详细,首先提出诸积之脉皆细而附骨的观点。隋·巢元方在《诸病源候论》中对积聚的病因病机有了进一步认识,指出"积聚者,由阴阳不和,腑脏虚弱,受于风邪,搏于腑脏之气所为也。腑者,阳也;脏者,阴也。阳浮而动,阴沉而伏……诸脏受邪,初未能为积聚,留滞不去,乃成积聚。"既明确了正虚感邪是积聚发生的原因,又指出该病有一个渐积成病的过程。

《难经》对积聚病的理论与鉴别方法为后世所尊崇,如隋·巢元方《诸病源候论·癥瘕候》云:"其病不动者,直名为癥,若病虽有结瘕而可推移者,名为癥瘕。瘕者假也,谓虚假可动也。"关于积聚的治疗《内经》提出了"坚者削之""结者散之"等,从而为临床提示了治疗大法。

案例:

叶天士治一王姓男子,骑射驰骤,寒暑伤形,皆令阳气受伤。三年来,右胸胁形高微突,初病胀痛无形,久则形坚似梗,是初为气结在经,久则血伤入络。盖经络系于脏腑外廓,犹堪勉强支撑,但气钝血滞,日渐瘀痹,而延癥瘕。怒劳努力,气血交乱,病必旋发,故寒温消克,理气逐血,总之未能讲究络病工夫。考仲景于劳伤血痹诸法,其通络方法每取虫蚁迅速飞走诸灵,俾飞者升,走者降,血无凝著,气可宣通,与攻积除坚,徒入脏腑者有间,录法备参末议。蟊螂虫、䗪虫、当归须、桃仁、川芎、生香附、煨木香、生牡蛎、夏枯草,用大曲末二两,加水稀糊丸,无灰酒送三钱(《古今名医医案赏析》)。

按: 本案患者病久伤血入络,气滞血瘀痹阻络脉、败血瘀留而成癥瘕积聚之证。叶氏治在用归须、桃仁、川芎、香附、木香理气活血化瘀,用牡蛎、夏枯草软坚散结,特别用具走窜之性的蟊螂虫、䗪虫等虫类药物取其通络之性。本案正是《难经》所谓之积证,以活血化瘀通络之法治愈。

后世医家在《难经》对积聚认识基础上,创制了多个行之有效的治疗方剂与治疗技巧。如东汉·张仲景在《金匮要略》中创制的鳖甲煎丸、大黄䗪虫丸等方剂专治积聚;晋·葛洪的《肘后方》中收载了内服、外用治积聚方剂16首;唐·孙思邈在《千金方》中收载治积聚方剂44首;唐·王焘《外台秘要》收载治积聚方38首,并有不少单验方。从积聚病的治疗思路而言,明·王肯堂在《证治准绳·积聚》中提出了本病"治疗必分初、中、末三法"的主张,始者"其始感之邪与留结之客者,除之、散之、行之,虚者补之",中期"当祛湿热之邪,其块之坚者削之,咸以软之,此时因病邪久踞,正气尤虚,必以补泻迭相为用",末则当"补益其气,兼导达经脉,使荣卫流通,则块自消矣。"明·张介宾对运用攻补兼施之法治疗本病的体会尤为深刻,其在《景岳全书·积聚》云:"治积之要,在知攻补之宜,而攻补之宜,当于孰缓孰急中辨之。凡积聚未久而元气未损者,治不宜缓,盖缓之则养成其势,反则难制,此所急在积,速攻可也。若积聚渐久,元气日虚,此而攻之,则积气本远,攻不易及,胃气正近,先受其伤,愈攻愈虚。"

现代研究认为,积聚病是由于正气不足,脏腑失和导致,气滞、血瘀、痰凝、邪毒蕴结为其基本病机,治疗方法包括理气止痛、活血化瘀、逐痰软坚、清热解毒等,在逐邪攻积基础上,又强调扶正固本,并运用现代科技对其病理和治疗药物进行了深入研究,深化了对本病的认识与辨治思路,疗效有所提高,其理论基础离不开《难经》与《内经》。

4.《难经》五脏之积理论 五十五难论述了五脏积病的名称、发生部位、形态、继发病证,以及发病机理等问题。《难经》中文字虽与《灵枢·邪气脏腑病形》《灵枢·经筋》及《素问·腹中论》《素问·奇病论》等篇多有相似,但也有其独特的发明和贡献。

(1)《难经》对五脏积理论的阐发:五十六难论述了五脏积的名称、部位、形态、发病机理与病候等。较之《内经》,《难经》之论有如下几个特点:

一是系统全面地论述五脏积证。《内经》关于五脏积证的记述散载于多篇,其积之名称、病位、临床症状等资料或存或阙,总欠系统。《难经》则将五脏之积汇聚于一篇,订正其名称、分述其病位、积块形状与病候,论述全面,有利于诊断与鉴别。

二是确定了五脏积块部位。肝之积在左胁下,肺之积在右胁下,心之积在脐上,脾之积在胃脘,肾之积在少腹,正是五脏在腹中部位。这与十六难所论肝病"脐左有动气"、心病"脐上有动气"、肺病"脐右有动气"、肾病"脐下有动气"等,作为诊断五脏病的依据,其原则是一致的,同时也是古代方位观的反映。

三是重视腹部按诊,通过对患者腹部的触摸按压,了解包块大小形状,如肝之积的肥气状如"覆杯"、即如同倒扣的杯子,下大上小;心之积的"伏梁"形似房屋梁木;脾之积"痞气"状如盖着的盘子等,这是积病诊断的直接依据。

四是突出了脏气法时在积证形成中的重要作用。文中论及,五脏积证是其所胜之脏当令季节形成的,原因是五脏各有旺时,脏气旺盛之时精气充实,故不受邪,于是邪气即积聚于所传之脏,导致该脏气血郁滞,致使积病发生。如肝积肥气病由肺脏病邪传来,肝邪本当继续传之于脾,但恰巧脾脏在长夏季节戊己日是精气最为旺盛的时候,拒邪入侵,因此从肺而来的邪气就会积聚停留在肝脏成为肝之积。其义在于"实不受邪"之理,提示人们充实正气预防疾病。

(2)五脏积的诊治:《难经》提出五脏积,分别是肥气、伏梁、痞气、息贲、贲豚并与人体五脏对应,具体如下:

第一,肝积肥气:指肝气郁滞,瘀血凝结所致,以左胁下有肿块,伴有咳嗽、喘逆、疟疾等。其形成机理为肺病传肝,季夏戊己日土气旺盛之时脾气充实,邪滞留于肝而日久成积。其肿块位于左胁下,形如倒扣的杯子,边缘清晰,好像有头有足,日久不愈。类似于现今肝脾肿大一类病证。治以疏肝理气、活血化瘀。

第二,心积伏梁:指心气郁滞不畅,瘀血凝滞结于心下而致的以心下肿块,上下可移动,兼见唾血的病证。《内经》有伏梁三种：一指内痈；二指气溢于大肠而致的全身高度浮肿，伴有脐腹疼痛的病证；三指心气郁滞，瘀血内阻，症见心下肿块，上下可移动，伴见唾血的病。分别在《素问·腹中论》《素问·奇病论》《灵枢·邪气脏腑病形》有记载。

第三，脾积痞气：指脾气虚弱而气机郁滞所致胃脘部肿块凸起，状如覆盘，四肢无力，黄疸，消瘦的病证。相当于上腹部肿瘤。《内经》无此病的记载，治疗多从脾胃入手。

第四，肺积息贲：本病乃心邪传肺所致肺气郁滞，血行不畅，症见右胁下有肿块，如覆杯状，伴有发热恶寒，胸闷呕逆，咳吐脓血，呼吸急促的病证。与右上腹急性炎症性包块及肺脓疡一类的疾患有关。当以清降肺气，涤痰泻热散结为主要治法。后世治疗此病的方剂，如《奇效良方》的息贲汤，《杂病源流犀烛》的五灵丸，《妇人大全良方》的枣膏丸等。若成肺痈，咳吐脓血痰时，可用《备急千金要方》苇茎汤，或《济生方》桔梗汤加鱼腥草。除此以外，《普济方》中的半夏汤、防己汤、紫菀散、大腹皮散等均可治疗本病。

第五，肾积贲豚：又称奔豚，本病与《灵枢·邪气脏腑病形》所论均系肾脏阴寒之气上逆所致。其症状是从少腹有气上逆至心下，若奔豚状，或上或下无时，可伴随喘逆、骨痿乏力。后世医家有所论者，如东汉·张仲景在《金匮要略·奔豚气病脉证并治》中曰："奔豚病，从少腹起，上冲咽喉，发作欲死，复还止，皆从惊恐得之。"认为此病是一种发作性疾病，因惊恐或情志不遂致肝肾气机逆乱而发。发作时先从少腹部开始，气撑作痛，继则自觉气从少腹上冲于心，极端痛苦。若冲气渐平，症状可为之缓解。对本病的治疗，属热并伴有往来寒热者，用奔豚汤；属寒者，用桂枝加桂汤或茯苓桂枝甘草大枣汤。

案例1：

刘渡舟治一男性患者，35岁，患慢性肝炎已有两载，肝脾肿大且痛，胃脘发胀，嗳气后稍觉舒适，口干咽燥，饮食日渐减少，其脉左弦细，右弦滑，舌光红。自述服中药二百余剂，迄无功效，索视其方，厚约一寸，用药皆香燥理气。分析认为之所以无效，乃因此证为肝胃不和又兼阴虚。何以知之？舌红而光，脉又弦细，口咽又干也。且新病在经，久病入络，故见肝脾肿大而疼痛。以软坚活络，柔肝滋胃为大法。药用柴胡、鳖甲、生牡蛎、红花、茜草、川楝、麦冬、玉竹、生地、丹皮、白芍、土元。以此方加减进退服至三十余剂，胃开能食，腹胀与痛皆除，面色转红润，逐渐康复（《刘渡舟验案精选》）。

按： 本案肝脾肿大，属《难经》肥气范畴，刘老根据患者患病时间较长，正气耗损太过，注重辨证论治，认为本案虽为积病，但阴虚内热，气血凝滞是其主要病机。故治疗扶正祛邪兼用，当滋阴软坚，活血化瘀，柔肝养胃。所用药物为刘老自拟方"柴胡鳖甲汤"，方用柴胡、川楝子疏肝理气；鳖甲、牡蛎软坚散结；麦冬、玉竹、生地滋养肝胃之阴；丹皮、白芍凉肝柔肝；红花、茜草、土元活血化瘀，诸药配合相得益彰，积病痊愈。

案例2：

刘炳凡治一男子，45岁，近年来自觉腹部有股气向上冲，发作欲死，心忡心烦，头晕眼花，颈动脉冲动，恶心作呕，经中南大学湘雅医院诊断为："腹主动脉瘤"。于1980年2月就诊湖南省中医药研究院。病人纳差，睡眠不好，口干，便结，舌质黯紫，舌下静脉曲张，脉弦数带涩，证属阴虚阳亢冲气上逆，瘀血阻络。治宜镇冲潜阳、活血通络：丹参12g、何首乌15g、生地15g、白芍药12g、生赭石30g、龙齿12g、珍珠母20g、瓦楞子12g、海藻10g、水蛭3g、地鳖虫10g，服15剂。复诊：气上冲胸次数减少，发作时症状减轻，精神稍好，脉仍弦涩，小腹有点隐痛。原方加肉桂少许，又服15剂，病人病情明显好转，气上冲胸渐止，眠食俱佳，大便结，舌质稍红、苔薄白,脉弦不涩。原方去肉桂1g,加地龙10g、草决明12g,服30剂。后病人来信,病愈(《刘炳凡临证秘诀》)。

按: 本案肾积偏于肝肾阴虚,出现小腹作痛,刘教授在化瘀通络基础上少加肉桂以化寒凝而见效。

以上五脏积并非全指肿瘤,如心之积"伏梁",在《素问》的《奇病论》指上腹部(心下)的肿瘤,而在《腹中论》则指腹腔脓性包块。肝之积"肥气,在胁下若覆杯";肺之积"息贲,在右胁下,覆大如盘";脾之积"痞气,在胃脘,覆大如盘"。这四种积证似指胁下的肝脾肿大和上腹部的肿瘤,而肾之积"奔豚,发于少腹,上至心下,若豚状,或上或下无时"或非实性肿块,有待进一步研究。

三、不寐

不寐亦称"失眠"或"不得眠""不得卧""目不暝"。指以经常不能获得正常睡眠为特征的一种病证。《内经》中提出了"不寐"的病名。

1.《难经》有关不寐的认识 四十六难曰:"《经》言少壮者,血气盛,肌肉滑,气道通,荣卫之行不失于常,故昼日精,夜不寤也。老人血气衰,肌肉不滑,荣卫之道涩,故昼日不能精,夜不得寐也。故知老人不得寐也。"本难以老人不寐与少壮易寐为例,说明人的睡眠与营卫运行及气血盛衰的密切关系。如元·滑寿《难经本义》云:"老人之寤而不寐,少壮之寐而不寤,系乎营卫血气之有余不足也。"少壮之人,气血旺盛,肌肉丰满,营卫之气通行的道路滑利,营卫之气运行按常规进行,营行脉中,卫行脉外,昼行于阳二十五度,夜行于阴亦二十五度。卫气白天按时行阳,所以白天精力充沛而不寐,卫气夜间按时行阴,所以夜间静寐而不寤。老年人气血虚衰,肌肉枯萎,气血运行之道滞涩不通畅,营卫之气不能循常规而行,昼不能按时出于阳,所以精神委顿欲寐;夜不能及时入于阴,所以迟迟不能入寐而醒寤。

营卫之气的运行规律是昼日行于阳,夜间行于阴。行于阳,则阳分的营卫之气充实,阳主动、主兴奋,所以在一般情况下,人们在白昼精力充沛,精神清爽而少寐;营卫之气夜间行于阴分,则阴分的营卫之气充足,阴主静、主抑制,所以人们在夜间目暝就寝,安卧熟睡。如《灵枢·口问》云:"卫气昼日行于阳,夜半则行于阴,阴者主夜,夜者主卧。"清·叶霖《难经正义》云:"卫外之血气,日行于阳络二十五度,夜行于阴络二十五度,分为昼夜。故气至阳,则卧起而目张;气至阴,则休止而目暝。夫血气者,充肤热肉,澹渗皮毛之血气。肌肉者,在外皮肤之肌肉,在内募原之肌肉。气道者,肌肉之纹理,三焦通会元真之处,血气之所游行出入者也。老人血气衰,肌肉干枯,血气之道滞涩,故昼不精明,夜多不寐。少壮者,血气盛,肌肉滑利,血气之道流通,而不失其出入之常度,故昼精明,夜多寐也。是老人之寤而不寐,少壮之寐而不寤,系乎营卫血气之有余不足也。"

2. 不寐的诊治 不寐的临床表现是多种形式的,有的是难以入寐,有的是寐而易寤,而有的是寐而不稳,或寤后不能再寐,甚至整夜不能入寐。四十六难提示了调和营卫是调治睡眠节律紊乱的方法之一。由于人的睡眠与营卫昼夜运行节律密切相关,因此,若营卫失和,运行失序,势必会导致睡眠障碍,表现为失眠或多寐。对于营卫失调所致睡眠节律紊乱病证的治疗,《内经》十三方中的半夏秫米汤首开调和营卫治疗失眠之先河,此后,东汉·张仲景所创的桂枝汤系列方则是调和营卫之法的广泛应用。

后世医家对不寐多有发挥。明·李中梓对本病的论述颇为具体而实用,在《医宗必读·

不得卧》云:"愚按《黄帝内经》及前哲诸论,说考之而知不寐之故,大约有五:一曰气虚,六君子汤加酸枣仁、黄芪;一曰阴虚,血少心烦,酸枣仁一两,生地黄五钱,米二合,煮粥食之;一曰痰滞,温胆汤加南星、酸枣仁、雄黄末;一曰水停,轻者六君子汤加菖蒲、远志、苍术,重者控涎丹;一曰胃不和,橘红、甘草、石斛、茯苓、半夏、神曲、山楂之类。大端虽五,虚实寒热,互有不齐,神而明之,存乎其人耳"。目前在临床上心脾两虚证者,方用归脾汤;阴虚火旺证者,方选黄连阿胶汤;心肾不交证者,方用交泰丸合天王补心丹,或合六味地黄丸;肝郁血虚证者,可用酸枣仁汤加柴胡,或丹栀逍遥散加夜交藤、珍珠母、柏子仁等治之;心胆气虚证者,方选安神定志丸,或温胆汤加味;胆郁痰扰证者,可用清火涤痰汤治之;还有以胃气不和而辨证者,方用保和丸或越鞠丸、调胃承气汤加减化裁;亦有营卫不和而失眠者,可用仲景之桂枝加龙骨牡蛎汤化裁。

案例:

姜春华治一女,初诊患神经衰弱,失眠1年以上,服过多种安神镇静药无效。现头昏,失眠,心悸,面色苍白虚浮。脉弱,舌胖有齿印。处方:桂枝6g,甘草(炙)9g,牡蛎30g(先煎),龙骨15g(先煎),黄芪9g。7剂。二诊:服上方后失眠症状有改善,但心悸、怔忡依旧。前方加淮小麦30g,大枣7枚,续方7剂(《古今名医医案赏析》)。

按: 本案患者长期失眠,服镇静药无效。姜教授用桂枝甘草龙骨牡蛎汤获效。桂枝、甘草温通阳气有兴奋作用,龙骨、牡蛎重镇安神有镇静作用。阳药与阴药同用看起来相反,兴奋药与镇静药同用,治疗失眠比单用镇静效果好。此案正是调和营卫法治疗失眠的典型应用。

四、泄泻

泄泻是临床常见病证,以排便次数增多,粪便稀薄,泻出如水样为主症。古所称泄泻,又常常包含今痢疾病之范畴。痢疾以腹痛,里急后重,下痢赤白脓血为主症,其病因病机、治疗等均有其特殊性,后世逐渐将其从泄泻病中分别出来。

《内经》对泄泻病的记载散见于各篇之中,未见系统论述。其病名有飧泄、溏泄、洞泄、注下、濡泄、鹜溏等多种,证候表现、病机特点等各有不同。据经中"肠澼便血""肠澼下白沫""肠澼下脓血"等表述,一般认为《内经》中"肠澼"一病,即为今之痢疾。但仍存在不同看法,难以定论。总体而言,《内经》在泄泻病证方面有较为丰富的记载,但尚未对泄泻做系统分类,也未将普通泄泻与痢疾加以区别。

《难经》首开对泄泻病系统分类之先河。五十七难曰:"泄凡有几?皆有名不? 然:泄凡有五,其名不同。有胃泄,有脾泄,有大肠泄,有小肠泄,有大瘕泄,名曰后重。胃泄者,饮食不化,色黄。脾泄者,腹胀满,泄注,食即呕吐逆。大肠泄者,食已窘迫,大便色白,肠鸣切痛。小肠泄者,溲而便脓血,少腹痛。大瘕泄者,里急后重,数至圊而不能便,茎中痛。此五泄之要法也。"将泄泻分为五种,前四种按脾、胃、肠分类,而大瘕泄未指出患病部位。

1.《难经》论泄　《难经》据其症状,胃泄、脾泄、大肠泄、小肠泄当属今泄泻范畴,大瘕泄则更可能为痢疾。

小肠泄"便脓血,少腹痛"本为痢疾典型表现,然无里急后重,故更可能是其他胃肠道疾病如慢性溃疡性结肠炎、结肠息肉、直肠息肉、肿瘤等见脓血便者。大瘕泄之名的含义,尚有不同见解。"里急后重"是大瘕泄与其他泄泻病的最大区别,清·徐大椿《难经经释》云:"名曰后重一句,专指大瘕泄而言。"其临床特点"数至圊而不能便",为里急后重的具体表现。大瘕泄虽未提到脓血便,但从文义分析或为省文,前述小肠泄已有"溲而便脓血,少腹痛",后在大瘕泄中略去此症状,只述其与小肠泄的区别在于"里急后重"。大瘕泄之"瘕",历代注家多以"瘕"之本义"结"而释,如清·徐大椿曰:"大瘕,邪气结于下,成癥瘕而不散也。"又有学者认为"瘕"通"蛊"。瘕、蛊二字皆系古见母、鱼部,声母和韵部完全相同,为古音之同音通假。《中医百病名源考·肠澼》云:"瘕本当作蛊,大瘕泄之名本应为大蛊泄者,乃言其痢血瘀黑如病蛊也。"据其症状描述,与现代医学之阿米巴痢疾相似,因其粪便黯红呈果酱状,与蛊痢之便血瘀黑相同。一般认为,大瘕泄即今之痢疾。而《难经》是首次将痢疾与普通泄泻病进行明确区分的经典著作。其后如《圣济总录·下痢里急后重》即引《难经》论痢:"论曰:下痢里急后重者,有瘕聚也。经所谓大瘕泄者,里急后重,数至圊而不能便,茎中痛是矣。法当和气而祛蕴滞,则脾胃和平,饮食腐化,其脓自消,大肠自固也。"清·莫枚士《研经言·下利解》云:"今之痢,即《难经》五泄中之大瘕泄……隋唐时或称滞下,或称重下。"后世无论将痢疾称为下痢、滞下、重下,均以里急后重为典型症状,实始于《难经》。

《难经》按脾胃大小肠之病位对泄泻进行分类,具有重要的理论意义和学术价值。在今中医内科学,泄泻、痢疾均属脾胃病范畴,其病机的核心在于脾胃失调。

现结合《难经》原文、诸家注释及临证实际,分析《难经》五泄之病因病机如下:

(1)胃泄:"胃泄者,饮食不化,色黄。"其临床表现以饮食不化,下痢色黄为主症。《难经集注》杨注云:"泄,利也。胃属土,故其利色黄,而饮食不化焉。化,变也,消也,言所食之物,皆完出不消变也。"清·叶霖《难经正义》云:"胃泄者,甲木之克戊土也。胃主纳谷,风木之邪乘之,胃腑郁迫,水谷不化,必脉弦肠鸣。黄者,胃土之色。经曰:春伤于风,夏生飧泄者是也。"胃主受纳腐熟水谷,主通降。饮食失宜或外感寒湿之邪,则胃腑受伤,脾胃之气不足,不能腐熟水谷,故饮食不化。责之临床,饮食不化,出现黄褐色大便,多由湿热内蕴所致。

(2)脾泄:"脾泄者,腹胀满,泄注,食即呕吐逆。"其临床表现以腹部胀满,泄如水注,食即呕吐为主症。清·叶霖《难经正义》云:"脾泄者,脾土湿寒,不能蒸水化气,故水谷并下,胀满泄注也。食即呕吐者,脾弱下陷,则胃逆也,必所下多水,脉缓,腹不痛。经曰:湿甚则濡泄者是也。"脾司运化,主升清,饮食失宜、肝旺乘脾等均可导致脾运失职、升降紊乱而见此证。临证可见脾胃虚弱、肝气乘脾等证候。

(3)大肠泄:"大肠泄者,食已窘迫,大便色白,肠鸣切痛。"以食后急欲排便,大便色白,肠鸣,腹部剧痛为主症。清·叶霖《难经正义》云:"大肠泄者,肠虚气不能摄,故胃方实,即迫注于下,窘迫不及少待也。色白者,大肠属庚金,白,金之色也。肠鸣切痛者,气不和则攻冲,故鸣而痛也。经曰:清气在下,则生飧泄者是也。"大肠主传导糟粕,大肠素虚,感受寒邪,传导失司,水湿偏盛,而为泄泻。寒主收引,故肠鸣切痛。其证多属脾阳虚弱、寒湿泄泻之类。

(4)小肠泄:"小肠泄者,溲而便脓血,少腹痛。"以下痢脓血,少腹疼痛为主症。清·叶霖《难经正义》云:"小肠泄者,小肠属丙火,不化寒水。郁于湿土之中,内热淫蒸,脓血腐化。又小肠与心为表里,心主血,盖气不相摄,而便脓血,小便亦不禁也。小肠之气郁冲,下达膀胱,膀胱近少腹,故少腹痛也。此即血痢之类耳。"小肠主受盛化物,泌别清浊,邪气滞留小肠,故少腹疼痛,损伤血络,故便脓血。小肠泄其证多属湿热蕴结,然尚可见其他证候,不宜绝对。

(5)大瘕泄:"大瘕泄者,里急后重,数至圊而不能便,茎中痛。"以腹内急迫,肛门下坠,频频如厕,排出量少等为主症。清·叶霖《难经正义》云:"大瘕泄者,邪气结于下,成癥瘕而不散也。里急后重者,肠气急迫,肛门重坠也。数至圊而不能便者,皆瘕结不散,故欲便而不爽也。茎中痛者,乃湿郁为热,大便气不能达,则移于小便也。"本证多由湿热毒邪郁结所致,热则传化速而欲便,湿则重浊黏滞而不得便,故见里急后重。

2. 五泄的诊治　从五十七难对泄泻病的命名,已见其对此类病证的定位准确,属于消化道疾病,病在脾胃大小肠。另外,《难经》十分重视对患者临床症状、排泄物性状的对比观察,在临床鉴别诊断方面有一定指导意义。胃泄、脾泄、大肠泄以大便稀薄为主要特征,同时多伴有消化不良症状,或有轻度里急后重,但很少夹杂脓血。其病因病机多为外感寒湿、饮食不节等,致脾胃腐熟、运化功能不足,水谷不化,下注大肠。治疗总以调理脾胃为要。小肠泄少腹痛、便脓血等,可由多种疾病所致,临证还应综合判断,审因论治。大瘕泄属痢疾,须辨其寒热虚实。热痢清之,寒痢温之,初痢实则通之,久痢虚则补之,寒热交错者清温并用,虚实夹杂者攻补兼施。把握扶正祛邪、虚实补泻的辨证法则,又始终以顾护胃气为要。

金·刘完素《素问病机气宜保命集·泻痢论》中,治胃泄、小肠泄以承气汤,治脾泄以建中及理中汤,治大肠泄以干姜及附子汤,治大瘕泄"急利小便"。方证互测,可供参考。

清·周学霆《三指禅·泄症脉论》云:"《难经》训泄有五:胃泄,饮食不化;脾泄,腹胀呕吐,所谓大肠泄者,食已窘迫,可该脾泄论;所谓小肠泄者,便血腹痛;大瘕泄者,数至圊而不便,宜以痢门论。则泄止可言脾胃二经。诊其脉数,而邪之自外来者,属胃,其气化而为热,轻则黄连厚肠,佐以利水和胃之品(经验方:焦术、云苓、桂枝、黄连、泽泄、猪苓、车前、苡米)。至于完谷不化,则泄之甚者也,须芒硝、大黄(经验方:芒硝、大黄、银花、炙草、姜枣引),涤其邪而泄自止;诊其脉迟,而虚之由内生者,属脾,其气积而为寒,轻则焦术和中,佐以燥湿补脾之味(经验方:黄芪、白术、云苓、莲肉、法夏、诃子、陈皮、苡米、姜枣引)。至于胀满呕逆,则泄之剧者也,必附片、干姜(经验方:黄芪、附片、干姜、焦术、肉桂、莲肉、炙甘草、生姜大枣引,尝与道人分别是症,知其随手辄验者,有由来矣),温其寒而泄乃除。"其以脾胃统领《难经》肠、胃、脾诸泄,更从脉诊特点加以辨析,佐以治法方药,颇具临证价值。

案例:

有久罹"慢性溃疡性结肠炎"患者,虽屡经治疗,未见显效,深以久泻不能食为苦。就诊时,面色萎黄憔悴,证见腹痛,脓血便,大便溏,日七八行,纳谷不香,脉细缓,舌质淡胖,苔白而腻。证属脾虚不运,湿浊内蕴,法以健脾利湿,涩肠止血。以参苓白术散加减处方:太子参、白术、茯苓、炒扁豆、山药、薏苡仁、砂仁、诃子、罂粟壳、陈皮、灶心土(包)、黄芩、阿胶、锡类散(冲服)。经治两月,腹痛除而泻止,大便已成形,日二行,沉疴之疾向愈。嘱其软食自调,半年后来告,已可进一般饮食。[谢海州. 小肠泄临床证治经验[J]. 中医杂志,1982(11):15-16]

按: 本案慢性溃疡性结肠炎有脓血便而无里急后重表现,近于《难经》所述小肠泄。本病起病缓慢,病势缠绵,迁延难愈,反复发作。治以健脾利湿,理气固涩为法,重在益气升提。方用参苓白术散加减以补虚除湿,导滞调气,药性平和而无温燥伤阴、寒凉伤胃之弊。

五、癫狂

癫狂是以精神错乱为主症的疾病。分而言之,癫证以精神抑郁,表情淡漠,沉默痴呆,语无伦次,静而少动为特征,多属虚证;狂证以精神亢奋,狂躁刚暴,喧扰不宁,毁物打骂,动而多怒为特征,多属实证。癫与狂在病理变化上相互关联,在临床上可以互相转化,故常癫狂并称。《内经》确立了对癫狂病认识的学术基础。《灵枢·癫狂》阐述了癫狂病的症状、分类、治疗及预后等。癫与狂分而述之。后世癫、狂之分,实始于此。除此之外,尚有多篇零散论述。

《难经》论癫狂主要是二十难、五十九难。二十难曰:"重阳者狂,重阴者癫。脱阳者见鬼,脱阴者目盲。"五十九难曰:"狂癫之病,何以别之? 然,狂疾之始发,少卧而不饥,自高贤也,自辨智也,自倨贵也,妄笑,好歌乐,妄行不休是也。癫疾始发,意不乐,僵仆直视。其脉三部阴阳俱盛是也。"

1.《难经》对癫狂的阐发 五十九难明确提出了癫与狂症状特点的区别。对比《灵枢·癫狂》论癫"癫疾始生,先不乐,头重痛,视举目赤""癫疾始作而反僵",论狂"狂始发,少卧不饥,自高贤也,自辨智也,自尊贵也,善骂詈,日夜不休""狂言,惊,善笑,好歌乐,妄行不休",其内容大同小异。

对于二十难文,注家颇多争论。

元·滑寿《难经本义》注二十难曰:"此五十九难之文,错简在此。"至五十九难注云:"狂疾发于阳,故其状皆自有余而主动;癫发于阴,故其状皆自不足而主静。其脉三部阴阳俱盛者,谓发于阳为狂,则阳脉俱盛;发于阴为癫,则阴脉俱盛也。按二十难中'重阳者狂,重阴者癫。脱阳者见鬼,脱阴者目盲'四句,当属之。"认为二十难论及癫狂文字,本在五十九难中,此为错简。

然也有注家怀疑滑氏错简之说,如日·滕万卿《难经古义》注二十难曰:"按此篇滑注,以为五十九难狂癫之文,错简出于此,以予观之,弗然。彼所论则脏气偏实之所生,病从内也。此即伤寒热病阳病阴症等所见,病从外也,故见鬼、目盲乃死。彼所谓狂癫,正气自失,精神放散,不归本舍,历年之久,犹尚未已,岂有目盲、见鬼之危急乎? 学者察诸。"认为二十难所论之癫狂与五十九难有所不同,五十九难之癫狂属精神病患范畴,为病从内生。而二十难所述癫狂实为外感热病过程中出现的狂躁不安、神昏谵语(妄言)、幻视(妄见)、幻听(妄闻)等幻觉以及由此而引起的思维错乱、行为失常,为病从外入。

清·徐大椿《难经经释》则云:"狂者阳疾,癫者阴疾。邪气既盛,至伤其神,故其病如此。"认为狂为阳邪盛,癫为阴邪盛,邪气盛而伤心神,出现精神异常的一些表现。

以上诸说,均有道理。究二十难原文原义,是从脉象论狂、癫病之特征。"重阳者狂,重阴者癫",其本义是阳部(或为寸)见阳脉,阴部(或为尺)也见阳脉,重阳示阳之大盛,病变常应阳脏、阳经、阳分之火热、痰火作祟,如乱神志则病阳狂;阴部见阴脉,阳部也见阴脉,重阴示阴之大盛,病变常应阴脏、阴经、阴分之湿浊、痰瘀作祟,如乱神志则病阴癫。黄竹斋《难经会通》云:"夫阳部见阳脉,宜也。设阴部亦见阳脉,尺寸皆阳,谓之重阳。重阳则阴部失滋燥之权,阳邪飞越而为狂,其状自高贤智,登高而歌,弃衣而走,骂詈不避亲疏,皆有余而主动。阴部而见阴脉,宜也。设阳部亦见阴脉,尺寸皆阴,谓之重阴,重阴则阳部失宣和之令,阴邪郁结而为癫,其状僵仆于地,闭目不醒,阴极阳复,良久却苏,皆自不足而主静。此皆邪气既盛,至伤其神,故其病若斯,由阴阳偏盛而然也。"五十九难"其脉三部阴阳俱盛",与二十难可互参。癫病三部阴脉俱盛、狂病三部阳脉俱盛。临证鉴别癫狂,脉象亦有重要参考意义,狂证多弦滑数实洪大,而癫则多迟缓弦涩细弱。

值得注意的是,唐以前,癫多指以发作性跌仆为主症的癫痫病,与今所论以精神抑郁,表情淡漠,沉默痴呆,语无伦次,静而少动为特征之癫病,并不相同。除五十九难所载,《灵枢·癫狂》《诸病源候论·风癫候》之描述,皆如此类。时至唐·孙思邈《备急千金要方》中,风癫病既有"掣纵,口眼张大,口出白沫或作声,或死不知人"的癫痫病之表现,又有"或默默而不声,或复多言而漫说,或歌或哭或吟或笑或眠,坐沟渠啖食粪秽"等今之阴癫的表现。癫病一名而两实,为后代以癫专指沉默痴呆类精神疾病之始。

至后世,癫、狂、痫,开始明确加以区分。如清·程钟龄《医学心悟·癫狂痫》云:"经云重阴为癫,重阳为狂。而痫症,则痰涎聚于经络也。癫者,痴呆之状,或笑或泣,如醉如梦,言语无序,秽洁不知,此志愿太高而不遂所欲者,多得之,安神定志丸主之。狂者,发作刚暴,骂詈不避亲疏,甚则登高而歌,弃衣而走,逾垣上屋,此痰火结聚所致,或伤寒阳明邪热所发。痰火,生铁落饮、滚痰丸,并治之;伤寒邪热,大承气汤下之。痫者,忽然发作,眩仆倒地,不省高下,甚则瘛疭抽掣,目斜口㖞,痰涎直流,叫喊作畜声。医家听其五声,分为五脏,如犬吠者、肺也、羊嘶者、肝也、马鸣者、心也、牛吼者、脾也、猪叫者、肾也。虽有五脏之殊,而为痰涎则一,定痫丸主之。"从病因病机、症状、治法、方药等,对三者之别,详加阐明。

2. 癫狂证治 后世论治癫狂,多宗《难经》"重阳则狂,重阴则癫"之旨,以阴阳虚实为癫狂分证依据,以痰火为其病机要旨。

如《癫狂条辨·癫狂总论》云:"是症不外忧思郁结,痰火夹攻,延及五脏,因有阐、笑、歌、泣等症。须知癫症专责乎痰,痰火夹攻则狂也。盖火属阳而常动,故有传经之变;痰属阴而常静,故有结聚之坚。痰本不动,其动者,火逼之也。"癫病属痰,痰火相夹则为狂。

又《罗氏会约医镜·杂证》云:"经曰重阳者狂,重阴者癫。又曰阳虚阴实则癫,阴虚阳实则狂。而其证亦异。癫病之来,忽然僵仆,或歌或泣,如醉如痴,常昏多倦,多属不足,此心血之亏也。狂病之来,一发猖暴,或詈骂,或愤怒,登高逾垣,不知畏忌,多属有余,此痰火之盛也。由此观之,其阴阳寒热,迥然不同,不得概谓癫狂悉属热也。"癫为心血不足,神失所养,病本为虚;狂为痰火炽盛,扰及神明,病本为实。

《类证治裁·癫狂论治》宗《难经》之旨,对癫狂的病机治法进行了归纳,曰:"癫狂,心脾肝胃病也。经曰:重阴则癫,重阳则狂,阳并于阴则癫,阴并于阳则狂。癫多喜笑,症属心脾不足。狂多忿怒,症属肝胃有余。癫则或笑或歌,或悲或泣,如醉如痴,语言颠倒,秽洁不知,经年不愈。多由心脾郁结,志愿不遂,更或因惊恐,致神不守舍者有之。狂则自悲喜忘,善怒善恐,少卧不饥,自贤自贵。此为心疾。或邪并阳明发狂,骂詈不避亲疏,登高而歌,弃衣而走,不食数日,逾垣上屋。此为胃火。或阳气暴折而难决,为怒狂。此名阳厥。多由肝胆谋虑不决,屈无所伸,怒无所泄,木火合邪,乘心则神魂失守,乘胃则暴横莫制。总之,癫狂皆心火自焚,痰迷窍络。故癫始发,其情志失常,状亦如狂,狂经久,其神魂迷瞀,状乃类癫。治癫先逐其痰,控涎丹。次复其神,琥珀散。养其阴,滋阴安神汤。治狂先夺其食,食入于阴,长气于阳。次下其痰,安神导痰丸。降其火,生铁落饮。用生铁落者,金以制木,木平则火降也。二症如因怒动肝火,风痰上涌而发。导痰汤加芩、连、菖、远,煎成入辰砂、沉香汁。如痰火久郁,神志恍惚,牛黄清心丸。惊忧气结,痰血壅蔽,白金丸。心虚悸动,痞不稳寐,补心丹。心气不足,神不守舍,归神丹、大剂独参汤。癫久不愈,必养神通志,归脾汤、枕中丹。狂久不愈,必壮水制火。二阴煎、生熟养心汤。此治之大要,在参求脉症之虚实而分治之。"

至于《内经》《难经》所称之癫,后世称为痫病者,则多以风痰主说。如明·吴崑《医方考·痫门》云:"痫疾者,风痰之故也。风,阳气也,《内经》云:阳之气,以天地之疾风名之,故其发也暴。然所以令人仆地者,厥气并于上,上实下虚,清浊倒置。清浊倒置,故令人仆。"

《内经》《难经》确立了中医认识癫狂痫疾病的理论基础，为后世医家辨治此类疾病提供了理法。兹举医案几则，以明其具体辨治之法。

案例1：

某氏，因惊致癫，向暗悲泣，坐卧如痴十余年。神衰肌削，此失心难治痼疾，非大补元气不为功。仿安心丸。人参、黄精、茯神、当归、远志、枣仁、菖蒲、乳香（各研极细）。用猪心切开，入朱砂，以线缚定，再箸裹扎紧，酒煮研烂，入各药末，加煮枣肉捣丸桐子大，（另用朱砂为衣）。每服六七十丸，参汤下，以无力用参而止，惜夫。（《类证治裁·癫狂脉案》）

按：该患为癫病，属心虚气怯，神气不守，由心及身，神衰肌削，病久难治，治以大补元气，养心安神。

案例2：

张，少年怀抱不遂，渐次神明恍惚，言语失伦，面赤眼斜，弃衣裂帐。曾服草药吐泻，痰火略定。今交午火升，独言独笑，半昧半明，左脉弦长，自属肝胆火逆，直犯膻中，神明遂为痰涎所蔽。经谓肝者谋虑所出，胆者决断所出。凡肝胆谋虑不决，屈何所伸，怒何所泄，木火炽煽，君主无权，从此厥逆不寐，重阳必狂。前已服牛黄清心丸，今拟平肝胆之火，涤心包之痰，暂服煎剂，期于清降火逆，扫荡粘涎。后服丸方，缓收其效。（煎方）龙胆草、山栀、郁金（磨汁）、贝母、连翘、茯神、天竺黄、知母、石菖蒲（捣汁）、橘红，金器同煎，五六服，狂态大敛。谈及前辙，深知愧赧，一切如常。诊脉，左右已匀，沉按有力，再疏丸方。胆南星、川贝（各二钱）、山栀（五钱）、郁金、龙齿（煅。各三钱）、牛黄（八分）、羚羊角（二钱）、茯神（五钱）、生地（一两）。用淡竹沥为丸，朱砂为衣，开水下，一料，遂不复发。（《类证治裁·癫狂脉案》）

按：该患为狂火致狂，然前服涌汁痰涎、清泻火热药效果不佳。其为火邪明矣，然火从何来，尚须明辨。辨证为肝胆火逆，犯于心包，火邪炼液为痰，痰火扰心，神明无权。《素问·灵兰秘典论》论十二官之功用，其中心主神明、肝主谋虑、胆主决断、膻中属喜乐，于此病案之分析，皆有所及，可谓精彩。前服牛黄清心丸，从心火治而罔效；今清肝胆火热，兼以涤痰，用之收功。

案例3：

万密斋治汪前川子，年四岁，七月病惊搐，医以拿法掐止之。八月连发二次，仍用掐法，九月又发。万曰：痰聚成惊，惊久成痫，幼科拿法，即古之按摩法也。病在荣卫者可用之，使荣卫之气行，亦发散之意。病在脏腑，则不能去矣。久则痰塞心窍，不亟治，必成痼疾，古所谓五痫者，自此得之。因立方以黄连泻心中之邪热为君；枳实、半夏去胸中之积痰为臣；朱砂、寒水石之坠以安其神为佐；甘遂逐上焦之痰饮，麝香以利窍为使。神曲作糊，丸如龙眼大，每服一丸，用獖猪心，铜刀批开，纳丸其中缚煮，待心熟取丸，和心服之，并饮其汤，名曰断痫丸，服猪心五个乃愈。（《续名医类案·风痫》）

按：案中提出痫为痰聚而成。若聚于气血，可以推拿法调理。若病在脏腑，则非药不能及。此痫证病机为痰塞心窍，法以清热化痰，安神开窍。

六、厥痛与真痛

《难经》在《内经》的基础上，对厥痛与真痛的病机认识，有进一步的深化。论厥头痛与厥心痛的病机云："手三阳之脉，受风寒，伏留而不去者，则名厥头痛""其五脏气相干，名厥心痛"，明确所谓厥痛，无论是头痛还是心痛，都是经脉之气逆乱所致。对"厥"这一病机要点的阐述,正合《素问·方盛衰论》"气多少逆皆为厥"之意。其中厥头痛为手三阳受风寒之邪袭扰,经气厥逆于头而生;厥心痛病机,为五脏气机受扰,通过经气影响于心而成。述及真头痛、真心痛,不仅对其证候及预后进行了描述,更在病位上明确提出真头痛"入连在脑",真心痛"其痛甚,但在心",明确指出两病均直中人命要害心、脑,故预后极其险恶。这些论述,在《内经》有关头痛、心痛的有关论述中独得其要、提纲挈领,深刻地揭示了两病的病机。

1.《难经》对厥痛与真痛的阐发　六十难论头、心疼痛之病,提出厥痛、真痛之区别。并分别论述了厥头痛、真头痛、厥心痛、真心痛的病机或证候。其文曰:"头、心之病,有厥痛,有真痛,何谓也? 然:手三阳之脉,受风寒,伏留而不去者,则名厥头痛;入连在脑者,名真头痛。其五脏气相干,名厥心痛;其痛甚,但在心,手足青者,即名真心痛。其真心痛者,旦发夕死,夕发旦死。"其中所涉病证为头痛与心痛。经中另有他篇述及头痛与心痛者,如十四难曰:"一呼三至,一吸三至,为适得病,前大后小,即头痛、目眩";十六难曰:"假令得心脉……其病烦心心痛、掌中热而哕";二十九难曰:"阴维为病苦心痛"等,其与厥痛、真痛不相关。

分头痛、心痛为厥痛、真痛,《内经》已有之。主要见于《灵枢·厥病》。该篇将头痛、心痛分为厥痛和真痛。将厥头痛分为六种,分列症状、选经施治。经中虽未明确将各类厥头痛具体命名,从其针刺治疗的取穴原则来看,明显是以六经分类厥头痛。将厥心痛分为肾心痛、胃心痛、脾心痛、肝心痛和肺心痛五种,分述其症,选穴针刺施治。论及真头痛、真心痛,则述其症状与不良预后。

《难经》的有关论述确立了厥痛、真痛病诊治的纲领。对辨别头痛、心痛病的病因病机、证候分类、转归预后,有重要理论意义。厥痛属经,预后良好,宜从经气逆乱辨治;真痛属脏,预后险恶,宜峻补或通达真元之气。既纲举目张,则分经、别脏的辨治,均有章可循。

《内经》《难经》有关厥痛、真痛的认识,对后世医家影响深远。如《难经》提出厥头痛为"手三阳之脉受风寒",后世多有医家认为头痛证候,主要限于三阳经。如金·张从正《儒门事亲·头痛不止》云"夫头痛不止,乃三阳之受病也。"又东汉·张仲景论伤寒六经证候,明确涉及头痛者,计有三阳经与厥阴经。故后世又在三阳经外加厥阴经。元·成无己在《伤寒明理论·头痛》中的认识对后世影响较大。其曰:"虽然头痛一切属三阳经也,而阴病亦有头痛乎? 太阴少阴二经之脉,皆上至颈胸中而还,不上循头,则无头痛之证,惟厥阴之脉,循喉咙之后,上入颃颡,连目系,上出额,与督脉会于巅,病亦有头痛。"元·李东垣于以上四经之外,又倡太阴、少阴头痛之说,后世六经头痛辨证体系始渐完备。

对于真头痛预后凶险的机理,后世多宗《难经》"入连在脑"之说。如《三因极一病证方论·头痛证治》云:"头者诸阳之会,上丹产于泥丸宫,百神所集。凡头痛者,乃足太阳受病,上连风府眉角而痛者,皆可药愈;或上穿风府,陷入于泥丸宫而痛者,是为真头疼,不可以药愈,夕发旦死,旦发夕死,责在根气先绝也。"

《严氏济生方·心腹痛门》于心痛论治曰:"夫心痛之病……其名虽不同,而其所致皆因外感六淫,内沮七情,或饮啖生冷果食之类,使邪气搏于正气,邪正交击,气道闭塞,郁于中焦,遂成心痛。夫心乃诸脏之主,正经不可伤,伤之则痛,若痛甚,手足青过节者,则名曰真心痛,真心痛者,旦发夕死,夕发旦死。若午间乍甚成疹而不死者,名曰厥心痛,不过邪气乘于心支别络也。"

2. 厥头痛与真头痛证治 《难经》弥补了《内经》厥头痛仅发生在足经的局限，指出风寒之邪通过经脉侵犯手三阳经，邪气滞留而不去，厥逆于头则痛。由于经脉不同，所以头痛特点及其兼证也有区别，治法方药亦不同。后世据《难经》三阳经受寒致头痛之说，又逐渐增三阴头痛理论，创头痛六经辨证体系。兹总结历代理论要点如下：

《内经》论头痛，实与六经皆相关。《难经》始有"手三阳之脉，受风寒，伏留而不去者，则名厥头痛"之说。《伤寒论》论六经证候，太阳、阳明、少阳、厥阴病见头痛症。元·成无己在《难经》和《伤寒论》有关论述的基础上，提出头痛只在三阳及厥阴经，太阴、少阴无头痛，并从经脉循行角度分析其机理。另提出"伤寒头痛者，太阳专主也"之说，其说多为后世所宗。然其后有李东垣补太阴、少阴经头痛之证治，则头痛六经证候俱有。两说在后世的医著中并存。张介宾对此进行了恰当评述，认为就外感头痛而言，因三阳经脉俱行于头面，厥阴经脉会于巅顶，而少阴、太阴经不至于头，故仲景只述及三阳及厥阴头痛；而就内伤头痛而言，则不可拘泥此说，六经俱有之。

综合历代医家的著述，如《兰室秘藏·头痛门》《古今医统大全·头痛门》《类证治裁·头痛论治》等，兹归纳六经头痛证治规律如下：

太阳头痛，恶风，脉浮紧，麻黄汤、桂枝汤主之，用药宜川芎、羌活、独活、麻黄等；少阳经头痛，脉弦细，往来寒热，小柴胡汤主之，用药以柴胡为主；阳明头痛，自汗，发热恶寒，脉浮缓长实，白虎汤主之，用药宜升麻、葛根、石膏、白芷等；太阴头痛，脉浮桂枝汤，脉沉理中汤。若痰盛，见体重或腹痛，须吐尽痰沫，痛乃止，为痰癖，其脉沉缓，苍术半夏汤主之，用药宜苍术、半夏、南星等；少阴头痛脉沉细或浮微，足寒而气逆，麻黄附子细辛汤主之，用药宜麻黄、附子、细辛等；厥阴头项痛，或吐痰沫，呕而微吐清水，厥冷，其脉浮缓，吴茱萸汤主之。

自金·张元素提出药物引经理论以降，历代医家对头痛的六经引经药，亦多有论及。兹归纳总结如下：

金·张元素《医学启源·主治心法》载"头痛须用川芎，如不愈，各加引经药，太阳蔓荆，阳明白芷，（少阳柴胡），（太阴苍术），少阴细辛，厥阴（吴）茱萸。顶巅痛，（用）藁本，去川芎。"

元·朱震亨《丹溪心法·头痛》载"太阳川芎，阳明白芷，少阳柴胡，太阴苍术，少阴细辛，厥阴吴茱萸。"

明·李时珍《本草纲目·头痛》载"引经：太阳（麻黄、藁本、羌活、蔓荆），阳明（白芷、葛根、升麻、石膏），少阳（柴胡、芎藭），太阴（苍术、半夏），少阴（细辛），厥阴（吴茱萸、芎藭）。"

清·程文囿《医述·头痛》载"头痛引经药：太阳，羌活；阳明，白芷；少阳，柴胡；太阴，苍术；少阴，细辛；厥阴，吴茱萸。"

综合各家所述，头痛各经引经药，太阳经主要为川芎、羌活或蔓荆子；阳明经为白芷（火热内郁加葛根、升麻、石膏）；少阳经主要为柴胡；太阴经主要为苍术（痰湿重加半夏）；少阴经主要为细辛；厥阴经主要为吴茱萸。其中川芎为治疗头痛最主要的药物。

《难经》所论真头痛，为邪入脑髓，导致脏真之气闭阻不通，元阳之气衰败，故疼痛剧烈，病情危重，死亡率高，多属于现代医学的高血压脑病、蛛网膜下腔出血、颅内肿瘤之类。真头痛为病，历代医家多认为不可治，如《世医得效方·集治说》云："真头痛者，上穿风府，陷入泥丸，非药能愈。"《普济方·头门》附以黑锡丹。《本草问答》提出"寒入脑髓名'真头痛'，用细辛以引经上达，用附子以助阳上行，皆入督脉以上入于脑也。肝脉亦入脑髓，故仲景用吴茱萸治脑髓寒痛。"《证治准绳·杂病》亦指出："真头痛，天门真痛，上引泥丸，夕发旦死，以脑为髓海,真气之所聚,卒不受邪,受邪则死不可治。古方云:与黑锡丹,灸百会,猛进参、沉、乌、附,或可生。"

案例:

吴孚先治一人患头病,痛不可禁,脉短而涩。吴曰:头为诸阳之首,若外邪所乘,脉当浮紧而弦,今反短涩,短则阳脱于上,涩则阴衰于下,更加手足厥冷,名为真头痛,与真心痛无异,法在不治。为猛进参、附,或冀挽回万一。如法治之果愈。(《续名医类案·头》)

按: 此案患者脉短涩,短则阳脱于上,涩则阴衰于下,阴阳不相守,危在顷刻。当用重剂参、附,以回阳救逆。

3. 厥心痛与真心痛证治 《难经》明确指出厥心痛是因五脏气机逆乱波及于心所致,《难经集注》杨注曰:"诸经络皆属于心,若一经有病,其脉逆行,逆则乘心,乘心则心痛,故曰厥心痛。是五脏气冲逆致痛,非心家自痛也。"结合《灵枢·厥病》,其症状当既有心痛,亦兼诸脏症状。对厥心痛的治疗《难经》没有提及,《灵枢·厥病》指出应根据本经、表里经取穴原则,取远端穴位针刺以调理脏腑功能,如肝心痛针刺可取行间、太冲穴以疏厥逆之气;肾心痛针刺可取京骨、昆仑穴,若针后仍痛不止,则取然骨穴;肺心痛针刺可取鱼际、太渊穴;脾心痛针刺可取然骨、太溪穴;胃心痛针刺可取大都、太白穴,临床可供参考。关于厥心痛"五脏气相干"的具体证候及方药治疗,《黄帝内经研究大成·病证与临床研究》认为,肝心痛即肝气厥逆,上犯心所致,治当疏肝理气止痛,方用柴胡疏肝散加减,《类证治裁》用金铃子散加紫降香;肾心痛即肾气厥逆,上犯心所致,治疗宜温肾散寒,通阳宣痹,方用附子汤合枳实薤白桂枝汤加减;肺心痛即肺气厥逆,上犯心所致,治疗应理气降逆止痛,《类证治裁》提出用七气汤加枳壳、郁金,亦可用《太平惠民和剂局方》四七汤加减;脾心痛即脾气厥逆,上犯心所致,治宜温阳散寒,活血通络,《类证治裁》用复元通气散,并可加丹参饮之类;胃心痛即胃气厥逆,上犯心所致,治宜行气止痛,《类证治裁》用草豆蔻丸。临床可参。

真心痛为邪气直犯心脏,伤及脏真之气,心脉瘀阻,心阳暴脱,故在剧烈心痛的同时伴有四肢厥冷,且发夕死,夕发旦死,预后不良。《难经》未及真心痛的治疗,但从所述症状看病情危重,必须及时采取措施予以救治。治则当遵急则治标,缓则治本的原则。先治其标,待标病缓解方可辨证论治。

案例:

曹某,男,63岁。1974年来诊。入院诊断为"急性前间壁心肌梗死及下壁损伤"。症见:胸痛彻背,气短心悸、面色苍白,大汗淋漓,口唇发紫,恶心呕吐,四末不温。舌质淡苔白,脉结代无力。频发室性期前收缩。辨证:心阳虚脱,血瘀痰阻。治法:大补元气,固脱生津。处方:人参15g,煎汁分数次饮服,3剂。二诊:胸痛大减,汗已止,口唇转红,四末转温,呕吐亦止。时有恶心,心悸气短、可进流食。舌淡苔白,脉细涩。心中阳气有来复之机,但气虚血瘀痰阻之象尚在,故拟温阳益气、活血化瘀、化温和胃法。处方:人参、熟附片、丹参、当归、石菖蒲、玄胡、陈皮、鸡内金、三七粉(分冲),10剂。(《中国现代名中医医案精华·赵冠英医案》)

按: 本患者初期心阳虚脱之象已显,病情危急,稍有迟疑则危害生命,急服独参汤频频饮服,以救心阳之衰竭。三日后,当汗止神清,肢温脉复后,继以益气活血之剂调整阴阳,化瘀通脉调治。

【相关原文校释】

第二十难

【原文】

二十难曰：重阳[1]者狂，重阴[2]者癫。脱阳者见鬼[3]，脱阴者目盲[4]。

【校释】

[1] 重阳：属阳的寸部与属阴的尺部都出现阳脉。

[2] 重阴：属阳的寸部与属阴的尺部都出现阴脉。

[3] 脱阳者见鬼：脱阳，阳气衰竭而寸脉沉微欲绝。徐大椿曰："鬼属阴，阳既脱，则纯乎阴，故见鬼。"

[4] 脱阴者目盲：脱阴，阴精衰竭而尺脉浮散无根。徐大椿曰："目得血而能视，阴既脱，则血不营于目，故目盲。"

第四十六难

【原文】

四十六难曰：老人卧而不寐[1]，少壮寐而不寤者，何也？

然：《经》言少壮者，血气盛，肌肉滑，气道通，荣卫之行不失于常，故昼日精[2]，夜不寤也。老人血气衰，肌肉不滑，荣卫之道涩，故昼日不能精，夜不得寐也。故知老人不得寐也。

【校释】

[1] 寐：熟睡。徐大椿曰："寐，目瞑而神藏也。"《说文》云："寐，卧也。"

[2] 精：精力充沛，精神清爽。《广雅·释诂》云："精，神爽也。"

第四十七难

【原文】

四十七难曰：人面独能耐寒者，何也？

然：人头者，诸阳[1]之会也。诸阴脉[2]皆至颈、胸中而还，独诸阳脉皆上至头耳，故令面耐寒也。

【校释】

[1] 诸阳：指手足三阳经脉。

[2] 诸阴脉：指手足三阴经脉。

第四十八难

【原文】

四十八难曰：人有三虚三实，何谓也？

然：有脉之虚实，有病之虚实，有诊[1]之虚实也。脉之虚实者，濡者为虚，紧牢者为实[2]。病之虚实者，出者为虚，入者为实[3]；言者为虚，不言者为实[4]；缓者为虚，急者为实[5]。诊之虚实者，濡者为虚，牢者为实[6]；痒者为虚，痛者为实[7]；外痛内快，为外实内虚，内痛外快，为内实外虚[8]。故曰虚实也。

【校释】

[1] 诊：察也，这里指按、触诊法收集病变体征。滑寿曰："诊，按也，候也，按其外而知之，非诊脉之诊也。"

[2] 濡者为虚，紧牢者为实：气血不足则脉象细软无力，故曰"濡者为虚"；邪气盛实，正气抗邪则脉象坚紧有力，故曰"紧牢者为实"。

[3] 出者为虚，入者为实：徐大椿曰："出，谓精气外耗，如汗吐泻之类，凡从内出者皆是；入，谓邪气内结，如能食便秘，感受风寒之类，凡从外入者皆是"，指症状的出入特征。又，滑寿曰："出者为虚，是五脏自病，由内而外，东垣之所谓内伤是也；入者为实，是五邪所伤，由外而之内，东垣之所谓外伤是也"，指病证的邪正出入性质。据下文言者、不言，缓、急之义，出入当指症状的特点，张寿颐曰："出入之意，伯仁所解，未尝不是，但于出入二字，尚未分明，洄溪以汗吐泻为出，饮食风寒六淫为入，颇觉精当。"

[4] 言者为虚，不言者为实：慢性病气血虚弱，但一般神清言正，故云"言者为虚"；急性病邪甚壅闭，多神昏不语，故云"不言者为实"。

[5] 缓者为虚，急者为实：缓、急，指病势缓慢与急暴。慢性疾患，日久不愈，多正气虚弱，故"缓者为虚"；急性疾患，邪盛症急，正气未伤，抗病有力，故"急者为实"。

[6] 濡者为虚，牢者为实：此濡、牢指触诊手下感觉。柔软者多气血不足，故"濡者为虚"；牢坚者邪气内结，故"牢者多实"。

[7] 痒者为虚，痛者为实：徐大椿曰："血气少而肌肉不能充则痒；邪气聚而营卫不和则痛。"

[8] 外痛内快，为外实内虚，内痛外快，为内实外虚：徐大椿曰："外实内虚、内实外虚，则须按而候之。凡虚者喜按，实者不可着手，故按之而痛处为实，快处为虚也。"

第四十九难

【原文】

四十九难曰：有正经自病，有五邪所伤[1]，何以别之？

然：忧愁思虑则伤心；形寒寒饮则伤肺；恚怒气逆，上而不下则伤肝；饮食劳倦则伤脾；久坐湿地，强力入水则伤肾[2]。是正经之自病也。

何谓五邪？

然：有中风，有伤暑，有饮食劳倦[3]，有伤寒，有中湿。此之谓五邪。

假令心病，何以知中风得之[4]？

然：其色当赤。何以言之？肝主色，自入为青，入心为赤，入脾为黄，入肺为白，入肾为黑。肝为心邪，故知当赤色[5]。其病身热，胁下满痛。其脉大而弦[6]。

何以知伤暑得之？

然：当恶臭[7]。何以言之？心主臭，自入为焦臭，入脾为香臭，入肝为臊臭，入肾为腐臭，入肺为腥臭。故知心病伤暑得之，当恶臭。其病身热而烦，心痛。其脉浮大而散[8]。

何以知饮食劳倦得之？

然：当喜苦味也。虚为不欲食，实为欲食[9]。何以言之？脾主味，入肝为酸，入心为苦，入肺为辛，入肾为咸，自入为甘。故知脾邪入心，为喜苦味也。其病身热而体重嗜卧，四肢不收。其脉浮大而缓。

何以知伤寒得之？

然：当谵言妄语。何以言之？肺主声，入肝为呼，入心为言，入脾为歌，入肾为呻，自入为哭。故知肺邪入心，为谵言妄语也。其病身热，洒洒恶寒，甚则喘咳。其脉浮大而涩。

何以知中湿得之？

然：当喜汗出不可止。何以言之？肾主湿[10]，入肝为泣，入心为汗，入脾为涎，入肺为涕，自入为唾。故知肾邪入心，为汗出不可止也。其病身热而小腹痛，足胫寒而逆。其脉沉濡而大。

此五邪之法也。

【校释】

[1] 有正经自病，有五邪所伤：正经，即本经，这里指该经所属的内脏。五邪，指风、暑、寒、湿和饮食劳倦五种致病因素。滑寿曰："此本经自病者，病由内作，非外邪之干，所谓内伤者也。""此五者(五邪所伤)，邪由外至，所谓外伤者也。"

[2] 久坐湿地，强力入水则伤肾：徐大椿曰："湿伤于下，故湿先归肾。又肾为作强之官，水又肾之类，故强力入水则伤肾。"滕万卿曰："久坐湿地者，是亦似外邪，实非天时之湿。居处失宜，下体不温，加之强力入房，汗出入水等事，以渐发病，亦非一时之水湿也。"

[3] 有饮食劳倦：虞庶曰："正经自病，亦言饮食劳倦伤脾，今五邪亦言饮食劳倦。正经病，谓正经虚，又伤饮食；五邪病，谓饮食伤于脾而致病也"。又，徐大椿曰："此必传写以来，几经讹误，或者妄人又有窜改，决非周秦旧本"，可参。

[4] 假令心病，何以知中风得之：五邪内通五脏，各伤其相应之脏，如风邪伤肝、暑邪伤心等。亦可伤及他脏。无论伤本脏、伤他脏，均有不同见证。今举心经伤五邪为例论之，余脏类推。

[5] 肝为心邪，故知当赤色：四十难曰："肝主色，心主臭，脾主味，肺主声，肾主液"。风为肝邪，故其为病当在五色上反映出来。心色为赤，故肝邪犯心见赤色。下文心病伤暑恶焦臭、伤饮食劳倦喜苦味、伤寒谵言妄语、中湿汗出义仿此。

[6] 其病身热，胁下满痛。其脉大而弦：身热、脉浮大，心病脉症；胁下满痛、脉弦，肝病脉症。风邪伤心，或肝病传入心，或心肝同时发病，故既有心病脉症，又有肝病脉症。下文所述脉症，义仿此。

[7] 恶臭：孙鼎宜曰："臭，当作焦，字误"。《难经古义》作"焦臭"可从。

[8] 其脉浮大而散：徐大椿曰："浮大，心之本脉；散，则浮大而空虚无神，心之病脉。"

[9] 虚为不欲食，实为欲食：滑寿曰："虚为不欲食，实为欲食二句，于上下文无所发，疑错简衍文"，可从。

[10] 湿：明本《难经》作"液"，以四十难证之可信，当从改。

第五十难

【原文】

五十难曰：病有虚邪，有实邪，有贼邪，有微邪，有正邪，何以知之？

然：从后来者为虚邪，从前来者为实邪[1]，从所不胜来者为贼邪，从所胜来者为微邪[2]，自病者为正邪[3]。何以言之？假令心病，中风得之为虚邪，伤暑得之为正邪，饮食劳倦得之为实邪，伤寒得之为微邪，中湿得之为贼邪。

【校释】

[1] 从后来者为虚邪，从前来者为实邪：叶霖曰："病有虚邪者，如心脏属火，其病邪从肝

传来,木生火,则木位居火之后,是生我者,邪挟生气而来,虽进而易退,故曰从后来者虚邪也。病有实邪者,如心属火,其病邪从脾土传来,火生土,则土传居火之前,是受我之气者,其力方旺,其势必盛,故从前来者为实邪也。"

[2] 从所不胜来者为贼邪,从所胜来者为微邪:叶霖曰:"病有贼邪者,如心属火,其病邪从肾水传来,水克火,心受克而不能胜,脏气本已相制,而邪气挟其力而来,残削必甚,故曰从所不胜来者贼邪也。病有微邪者,如心属火,其邪从肺金传来,火克金,金受克而火能胜,脏气既受制于我,则邪气亦不能深入,故曰从所胜来者微邪也。"

[3] 自病者为正邪:叶霖曰:"正邪者,如心脏只有自感之邪,而无他脏干克之邪者是也。"

第五十一难

【原文】

五十一难曰:病有欲得温者,有欲得寒者,有欲得见人者,而各不同,病在何脏腑也?

然:病欲得寒而欲见人者,病在腑也;病欲得温而不欲见人者,病在脏也。何以言之?腑者,阳也,阳病欲得寒,又欲见人[1];脏者,阴也,阴病欲得温,又欲闭户独处,恶闻人声[2]。故以别知脏腑之病也。

【校释】

[1] 阳病欲得寒,又欲见人:滑寿曰:"纪氏曰:腑为阳,阳病则热有余,而寒不足,故饮食、衣服、居处,皆欲就寒也。阳主动而应乎外,故欲得见人。"

[2] 阴病欲得温,又欲闭户独处,恶闻人声:滑寿曰:"纪氏曰……脏为阴,阴病则寒有余,而热不足,故饮食、衣服、居处,皆欲就温也。阴主静而应乎内,故欲闭户独处,而恶人声也。"

第五十二难

【原文】

五十二难曰:脏腑发病,根本[1]等不?

然:不等也。

其不等奈何?

然:脏病者,止而不移,其病不离其处;腑病者,彷佛贲响,上下行流,居处无常[2]。故以此知脏腑根本不同也。

【校释】

[1] 根本:指病证的根源。徐大椿曰:"此指有形质之病,如瘕之类,故曰根本。"

[2] 彷佛贲响,上下行流,居处无常:彷佛同仿佛,言腑病游移,部位不定,似有若无。贲响即奔响,指气行奔走而有响声。丁德用曰:"脏病为阴,阴主静,故止而不移;腑病为阳,主动,故上下行流,居处无常。"

第五十三难

【原文】

五十三难曰:经言七传[1]者死,间脏者生,何谓也?

然:七传者,传其所胜也。间脏者,传其子[2]也。何以言之? 假定心病传肺,肺传肝,肝传脾,脾传肾,肾传心,一脏不再伤,故言七传者死也。间脏者,传其所生也。假令心病传脾,脾传肺,肺传肾,肾传肝,肝传心,是母子相传,竟[3]而复始,如环无端,故曰生也。

【校释】

[1] 七传:"七"当作"次"。吕广曰:"七,当为次字之误也。此下有间字,即知上当为次"。又,滑寿引纪氏曰:"自心而始,以次相传,至肺之再,是七传也",按《素问·标本病传论》云:"诸病以次相传,如是者,皆有死期",次传,是以次传其所胜,而七传义不可解。

[2] 间脏者,传其子:吕广曰:"间脏者,间其所胜脏而相传也。心胜肺,脾间之……此谓传其所生也。"

[3] 竟:终也。

第五十四难

【原文】

五十四难曰:脏病难治,腑病易治,何谓也?

然:脏病所以难治者,传其所胜也;腑病易治者,传其子也。与七传间脏同法[1]也。

【校释】

[1] 法:指相生传者生,相克传者死的一般规律。

第五十五难

【原文】

五十五难曰:病有积[1]、有聚[2],何以别之?

然:积者,阴气也;聚者,阳气也。故阴沉而伏,阳浮而动。气之所积名曰积,气之所聚名曰聚。故积者,五脏所生;聚者、六腑所成也。积者,阴气也,其始发有常处,其痛不离其部,上下有所终始,左右有所穷处[3];聚者,阳气也,其始发无根本[4],上下无所留止,其痛无常处,谓之聚。故以是别知积聚也。

【校释】

[1] 积:病名。由阴液积久而成的疾病。徐大椿曰:"阴邪积而成积。"

[2] 聚:病名。由气机郁滞而成的疾病。徐大椿曰:"阳邪聚而成聚也。"

[3] 穷处:边缘、边际。

[4] 根本:固定的部位。

第五十六难

【原文】

五十六难曰:五脏之积,各有名乎? 以何月何日得之?

然:肝之积名曰肥气[1],在左胁下,如覆杯[2],有头足[3]。久不愈,令人发咳逆,疟[4],连岁不已。以季夏戊己日得之。何以言之? 肺病传于肝,肝当传脾,脾季夏适王,王者不受邪,肝复欲还肺,肺不肯受,故留结为积[5]。故知肥气以季夏戊己日得之。

心之积名曰伏梁[6],起脐上,大如臂,上至心下。久不愈,令人病烦心。以秋庚辛日得之。何以言之? 肾病传心,心当传肺,肺以秋适王,王者不受邪,心复欲还肾,肾不肯受,故留结为积。故知伏梁以秋庚辛日得之。

脾之积名曰痞气[7],在胃脘,复大如盘。久不愈,令人四肢不收,发黄疸,饮食不为肌肤[8]。

以冬壬癸日得之。何以言之？肝病传脾，脾当传肾，肾以冬适王，王者不受邪，脾复欲还肝，肝不肯受，故留结为积。故知痞气以冬壬癸日得之。

肺之积名曰息贲[9]，在右胁下，复大如杯。久不已，令人洒淅寒热，喘咳，发肺壅[10]。以春甲乙日得之，何以言之？心病传肺，肺当传肝，肝以春适王，王者不受邪，肺复欲还心，心不肯受，故留结为积。故知息贲以春甲乙日得之。

肾之积名曰贲豚[11]，发于少腹，上至心下，若豚状，或上或下无时。久不已，令人喘逆，骨痿少气[12]。以夏丙丁日得之。何以言之？脾病传肾，肾当传心，心以夏适王，王者不受邪，肾复欲还脾，脾不肯受，故留结为积。故知贲豚以夏丙丁日得之。

此五积之要法也。

【校释】

[1] 肥气：五脏积病之一，杨玄操曰："肥气者，肥盛也，言肥气聚于左胁下，如覆杯突出，如肉肥盛之状也。"

[2] 覆杯：指倒过来的杯子。又，《医心方·治积聚方》引《医门方》"杯"作"坏"，"坏"是瓦未烧者，可参。

[3] 有头足：指积块上下的界限明显。

[4] 疟：滑寿曰："咳逆者，足厥阴之别，贯膈上注肺，肝病故胸中咳而逆也。二日一发为疟，《内经》五脏皆有疟，此在肝为风疟也。"

[5] 故留结为积：杨玄操曰："一脏有病，则荣气壅塞故病焉。然五脏受病者，则传其所胜，所胜适王，则不肯受，传既不肯受，则反传所胜，所胜复不为纳，于是则留结成积，渐以长大，病因成矣"。

[6] 伏梁：五脏积病之一，因积块形大如臂，伏于上腹部，像房梁一样而得名。

[7] 痞气：五脏积病之一，其积块在胃脘，使中焦痞塞不畅，因而得名。

[8] 久不愈，令人四肢不收，发黄疸，饮食不为肌肤：徐大椿曰："脾主四肢，不收者，邪气聚而正气不运也。黄疸，皮肤爪目皆黄色，湿热病也，脾有积滞，则色征于外也。脾主肌肉，不能布其津液，则饮食不为肌肤也"。

[9] 息贲：五脏积病之一。贲，通奔。息贲，则气息奔迫，即呼吸急促的意思。因积块位于胁下，肺气不能肃降而气喘，故得名。

[10] 肺壅：即肺痈。丹波元胤曰："《甲乙经》《脉经》作'肺痈'，是。壅，古与痈通"。又，张世贤曰："壅，一作郁，言壅塞郁结而不通也"，则作肺气壅塞解，可参。

[11] 贲豚：五脏积病之一。豚，小猪。滑寿曰："贲豚，言若豚之贲突，不常定也，豚性躁，故以名之"。

[12] 少气：倦怠无力之谓。

第五十七难

【原文】

五十七难曰：泄凡有几，皆有名不？

然：泄凡有五，其名不同。有胃泄，有脾泄，有大肠泄，有小肠泄，有大瘕泄[1]，名曰后重[2]。胃泄者，饮食不化，色黄。脾泄者，腹胀满，泄注[3]，食即呕吐逆。大肠泄者，食已窘迫[4]，大便色白，肠鸣切痛[5]。小肠泄者，溲[6]而便脓血，少腹痛。大瘕泄者，里急后重，数至圊而不能便，茎中痛[7]。此五泄之要法也。

【校释】

[1] 大瘕泄：滑寿曰："瘕，结也，谓因有凝结而成者。"《中医百病名源考·肠澼》云："瘕本当作蛊，大瘕泄之名本应为大蛊泄者，乃言其痢血瘀黑如病蛊也。"

[2] 后重：即后所谓里急后重。泻前腹中急痛，肛门有重坠感，便后痛减，稍后复作。为痢疾典型症状。

[3] 泄注：泻下急迫，如水灌注。

[4] 窘迫：腹痛欲泻之急切状。《难经集注》杨玄操注曰："窘迫，急也，食讫即欲利，迫急不可止也。"

[5] 切痛：腹痛剧烈如刀切。《难经集注》杨玄操注曰："切者，言痛如刀切其肠状也。"

[6] 溲：排便。《国语·晋语四》云："少溲于豕牢。"书曰："溲，便也。"

[7] 茎中痛：白云阁本《难经会通》作"腹中痛"。

第五十八难

【原文】

五十八难曰：伤寒有几？其脉有变不？

然：伤寒有五：有中风，有伤寒，有湿温，有热病，有温病，其所苦[1]各不同。中风之脉，阳[2]浮而滑，阴[2]濡而弱，湿温之脉，阳浮而弱，阴小而急[3]。伤寒之脉，阴阳俱盛而紧涩。热病之脉，阴阳俱浮，浮之[4]而滑，沉之[5]散涩。温病之脉，行在诸经，不知何经之动也，各随其经所在而取之。

伤寒有汗出而愈，下之[6]而死者；有汗出而死，下之而愈者，何也？

然：阳虚阴盛，汗出而愈，下之即死；阳盛阴虚，汗出而死，下之而愈。

寒热之病，候之如何也？

然：皮寒热者，皮不可近席，毛发焦，鼻槁、不得汗；肌寒热者，皮肤痛，唇舌槁，无汗；骨寒热者，病无所安，汗注不休，齿本[7]槁痛。

【校释】

[1] 苦：痛苦，指症状表现。

[2] 阴、阳：分别指尺脉和寸脉。二难曰："从关至尺，是尺内，阴之所治也；从关至鱼际，是寸口内，阳之所治也。"

[3] 急：疾也，迫也。

[4] 浮之：诊脉之浮取，即用轻指力切脉。

[5] 沉之：诊脉之沉取，即用重指力切脉。

[6] 下之：即泻下法。

[7] 齿本：指牙根。

第五十九难

【原文】

五十九难曰：狂癫之病，何以别之？

然：狂[1]之始发，少卧而不饥，自高贤也，自辨[2]智也，自贵倨[3]也，妄笑，好歌乐，妄行不休是也。癫疾始发,意不乐,直视僵仆[4]。其脉三部阴阳俱盛是也。

【校释】

[1] 狂:《难经本义》"狂"下有"疾"字。

[2] 辨:通"辩"。《广雅》云:"辩,慧也。"

[3] 贵倨(jù,音句):《难经本义》作"倨贵"。倨,傲慢。

[4] 直视僵仆:《难经本义》作"僵仆直视"。僵是向后仰倒,仆是向前覆倒。统言跌倒。

第六十难

【原文】

六十难曰:头、心之病,有厥[1]痛,有真痛,何谓也?

然:手三阳之脉,受风寒,伏留而不去者,则名厥头痛;入连在脑者,名真头痛。其五脏气相干[2],名厥心痛;其痛甚,但在心,手足青[3]者,即名真心痛。其真[4]心痛者,旦发夕死,夕发旦死。

【校释】

[1] 厥:逆也,气机逆乱。

[2] 干:侵犯。《说文·干部》云:"干,犯也。"

[3] 青:青紫色。又《灵枢》《脉经》《千金》均作"清至节"。清,冷也。

[4] 真:滑寿曰:"'真'字下当欠一'头'字,盖阙文也。"

第四章 《难经》经络腧穴理论

经络运行气血、联络表里上下、肢体官窍脏腑组织，无所不至，是人体的基本组成部分与生命活动的重要内容。腧穴是经络气血输注出入的特殊部位，具有诊断意义，也是多种疗法如针灸、推拿的施术所在。中医学有关经络的理论是在长期医疗实践中逐步形成并不断充实和发展起来的。马王堆汉墓出土的《帛书》所载阴阳十一脉灸经、足臂十一脉灸经，初步构建了经络学说的框架，形成了经络系统的雏形；在此基础上，《内经》全面整理、总结了秦汉之前有关经络的知识、经验、体悟，构建了经络系统，并形成了较为完整的经络理论体系；而《难经》又在《内经》的基础上，对经络理论有新的补充和阐发，特别在奇经理论上，创新学术，也对后世经络学说的发展产生了深远的影响，因而《内经》《难经》并成为经络理论的标志性经典著作。经络理论不仅是针灸、推拿、气功等疗法的理论基础，而且对中医临床各科的诊治均有无可替代的指导价值。《难经》主要论述特定穴，包括五输穴、原穴、八会穴、俞募穴等，在十四经中具有特殊性能和治疗作用，并按特定称号归类。特定穴在十四经腧穴中最具代表性，其分布和主治规律强，运用范围广，在临床应用中具有重要意义。

第一节 《难经》经络理论

《难经》经络理论对中医学的贡献主要体现在《难经》十二经脉和十五络脉、奇经理论两个方面。

一、《难经》十二经脉和十五络脉理论的成就

《难经》对十二经脉大数、经脉长度和流注规律，以及手足三阴三阳经经脉气绝的临床表现和预后判断等做了系统论述，并将经络理论与临床病证相结合，阐发了经络理论的诊断学意义。同时，《难经》又对十五络的大数、命名、功能及其与十二经脉的关系做了论述，丰富了《内经》络脉理论。

1. 充实十二经脉理论 在《内经》十二经脉相关内容的基础上，《难经》撷其要点，阐明了有关十二经脉的几个基本问题，简明扼要，实用性强。

（1）关于经脉之大数：关于经脉数目，《足臂十一脉灸经》《阴阳十一脉灸经》仅记载十一条，《内经》有的篇目虽然仍遗留十一经痕迹，但也有篇目已补入手厥阴心包经，并定型为十二经脉。如《灵枢·本输》云："凡刺之道，必通十二经脉之所终始"，《灵枢·邪客》云"地

有十二经水,人有十二经脉";《灵枢·经脉》则明确心手少阴之脉、心主手厥阴心包络之脉为二经,完成了十二经系统的定型,并对十二经脉的起止循行、所主病候分别进行了详尽论述。其十一经遗迹的篇目,如《灵枢·邪客》将心与心包合为一脏,以心包代心受邪而论只言手少阴经脉而未及腧穴;《灵枢·本输》在分别叙述每条经脉的五腧穴时,没有手厥阴心包之名,所列手少阴的五腧穴,也均是现今所说手厥阴心包经之腧穴;《灵枢·经脉》在叙述阴经气绝时,缺手厥阴心包经;《灵枢·阴阳系日月》在叙述每条经脉与干支的配合时,同样只有十一条经脉,缺手厥阴心包经。可以看出,《内经》仍存有心与心包共一经的问题,体现了经络理论的发展过程。二十三难则明确概括为手足三阴三阳十二经,并简明述其循行规律,同时也在二十五难以十二经为前提,将心包(手心主)及其经脉作为一个学术问题提出来,阐释了一脏(心与心包为一脏)二经(手少阴与手心包别)的理由,云"有十二经,五脏六腑十一耳,其一经者何等经也……一经者,手少阴与心主别脉也,心主与三焦为表里,俱有名而无形,故言经有十二也。"指出心与心包(心主)虽分别有各自的经脉,但心包为有名无形之脏,因而只计经脉数不计脏器数,也没有将心包当做一个独立的脏器,但对心包、三焦及其经脉的形质、功能进行了深入探讨,提出"有名无形"论,并做了自己独特的理论阐发,不仅在经脉理论上有其新见,而且在脏腑学说上也有学术突破。

(2)论经脉的长度和流注:经脉的长度和流注次序是经脉的基本问题,二十三难所述与《灵枢·脉度》基本一致,唯文字略有不同。

首先,经脉的长度:二十三难论述经脉的长度,包括左右十二经脉、任督二脉、蹻脉(男阳、女阴、双线),共28脉。计算方法与《灵枢·脉度》基本一致:十二经脉各经的长度,手三阳同长,足三阳同长,手三阴同长,足三阴同长;任督同长,蹻脉左右同长,并云:"凡脉长十六丈二尺,此所谓十二经脉长短之数也。"据《灵枢·五十营》所云:"人一呼,脉再动,气行三寸,一吸,脉亦再动,气行三寸,呼吸定息,气行六寸。十息,气行六尺,日行二分。二百七十息,气行十六丈二尺,气行交通于中,一周于身。"有学者指出《难经》与《内经》所云经脉"长度之数",实际是经脉感传线的长度,一息气行六寸,当指针刺感传的速度,与现代针刺感传速度接近,合2.8~3.6cm/s,《灵枢·脉度》云"此气之大经隧也。"说明古人不仅对人体经气感传路线做了定性观察,而且也做了定量的测定,是我国古代对人体生理的伟大发现。其中全身经脉计28条,其思路可能与度营卫之行契合28宿之数,以"与天地同纪";至于为什么仅计任督与蹻脉,蹻脉之中男左女右,则有待于进一步研究。

其次,经脉的流注:二十三难曰:经脉"行血气,通阴阳,以营气于身",经脉的功能是通过其流注来实现的。所谓流注,就是指十二经脉中气血的循行,而其循行是有一定方向和次序的。它"始从中焦,注手太阴、阳明;阳明注足阳明、太阴;太阴注手少阴、太阳;太阳注足太阳、少阴;少阴注手心主、少阳;少阳注足少阳、厥阴;厥阴复还注手太阴。"《难经》的这段论述与《灵枢·营气》一致,即经脉在中焦受气后,上注于肺,自手太阴肺经开始,按照手太阴、阳明,足阳明、太阴,手少阴、太阳,足太阳、少阴,手心主、少阳,足少阳、厥阴的顺序,逐经依次相传,至足厥阴复还注入手太阴,这样首尾相贯,如环无端,构成十二经脉循环。同时,《难经》还认识到,十二经脉的整体循环,必须有十五别络和任、督二脉的参与,十五别络和奇经八脉是十二正经循环过程中联系的纽带,十二经脉通过十五别络加强和沟通表里两经之间的联系,从而形成"流行不止,环周不休"循环灌注的经络系统,以发挥其生理功能,故二十三难曰:"别络十五,皆因其原,如环无端,转相溉灌,朝于寸口、人迎,以处百病而决死生也。"《难经》的发挥，明确了别络与正经之间的关系，即别络血气来源于经脉，经脉与络脉的血气可以"转相溉灌"，络脉虽是经脉的分支，但它是经脉中血气营养脏腑组织的枢纽，经脉之气与络脉之气转相贯通，才能将血气从大的经脉到络脉再到更细小的络脉灌注，使内之五脏六腑，外之皮毛筋骨均得到充分的濡养。其中"转相溉灌"，则包含脏腑组织代谢后的产物从小脉络到大络，进而通过肺的呼吸代谢而排出体外的过程。这对我们认识经脉系统输转气血，纳清泄浊的功能是有帮助的。

（3）十二经脉"是动""所生病"的气血先后病说："是动""所生病"最早见于《灵枢·经脉》，该篇在叙述十二经脉的病证时，每经均用"是动则病"和"是主某所生病"的句式，将每一经的病候又分为"是动"病和"所生病"两组。但未明确"是动"病和"所生病"的内涵。

首先，《难经》气血先后病说：二十二难首先提出了"是动""所生病"的气血先后病说，云："经言脉有是动，有所生病，一脉辄变为二病者，何也？然：经言是动者，气也；所生病者，血也。邪在气，气为是动；邪在血，血为所生病。气主呴之，血主濡之。气留而不行者，为气先病也；血壅而不濡者，为血后病也。故先为是动，后所生病也。"明确指出"是动"病病在气，"所生病"病在血，这是以气血理论为基础所做的解释。由于经脉是运行气血的道路，气对经脉具有温煦作用，其性主动，属阳；血对经脉具有滋润、濡养作用，其性主静，属阴，经脉得气血之温养才能发挥正常的生理功能。邪气侵犯经脉，则气血被扰，气性刚悍，为血之帅，推动血行，故首先影响气的运动，使"气留而不行"。邪在气，产生运动障碍类病证，故气的病证称为"是动"。血性柔静，随气而行，气滞而血失温煦推动，血行受阻为病，故血后病，血的病证称为"所生病"。

在诸注家中，唐·杨玄操、明·张世贤随文注述，附和此说，如《难经集注》杨注曰："邪中于阳，阳为气，故气先病，阳气在外故也；若在阳不治，则入于阴中，阴为血，故为血后病，血在内故也。"明·张世贤在《图注八十一难经辨真》中曰："血为营，气为卫，营行脉中，卫行脉外，邪由外入，先气而后血。"但包括《难经》注家在内的历代医家多数之释义与此不同，从而持续争议至今。

其次，关于"是动""所生病"内涵的争议：历代《内经》注家在注释《灵枢·经脉》"是动""所生病"时，对《难经》气血先后病说多持否定观点，如明·马莳《灵枢注证发微》注《经脉》云："本篇前后辞义分明，不以所动属气，所生属血，乃《难经》之臆说耳。"综合诸说，有以下几种观点：①病因于内、因于外说：如清·张志聪在《灵枢集注》曰："是动者，病在三阴三阳之气，而动见于人迎气口，病在气而不在经……所生者，谓十二经脉，乃脏腑之所生，脏腑之病，外见于经证也。夫是动者，病因于外；所生者，病因于内。凡病有因于外者，有因于内者，有因于外而及于内者，有因于内而及于外者，有外内之兼病者。"②本经病、他经病说：清·徐大椿《难经经释》云："《经脉》篇是动诸病，乃本经之病；所生之病，则以类推而旁及他经者，经文极明晓，并无气血分属之说。"③经脉、脏腑说：张寿颐《难经汇注笺证》曰："《经脉》篇之是动及所生病，本不以气血分……细释《经脉》篇全文，大抵各经为病，多在本经循行所过之部位，而间亦有关于本脏腑者。何尝有气血两层可说？"④急病、慢病说：石学敏等撰文认为："是动病多是疾病发展的早期阶段或急性阶段，其病情或轻或重；所生病多是疾病的中后期，慢性阶段或较重阶段，是邪气入里损及脏腑之表现。一般'是动病'可因正气虚弱或邪气太盛损及脏腑而转为所生病。"如手太阴肺经之"是动则病"很像外感风寒或风热实证，从现代医学看，类似急性支气管炎；"所生病，病已发展为里证、虚证，如肺经'上气、喘渴'，是肺气虚,累及肾气也虚……这些病证多为慢性过程,脏腑已伤,故表现为本经虚证。某些阳经则表现为外邪入里化热之证,同时正气也有损伤。如手阳明大肠经之'目黄、口干、鼽衄、喉痹',是阳明之里热证。"⑤经脉病证、经穴主治说:1974年上海中医学院(现为上海中医药大学)主编的《针灸学》认为:"'是动'主要说明经脉功能发生异常(变动)时出现的病证;'所生病'是说明该经经穴能够主治本经经气异常时所产生的病证。"郭霭春《黄帝内经灵枢经校注语译》也持此说:"是动病系指经气发生的病理变化而言,所生病系指经穴所主之病证而言,二者相辅相成,不可强分。"还有学者从字义分析,认为"是"字,应作"该"字释,"主"即"主治"之意,故"是主所生病"应理解为该经脉穴位能主治某某方面所发生的病变。

以上各家对"是动""所生病"的解释,立论各有所据,难定是非,故曰·丹波元简《灵枢识》案云:"盖是动、所生,其义不明晰,亦未知孰是。"

最后,《难经》气血先后病说评述:历代医家对"是动""所生病"解释不同,原因是复杂的,但综合分析各家论证之义,取其所长,可以提示我们应从致病因素的性质、致病特点、病变深浅、发展阶段、预后以及治疗等多方面进行探讨。同时,《内经》《难经》作为中医经典著作,或师承不同,或所论有别,虽均以十二经脉"是动""所生病"为题,但各述所据,各论其论,大可不必执同伐异。由此观之,《难经》之气血先后为病说,虽与众不同,但从邪犯经脉病之先后轻重立论,何尝不能独为一说。故有学者认为,《难经》"是动""所生病"是以气血阴阳相反相成的功能特性为依据,将经脉病证分为气分与血分两个阶段。病在气分阶段,病证急、变化快,病位相对比较分散,这些表现与气主动、弥散无形的特点是一致的;病由气分发展到血分,已是疾病的深入阶段,或是病邪直接入中经络,不仅表现为病证的相对稳定,而且病位亦带有明显的经络特异性,这些表现与血主静、有形可见的特点是一致的。《难经》用气血先后来解释疾病的发生、发展和变化的思路,体现了中医认识疾病、掌握治疗时机方面的分阶段、分层次的辨证论治思想。此外,基于各家从多方面解析"是动""所生病"的义理,如各取所长,从邪犯经脉病先后、轻重,功能与实质性器官,原发病、继发病的关系,乃至于病证表现与治疗适应证等相互关系进行探讨,则可加深理解。故《〈难经〉临床学习参考》指出"'是动病'即邪气直接作用于经脉,经脉感应而病,是病之初起和急性期,属经脉病,类似现代医学所谓的原发病或功能病;'所生病'当是邪气作用于或经脉病传变影响于经脉络属的脏腑及其掌管的实质性形体组织器官,以及沟通它们关系的气血津液等发生的病证,多属疾病的中后期、慢性期病证,类似现代临床所谓的继发病或器质性病。"

《内经》《难经》关于"是动""所生病"的内涵虽然不同,但对临床均有一定指导意义,如一般认为,经脉的"是动病"是指各经脉及脏腑病理活动所反映的病候,为针灸诊断、辨证归经提供依据。经脉的"是主病"是言各经脉及经穴的主治病证,为针灸临床治疗提供主治范围。而《难经》的气血先后病说对后世的影响也较大,病辨气分、血分,治疗也分气血先后,已成为基本的治疗原则,因而有南宋·杨士瀛《仁斋直指方论·血营气卫论》倡"调气为上,调血次之"之先阳后阴治疗大法,响应者众。

(4)经脉在生命活动中的地位和作用:《难经》从系统整体的高度阐述了经络系统在人体生命结构及其功能活动中的重要地位与作用。

其一,经脉实现了对人体的整体性联系。《难经》认为十二经脉相互连接,首尾相贯,构成整体循环;而二十三难曰:"别络十五,皆因其原,如环无端,转相溉灌",络脉和奇经八脉共同发挥着纽带作用,通过有规律的循行和复杂的网络交会,广泛分布于人体各部,把人体脏腑、肢节、官窍等连结成一个有机的整体,不但实现了对人体的整体性联系,而且为通过经络诊断疾病奠定了结构学基础。

其二,经脉气血是机体各种信息的载体,具有调节人体内外环境、维持生命活动和谐有序的重要作用。二十三难曰:"经脉者,行气血,通阴阳,以营于身者也。"认识到十二经脉具有运行气血,通达阴阳的作用,它既是沟通联络人体上下内外的通路,也是温养全身各处,调节机体各脏腑功能的生理基础。人体作为一个具有自我调控功能的巨系统,在生命的每一瞬间都进行着无数的信息转换过程,无论这些信息的变换过程如何复杂,主要是通过经脉气血的运行为载体而实现的。经络系统通过气血的运行,接受、传递、转换各种信息,并将各种信息转输至脏腑,由脏腑将信息进行加工,再通过经脉气血将协调信息转导至效应器官,从而维持着人体内外环境的协调。若人体受到内外刺激,功能紊乱,阴阳失去协调,经络系统便作为人体的信息传导网络,按照其性质、特点和量度等传递至相应的脏腑经脉、五官九窍、四肢百骸,有层次、有规律地反映为循行部位和络属脏腑的病证。因此,经脉气血是机体生理病理信息的载体,它们如二十三难所云"如环无端,转相溉灌",为协调机体整体功能和谐发挥着不可替代的生理作用,同时也为通过经脉判断机体健康情况、诊断疾病奠定了生理病理基础。

其三,通过经脉病变辨识疾病的吉凶预后。二十三难曰:"终始者,脉之纪也。"认为经脉生理病理纲领是"终始"。何为"终始"?二十三难曰:"寸口、人迎,阴阳之气,通于朝使,如环无端,故曰始也。终者,三阴三阳之脉绝,绝则死,死各有形,故曰终也。"可见,这里所谓的"始",是指十二经脉如环无端地运行不息,发挥其"行气血,通阴阳,以营于身"的生理效应;所谓的"终",是指手足三阴三阳十二经脉之气衰竭。经气衰竭,人便死亡,这便是"终"。为什么经气衰竭人即死亡?盖经脉之气源于脏腑,经气的虚实亦决定于脏腑之气的盛衰,故经气终绝就是脏腑之气的衰竭。因此,《难经》非常重视"终始",认为它是掌握机体阴阳变化的前提和基础。强调"明知终始",即掌握经气的循行朝会、生理作用和经气衰竭而死亡之道,便可辨识疾病病位、阴阳属性,并据此以判断死生。二十三难曰:"死各有形",手足三阴三阳经气衰绝之候是什么?二十四难阐述了阴阳各经经气绝的临床表现和预后,并将"脉气衰竭"作为辨识疾病预后吉凶的重要依据。现将各经脉气绝的表现特点和预后归纳如表7。

表7　经脉气绝的表现特点和预后

经脉名称	所属脏	气绝的症状特征	预后	机理说明
足少阴经	肾	骨枯,肉不着骨,骨肉不相亲,肉濡而却,齿长而枯,发无泽	骨先死,戊日笃,己日死	肾气绝,骨髓失于温养;戊己日土气盛而乘水"至其所不胜之时则死(《素问·玉机真脏论》下同)
足太阴经	脾	肌肉不滑泽,唇反,人中满	肉先死,甲日笃,乙日死	脾气绝,肌肉失养;甲乙日木气旺,木盛乘土
足厥阴经	肝	筋缩引卵与舌卷	筋先死,庚日笃,辛日死	肝气绝,筋失所养而拘挛;庚辛日金气旺,金盛乘木
手太阴经	肺	皮毛焦,皮节伤,皮枯毛折	毛先死,丙日笃,丁日死	肺气绝,皮毛失于温养,津液不足;丙丁日火气旺,火盛乘金

续表

经脉名称	所属脏	气绝的症状特征	预后	机理说明
手少阴经	心	面色黧黑,且不润泽	血先死,壬日笃,癸日死	心气绝,血脉不畅;壬癸日水气旺,水盛乘火
三阴经气俱绝		目眩转,目瞑,失志		三阴经脉内系五脏,五脏精气上注于目,精绝故目眩转,目瞑;五脏藏神,神竭则失志
六阳经气俱绝		绝汗出,大如珠不流		阴阳离绝,阳脱气亡精绝,故绝汗乃出

经气终绝的临床表现是以各经络属之脏的功能特点及其所合之体、华、窍为依据的,各经气绝多表现于其所合的形体官窍的功能衰竭;其预后,以五行相克理论为依据而判断。由于经气绝的表现往往出现在疾病的危重阶段,所以各经疾病加重或死亡均在所不胜之时。需要指出的是,《难经》与《内经》阴阳各经气终绝的表现多是脏腑精气衰竭而显现于外的症状,一般凶多吉少,命在旦夕,救治困难。这些内容虽是在当时历史条件下提出的,较为古朴,但至今仍不失其临床价值,目前临证时无论是急性病还是慢性病,出现经文所述经气衰败的终绝症状,仍是危重之候,或为生命临终之象。

2. 丰富十五别络理论 "十五络"一词首见于《内经》,在《灵枢·九针十二原》《灵枢·经脉》等篇提到十五络,二十六难也云"络有十五",但所指与《内经》略有不同,同时还对十五络的功能及与十二经脉的关系做了明确论述,从而丰富了十五络理论。

(1)十五别络的数目与名称:关于十五络的数目,《内经》《难经》虽然均言十五,但具体所指小有不同。除十二正经各有一别络,脾又多大包外,《内经》有任脉之尾翳、督脉之长强两络,如果再加《素问·平人气象论》所云胃之大络虚里,共为十六别络。《难经》十五络无任、督之络而有阳跷、阴跷之络,如二十六难曰:"经有十二,络有十五,余三络者,是何等络也? 然:有阳络,有阴络,有脾之大络。阳络者,阳跷之络也。阴络者,阴跷之络也。故络有十五焉。"

《内经》《难经》对十五络数目的不同认识,引发了历代医家的颇多歧见,如明·马莳、明·张介宾、明·杨继洲等,多尊《内经》而非《难经》,其理由可归纳为三个方面:一是任、督为十四经之正,且督脉统络诸阳,任脉统络诸阴,是十二经的纲领,故其络应入其数。二是脾为胃行其津液,脾胃合为后天之本,气血生化之源,故脾胃各以两络入其数。三是阴、阳跷考之无穴可指,又非十四经之正,且阳跷为足太阳之别,阴跷为足少阴之别,故曰不当入其数。清·喻昌则提出以脾、胃大络及奇经大络入数的观点。清·喻昌《医门法律·络脉论》云:"昌谓阳跷、阴跷二络之名原误,当是共指奇经为一大络也。盖十二经各有一络,共十二络矣。此外,有胃之大络,繇胃下直贯膈肓,统统诸络脉于上;复有脾之一大络,繇脾外横贯胁腹,统络诸络脉中;复有奇经之一大络,繇奇经环贯诸经之络于周身上下。盖十二络以络其经,三大络以络其络也。"

考《内经》没有阴跷、阳跷之络,而有任、督之络,或因任脉、督脉均起于胞中,其络脉分别布散于前胸后背,交会于唇内,能够加强机体前后阴阳的联系,在奇经八脉中占有特别重要的地位。《难经》之所以称阳跷之络为阳络,阴跷之络为阴络,将其置于十五络之数中,或许是因为跷脉自足至头,分布广泛,且左右成对,经气也有灌注,在下影响下肢运动,在上影响眼目开合和睡眠，故而予以强调。由此亦可认为，《难经》并非专为阐释《内经》疑难而撰写，两者师承有别，学术"和而不同"，均是经典之论，可相互参照。

十五络脉的名称由其正经别出部位的腧穴而定，遂成为一类特定的穴位——络穴。《灵枢·经脉》不但提到络脉有十五条，而且对其循行以及各络穴部位、名称进行了详细论述，《难经》则未及于此。《内经》所论之别络名称为：手太阴经列缺、手少阴经通里、手心主包经内关、手太阳小肠经支正、手阳明大肠经偏历、手少阳三焦经外关、足太阳膀胱经飞扬、足少阳胆经光明、足阳明胃经丰隆（又大络虚里）、足太阴脾经公孙（又大络大包）、足少阴肾经大钟、足厥阴肝经蠡沟、任脉尾翳、督脉长强。日·腾万卿《难经古义》补充阴跷之络照海，阳跷之络申脉。

（2）十五别络的功能及与十二经脉的关系：二十三难曰："别络十五，皆因其原，如环无端，转相灌溉。"认识到十五别络在经络流注过程中起着连缀、沟通的作用。盖十五别络从经脉分出后的通路，长短深浅不一，或上行，或下行，或横行布散，有的仅在肢体，有的走到头身，有的深入脏腑，其中表经别入里经，里经别入表经，都是从经脉分出的旁支，与经脉同出一源，并随经脉一起运行的。由于十二经脉的阴经与阳经之间的联系，不是彼此直接交接，必须通过别络的连缀、沟通，才能相互传注，因此，十五别络是阴经阳经之间传注的纽带。通过这种纽带的作用，表里两经交接沟通，经脉络脉的体表联系加强，从而形成循环灌注的经络系统，共同完成转输血气，沟通内外上下，营运周身的功能。但十五别络与十二经脉在生理上既有联系也有区别。二十七难指出十二经脉和十五别络共二十七气，虽同出一源，相随上下，但别络作为从十二正经上分出的较大支脉，大多分布于体表，网布全身，主要是为十二经脉传注分流的，而十二经脉对其作用则较小，故有"络脉满溢，诸经不能复拘"之说。此论别出义涵，在《内经》之外，更有发明，实有功于经络学说。

二、《难经》奇经理论

奇经是督脉、任脉、冲脉、带脉、阴跷脉、阳跷脉、阴维脉、阳维脉八条经脉的总称，又称奇经八脉，是人体经络系统的重要组成部分。《内经》有三十多处提及八脉，其内容可概括为四个方面：一是提出了八脉的具体名称，并叙述了它们的起止循行路线、络属脏腑组织器官及与十二经脉交会情况。如《素问·骨空论》云："冲脉者，起于气街，并少阴之经，侠脐上行，至胸中而散。"二是论述了八脉的生理作用，如冲脉为血海、汇聚十二经血气、渗灌溪谷，跷脉主目开合及睡眠等。《素问·上古天真论》所云女子"二七而天癸至，任脉通，太冲脉盛，月事以时下，故有子""七七任脉虚，太冲脉衰少，天癸竭，地道不通，故形坏而无子"，便是对任脉与冲脉生理功能的经典论述。三是讨论了八脉的主要病证，如《素问·骨空论》云："任脉为病，男子内结七疝，女子带下瘕聚；冲脉为病，逆气里急；督脉为病，脊强反折。"四是述及八脉病证的诊治，如《素问·刺腰痛论》云："腰痛，痛处怫然肿，刺阳维与足太阳交会穴承山"等。但《内经》的论述古朴零散，缺乏系统性，且未言奇经八脉之名。《难经》则首创"奇经"之名，并将八脉合论，专题讨论其概念、生理、病理、病证等，明确提出"奇经八脉"是有别于十二正经的独立经脉系统，从而建立了奇经理论体系。后世医家以《难经》所论为依据，不断深化研究，并广泛地运用于针灸、推拿、气功、养生以及临床各科，使《难经》奇经理论在学术上得以不断充实和完善，而且有效地指导着医疗实践。

1.《难经》奇经理论的基本内容及其学术价值 《难经》奇经理论的内容主要包括奇经

的概念与功能、循行起止、主要病证及其诊治等,具有重要的理论价值和临床意义。

（1）奇经概念及其内涵：二十七难曰："有阳维,有阴维,有阳跷,有阴跷,有冲,有督,有任,有带之脉。凡此八脉者,皆不拘于经,故曰奇经八脉也。"不仅首创"奇经八脉"一词,而且明确了奇经八脉是督脉、任脉、冲脉、带脉、阴跷脉、阳跷脉、阴维脉、阳维脉的总称。"奇",东汉·许慎《说文解字》释为异也,清·段玉裁注为"不群"之谓。之所以称为奇经,《难经》认为此八脉"皆不拘于经","奇"在以下几个方面：

第一,循行和功能异于十二经脉。《难经》认为十二经脉纵向对称地分布于人体上下肢的内外侧,循行有一定的走向规律,并按照一定的走向规律首尾相贯,如二十三难所述,从而构成了一个"阴阳相贯""如环无端"的循环径路。而奇经八脉则不然,按二十八难所云,督任二脉独行于身之前后,冲脉起于气冲,并足阳明之经,夹脐上行,至胸中而散,带脉绕腰腹横行一周；阴跷、阳跷同"起于跟中",循内外踝上行；阴维、阳维起于"诸阴交"（足内踝之上筑宾穴）,"诸阳会"（足外踝前下方金门穴）,从下至上,"维络于身"。可见,八脉循行除带脉外,均自下而上纵行,没有手足之分,不似十二经脉有上下、内外、顺逆的阴阳表里规律。八脉如此循行特点,与其生理功能是一致的,《难经》将十二经喻为沟渠,是人体运行气血的主干道,奇经八脉则比为深湖,错综分布、循行于十二经脉之间,从而加强了十二经之间的信息联系、气血调节,并能贮蓄和调节十二经脉的气血。

第二,具有经脉和络脉的双重作用和特点。《难经》既认识到奇经与正经的区别,也认识到奇经与络脉的不同之处,二十三难曰："别络十五,皆因其原（指络与经气血同出一源）,如环无端,转相溉灌。"二十七难亦曰："凡二十七气（十二经脉加十五别络）,相随上下。"说明络脉是从经脉分出的旁支,和经脉同出一源,并随顺它的经脉一起运行,网络全身,相互贯通,从而使循行于十二经脉中的气血渗灌全身。而奇经八脉虽与络脉相似有维络全身、渗灌气血的作用,但也有如二十八难所说的"溢离不能环流灌溉诸经"的特点,若诸经脉隆盛,则"入于八脉而不环周",即八脉不参与十二经脉循环,若经脉中的气血满盛,导致"络脉满溢"时,就会"流于深湖"。奇经接受满溢之气血,蓄于备用,当人体活动需要或十二经脉气血不足时,则溢出渗灌于周身组织。然而需要指出的是,奇经除与经脉和络脉有明显的区别外,还有与经脉和络脉相似之处,具有经脉和络脉的双重作用和特点,如督脉总督诸阳,督脉为阳脉之海,任脉为阴脉之海,带脉约束诸经,维脉维络组合所有的阴经和阳经,其统辖、主导作用与经相似,而冲脉通行上下,渗灌三阴三阳,以及奇经循行过程中与其他经脉的交叉连接等,这种联系、渗灌作用与络相似。正因为如此,才有男以阳跷为经,阴跷为络；女以阴跷为经,阳跷为络的说法,正如《灵枢·脉度》所云："跷脉有阴阳,何脉当其数？岐伯曰：男子数其阳,女子数其阴。当数者为经,不当数者为络。"《难经》据此也将奇经八脉经、络两看,如二十三难所述经脉的长度,与《灵枢·脉度》一样,将阴跷脉和阳跷脉左右四条计入了两条,且在二十六难计算"十五络"的数目时明确指出"阳络者,阳跷之络也,阴络者,阴跷之络也",即络脉有十五条：十二正经各有一条,阴跷、阳跷各有一条,加上脾之另一条别络,得十五别络之数,足见奇经与络脉的关系之密切。正因为如此,后世医家在临床实践中常将奇经八脉与经、络互称。如《临证指南医案·疟》中云："其久病入络入血,由阳入阴,间日延为三疟,奇经跷维被邪伤……但仍是脉络为病。"《临证指南医案·痿》有"兼以下元络脉已虚"之说。下元络脉,明指奇经八脉,而在论治上也常有"通络兼入奇经"之说,可见清·叶天士已将奇经八脉经、络两看了。另外很多虫类药,均是入络搜剔之品,但同时也都是本草中所载入奇经之药。如明·卢之颐《本草乘雅半偈》中载蚱蝉、僵蚕、水蛭等均入奇经。而从循行上，冲、任、督脉不但直行而且横贯，阴阳跷维作为少阳与太阳之别却纵向直行，更有带脉回身一周，横拦身中，若以纵横论经络，则奇经二者皆有。据上述，奇经八脉确是兼具双重特点和作用的特殊经脉，这是奇经八脉的一大特点。

第三，命名异于十二经脉。十二经脉的名称，是依据手足、阴阳、脏腑的命名原则而确定的，十二经脉之经别、经筋、皮部、别络也就有与其相应的名称。奇经八脉的名称则是按各经的循行部位和生理功能命名的：①任脉。任，《国语·齐语》云："背任担荷，背曰负，肩曰担。任，抱也，揭也。"《说文解字·人部》云："任，保也""保，养也"。《汉语大字典·人部》云任："怀孕，后作妊、姙。"《正字通·人部》云："'任，与妊、姙同'……颜师古曰：'任谓怀孕也。'"与此相应，任脉之名，当因该经能够任养一身之阴气，具有妊养胎儿、延续生命、繁衍后代作用而得。②督脉。督者，察观、督促、整理、矫正、中央也。《字汇补·目部》云："督，人背中为督脉。"许慎《说文解字·目部》云："督，督者以中道察视之，人身督脉在一身之中。"《庄子·养生主》云"缘督以为经，可以保身，可以全生，可以养亲，可以尽年。"《辞源》云："身后之中脉曰督，督为中之义。"元·滑寿亦在《十四经发挥》中曰："督之为言督者，行背部之中行，为阳脉之督纲。"明·李时珍在《奇经八脉考》中曰："督脉……为阳经之总督。"据此，《难经》督脉之名，一则指该脉循行于人体背部正中线；二则强调督脉为阳脉之海，具有总督、统率全身阳气的作用。③冲脉。《说文解字·行部》云："冲，通道也。"段玉裁注引申之义为"当也，向也，突也。"《康熙字典》云："动也。"《集韵》云："冲，要也。"具有重要通路和冲突、冲动之意。反观冲脉，分布路径最广，上下内外，前后左右，无所不到，其前行者与任脉相连系而通诸阴经，后行者连于督脉而通诸阳脉，故有"血海"之称；其病则"逆气里急"，冲逆是其显著特点，正与"冲"的文字二意相通。④带脉。《说文解字·巾部》云："带，绅也。"《辞源》云："带，束衣之带子……是丝制的束在外衣的大带，围于腰间；结在前面，两头垂下，称为绅。"《广雅》云："带，束也。"可见，带脉之名与其循行部位及路径以及如裙裤之带一样具有约束、收提之功用有关。⑤跷脉。《说文解字·足部》云："跷，举足小高也。"《广雅》云："跷，健也。"唐·杨玄操注解《难经》云："跷，捷疾也，言此脉是人行之机要，动足之所由，故曰跷脉。"跷脉之名，正是因此脉具有使人体下肢运动跷健的作用而形成的。⑥维脉。《说文解字·糸部》云："维，车盖维也。"《诗经·小雅·节南山》云："四方是维。"《经籍纂诂》云："维者，網也。"《中华大辞典》云："维者，持也，網也。"这些文意解说，当与维脉有维系人身经脉气血作用的生理作用有关。

第四，在经络系统中自成体系。从循行来看，八条经脉有序地分布于全身，冲任行于身前，督脉行于身后，跷、维脉行于身之侧，带脉横于中，而且它们循行迂曲，在内支蔓纵横，在外上至头下至足；其间或相并而行，或多点联络，或其源相近，或经气交相注入，关系极为密切，从而在十二经系统之外自成网络体系。在功能与作用方面，督脉行于背，为一身阳气之督，任脉行于腹，为一身阴气之任，任督相贯，阴阳互根，协调为用；冲脉为十二经之海，又通于任督，虽为血海，亦为阳气之要冲，内运阴阳二气；阴阳二跷脉，阴出于阳，阳入于阴，阴阳相交；阴阳二维脉，阴阳相维，互为根据；带脉横行于腰腹，阴阳诸脉皆系之，从而形成阴阳互为其根、相反相成的整体。如陈鼎三先生在《医学探源》云："督在背，总统诸阳，属先天，任在腹，总统诸阴，属后天，冲脉隶于阳明而通于胞宫，由后天以交于先天肾也，带脉出于肾，中以周行脾位，由先天以交于后天脾者也，四者互为功用，不可不详究。"如言冲任督带对生殖发育的协同作用，清·叶天士《临证指南医案·崩漏》云："经水由诸路之血贮于血海而下,其不致崩决淋漓者,任脉为之担任,带脉为之约束,刚维跷脉名之捆护,督脉以其统摄。"因此,临床上奇经八脉的损伤常常表现为阴阳俱损之象。在治疗上,叶氏也提出"柔剂阳药"和"血肉有情之品"的说法,即阴阳双补而又两不相碍;并且其力主肉桂、附子等阳刚之品,非但不入奇经而且耗伤津液,非奇经之治。如《临证指南医案·虚劳》云:"余以柔剂阳药通奇脉不滞,且血肉有情栽培身内之精血。"《叶案存真》云:"今以络脉失养……宣通八脉为正……然阳药若桂附之刚猛,风药若灵仙狗脊之走窜总皆劫夺耗散,用柔阳辛润通补方妥。"

(2)奇经八脉的循行及其功能:《难经》对奇经八脉循行的论述较之《内经》规范、精炼,而且补充了带脉、阴阳跷脉、阴阳维脉的循行,并对奇经各脉的功能有深刻认识。

第一,督脉。督脉是行于背部正中的奇经,其循行部位,二十八难曰:"起于下极之俞(指会阴穴),并于脊里,上至风府,入属于脑。"言简意赅,自此统一和规范了督脉的循行路线。在此,《难经》提示了督脉循行的两个重要部位"下极"和"上极"。"下极"指躯干的最下部,其俞在会阴穴而通于肾;上极即躯干最上部而通于脑。据此循行论督脉功能,一是督脉在行于背部正中的过程中,其脉多次与手足三阳经及阳维脉相交会,如在大椎穴处会手足诸阳经,在风府、哑门穴处与阳维脉相合,在百合穴处会足太阳经等,所以督脉被称为"阳脉之海",具有总督全身阳脉气血之功能。二是肾命门主生殖,为生命之根,藏元阴元阳;脑为髓海,乃精气出神明之地。故督脉与脑、髓、肾命的功能密切相关。《难经》及历代医家多认为脊髓和脑的病变,以及精冷不孕等生殖系统疾患与督脉有关,常以补督脉之法治之。可见《难经》对督脉循行的论述对理解其功能提供了依据。

第二,任脉。二十八难曰:"任脉者,起于中极之下,以上毛际,循腹里,上关元,至喉咽。"中极、关元均为穴名。中极之下有曲骨穴,《难经集注》丁注曰:"中极者,穴名。在脐下4寸。其中极之下者,曲骨穴也,是任脉所起。"当然,《难经》只是简明地论述其大体循行部位,据此有助于理解任脉生理功能:一是任脉在腹部正中线的循行过程中,与足三阴经会于中极、关元,又与足厥阴经会于曲骨、与足太阴经会于下脘、与手太阴经会于上脘、与阴维脉会于咽喉部位(廉泉、天突)等,通过与诸阴经交会,故能总任阴脉联系,调节阴经气血,后世称其为"阴脉之海"。二是任脉起于中极之下,正当胞宫的位置,女以阴血为本,因而任脉与女子月经来潮及妊养、生殖功能的关系最为密切,故《素问·上古天真论》有女子"二七而天癸至,任脉通,太冲脉盛,月事以时下,故有子""七七任脉虚,太冲脉衰少,天癸竭,故形坏而无子"之论。

任督二脉,一为阴脉之海,一为阳脉之海,一行于腹,一行于背,二脉通过阴阳维脉相贯,对于一身阴阳起着重要的调节作用,均与生殖功能密切相关。

第三,冲脉。关于冲脉的循行,《内经》阐述的线路较为复杂,历代对冲脉循行起止、分布的认识分歧较大,而至《难经》后则化繁为简。二十八难曰:"冲脉者,起于气冲,并足阳明之经,夹脐上行、至胸中而散也。"气冲又称气街,在腹股沟部,属足阳明胃经。冲有要冲之意,水流灌注或水力撞击皆言"冲"。《难经》言冲脉起于足阳明胃之气冲(气街),说明它接受气血俱盛之阳明经气灌注,是气血灌冲的重要经脉,正如《灵枢·海论》所云:"冲脉者为十二经脉之海。"明·马莳曰:"冲脉为十二经脉之血海。"其"夹脐上行,至胸中而散",说明冲脉的主要循行路径为上行的路线,至胸中而散,胸中为"气海"所在,血海、气海相交通,气血更得以充旺。《难经集注》杨注曰:"冲者,通也。言此脉下至足,上至头,通受十二经之气血,故曰'冲'焉。"冲脉循行上至头，下至足，后行于背，前布于胸腹，可谓贯穿全身，分布广泛，为一身气血之要冲，故能调节十二经气血。此外，冲脉还与女子月经及孕育功能密切相关，明·李梴《医学入门·奇经主病》云："其冲任二经，是又妇人乳血月候之所出。"冲脉气血不足或通行不利，则会发生月经不调，绝经或不孕。故晋·王叔和《脉经·平奇经八脉病》云："脉来中央坚实，径至关者，冲脉也。动苦少腹痛，上抢心，有瘕疝，绝孕、遗矢溺，胁支满烦也。"清·吴谦《医宗金鉴·妇科心法要诀》也指出："女子不孕之故，由伤其冲、任之脉，则月经不调，赤白带下、经漏、经崩等病生焉。"因此，临床上治疗月经病及不孕症，多以调理冲任二脉为要。

冲脉与督脉、任脉三者，《难经》云或起于气冲，或起于下极之俞，或起于中极之下，俱在人体腹部的下焦部位，正当胞宫的位置，是人体生殖系统所在之处，可谓一源三歧，是奇经中最重要的三条经脉。

第四，带脉。《内经》未记载带脉的循行，二十八难曰："带脉者，起于季胁，回身一周。"带脉如束带一样，环绕腰身一周，是奇经乃至经脉中唯一的横行之脉，故能总束所有上下纵行的经脉，因而有调节诸经的作用，正如《太平圣惠方·辨奇经八脉法》所云："夫带者，言束也，言总束诸脉，使得调柔也。"此外，带脉通过横行腰腹与冲任督三脉相互交会，可维络腰腹，提系胞胎，固护胎儿，并与生殖功能密切相关，主司妇女之带下，故《傅青主女科》有"带脉者，所以约束胞胎之系也。带脉无力，则难以提系，必然胞胎不固"之说，并曰："带下俱是湿证，而以带名者，因带脉不能约束而有此病。"临床常将经、带、胎、产之疾称为"带下病"，也可证明带脉与生殖性疾病的关系。除妇女带下之外，带脉还能够调控其脉以下的盆腔、外阴及下肢的功能，故二十九难指出："带之为病，腹满，腰溶溶若坐水中。"郭霭春《八十一难经集解》中引日·古林正祯注曰："溶溶，缓慢貌。溶溶者，是谓腰缓慢无力，若坐水中而不便利也。"与《素问·痿论》所云带脉有病"宗筋纵""足痿不用"系同一理。

第五，阴跷、阳跷脉。《内经》仅言阴跷脉的循行，未及阳跷脉。《难经》不仅补充了阴阳跷脉的循行，而且将二跷脉的循行分别记述。二十八难指出，阴跷、阳跷均"起于跟中"，阳跷脉"循外踝上行，入风池"，阴跷脉"循内踝上行至咽喉，交贯冲脉。"二十三难亦云"人两足跷脉，从足至目。"其一，明确了跷脉起于足踝下，从下肢内、外侧分别上行头面，与冲脉贯通，具有交通一身阴阳之气和调节肢体肌肉运动的功能，主要使下肢运动灵活跷捷，故《太平圣惠方·辨奇经八脉法》云："夫跷脉者，捷疾也，言此脉是人行走之机要，动作之所由也，故曰跷脉也。"其二，跷脉"从足至目"循行，分别主一身左右之阴阳，除主司下肢运动外，还与眼睛的开合功能及睡眠有关。这是继《灵枢·寒热病》阴跷、阳跷与目开合论述后，对跷脉功能的权威阐述，后世论跷脉者，多以此为据。如《圣济总录》和《奇经八脉考》在此基础上做了进一步完善，成为现代论跷脉循行的主要依据。

第六，阴维、阳维脉。《内经》未述维脉循行，仅在《素问·刺腰痛》中提及阴维、阳维脉的起始与足太阳、足少阴的联系。二十八难曰："阳维起于诸阳会也，阴维起于诸阴交也""诸阳会"，《奇经八脉考》认为即足太阳膀胱经的金门穴；"诸阴交"即足少阴肾经的筑宾穴。阴维、阳维脉的止处，《难经》并未言及，只是在二十八难中云"阳维、阴维者，维络于身，溢蓄不能环流灌溉诸经者也。"其原因，或许是《难经》认为维脉只是"溢蓄"气血，"不能环流""入于八脉而不环周"。《难经集注》杨注曰："维者，维持之义。此脉为诸脉之网维，故曰维脉也……九州之内有十二经水，以流泄地气。人有十二经脉以应之，亦所以流灌身形之血气，以奉生身。"《圣济总录》依据《铜人腧穴针灸图经》所记载的阴维、阳维脉交会穴等内容,粗略地描述了阴维、阳维脉的循行路线;《奇经八脉考》据此对维脉的循行做了较详细的描述,成为后世论维脉循行的主要依据。阴阳维脉的功能,二十八难曰"阳维、阴维者,维络于身",二十九难曰"阳维维于阳,阴维维于阴"。由于阴维脉在循行过程中与足三阴经相交会,并最后合于任脉;阳维脉在循行过程中与手足三阳经相交,并最后合于督脉,因此,阳维脉有维系联络全身阳经的作用;阴维脉有维系联络全身阴经的作用。正如《十四经发挥·奇经八脉》所云:"阳维则维络诸阳,阴维则维络诸阴。阴阳自相维持,则诸维常调。"《奇经八脉考·八脉》亦云:"阳维主一身之表,阴维主一身之里,以乾坤言之。"在生理活动中,阴阳自相维对全身气血盛衰起调节溢蓄作用,否则将产生诸如二十九难所云"苦寒热""苦心痛"等病变。

　　由上而知,奇经八脉的功能主要有两个:一是密切十二经脉的联系,调节十二经脉气血。督脉在背部正中循行,多次与手足三阳经及阳维脉交会;任脉在腹面前正中线循行,多次与足三阴经及阴维脉交会,二脉阴阳相贯,与十二经脉交叉连接;冲脉作为灌冲气血的重要经脉,贯穿全身,通受调节十二经脉气血;带脉约束纵行诸经,沟通腰腹部经脉;阴阳维脉维络阴阳诸经;阴阳跷脉左右成对,分主一身左右阴阳。八脉均具有加强十二经脉联系,溢蓄调节十二经脉气血阴阳的功能,所以,《难经》将正经比做"沟渠",将奇经比做"湖泽",当"沟渠溢满",则"流于深湖",蓄于备用;当"沟渠"气血不足,则"湖泽""环流灌溉诸经",发挥着涵蓄和灌溉双向调节作用。奇经深湖之论是《难经》对中医经络理论的重大贡献。二是奇经八脉在循行过程中与某些脏腑,如脑、髓、女子胞以及肾等有着密切联系。如督脉"起于下极之俞",下络于肾,上"入属于脑",任脉、督脉、冲脉三脉同起于下焦,正当胞宫的位置,因而对这些脏腑的功能所主有着重要影响。可见,奇经八脉是十二经脉别道奇行的重要经脉,对于十二经及其功能,发挥着统率、联系、调节的作用,在生命结构与功能中占有重要地位。

　　(3)奇经八脉病变与病候:《难经》所论奇经八脉病变,多为奇经单经病变,也有二经同病者。

　　第一,督脉病变与病候。二十九难曰:"督之为病,脊强而厥。"由于督脉统率诸阳经,为阳脉之海,所以督脉有病则有阳气不足之手足逆冷的表现;督脉沿脊柱正中上行,所以督脉有病,不能柔养筋脉,则见脊柱强直之症,甚则亦可发生昏厥。古代文献记载督脉病候范围,一是脑髓腰脊病变,即督脉循行所过部位的病变:如脊强反折、腰背强痛、伛偻、龟背、昏晕、头痛头重等,中风、癫痫、痿证等;二是生殖系统病变:如男子阳痿不育、女子不孕、经迟经滞、经水淋漓等。

　　第二,任脉病变与病候。二十九难曰:"任之为病,其内苦结,男子为七疝,女子为瘕聚。"所谓"其内苦结",是指腹部急结不舒之症,无论是男子的"七疝"病,或者女子的"瘕聚"病,皆可见之。其病位皆在腹中,与任脉循行部位和功能有关;病机为气机郁结;其临床表现男女有别,男子为七疝,女子为瘕聚。疝,《说文》云:"疝,腹痛也。"其本义指以腹痛为主要症状特点的一类疾病。《内经》《难经》之后则多指男子外生殖器的病变,即心腹气机作痛,外有睾丸肿胀,或痛引小腹。七疝所指,历代众说不同,《素问·骨空论》认为是冲疝、狐疝、癫疝、厥疝、瘕疝、㿉疝、癃疝;《诸病源候论》又有瘨疝、症疝、寒疝、气疝、盘疝、胕疝、狼疝;《儒门事亲·疝本肝经宜通勿塞状十九》认为是寒疝、筋疝、水疝、气疝、血疝、癫疝、狐疝;《素问注证发微》认为是狐疝、癫疝、心疝、肝疝、脾疝、肺疝、肾疝;《素问吴注》认为是寒疝、水疝、筋疝、血疝、气疝、狐疝、癫疝;宋·虞庶注本经为厥疝、癥疝、寒疝、瘕疝、附疝、狼疝、气疝。疝的发病多与肝有关，故有"诸疝皆属于肝"之说。其临床表现可归纳为如下3个方面：①泛指体腔内容物向外突出的病证，多伴有气痛症状，故有疝气、小肠气、小肠气痛等病名。可突出于腹壁、腹股沟，或是从腹腔下入阴囊、阴唇的肠段。②指生殖器、睾丸、阴囊部位的病证，如男女外生殖器溃肿流脓，溺窍流出败精浊物，睾丸或阴囊肿大疼痛的病证，或可兼有腹部症状，包括水疝、癀疝、气疝、血疝、筋疝等。③指腹部剧烈疼痛，兼有二便不通的症状，如《素问·长刺节论》之"病在少腹，腹痛不得大小便，病名曰疝。"瘕聚，指腹部的包块类疾病。其病变特点是包块散聚无常，留止不定，病机多为气滞血瘀。在古代文献中，其病候范围，一是任脉循行所过部位的病变，如气上冲心、少腹痛引阴中、疝气、痔等；二是妇科病变，如经闭、带下、漏下、瘕聚、阴蚀等；三是腰脊疾患，如腰脊酸软。

第三，冲脉病变与病候。二十九难曰："冲之为病，逆气而里急。"由于冲脉"起于气冲，并足阳明之经，夹脐上行至胸中而散"，自上而下，历经三焦，所以邪在冲脉，其气上逆，或见腹中拘急疼痛，颇似《金匮要略》所论之"奔豚病"。据冲脉"并足阳明之经"，则气上逆多见胃气上逆之呕吐、嗳气、呃逆之症。以其"至胸中而散"，上冲心胸则可有咳嗽、气喘等肺气上逆之症。"逆气"者，气机上逆之谓。古代文献记载其病候范围，一是冲气上逆诸证，如咳喘、气上冲心、心悸、呕吐、呃逆、哕气、胃胀、腹痛、吐血、咳血、衄血、头目眩晕等；二是下部及其他疾患，如疝痛、瘕聚瘕泄等。

第四，带脉病变与病候。二十九难曰："带之为病，腹满，腰溶溶若坐水中。"其一为自觉腹部胀满不舒；其二是腰部不适，如同坐在水中那样活动不灵。这与带脉绕身一周有关。其病候范围，据古代文献记载，一是带脉循行部位的病变，如腹满、身重、腰酸痛、腰脐腹痛、腰痛不可以俯仰、小腹痛引腰、左右绕脐腰脊痛、缠腰火丹等；二是带脉失约的病变，如痿证、男子失精、里急后重、癥瘕、泄泻等。三是妇科病变，如胞胎不固、胎坠、胎漏、月事不调、赤白带下、经闭、不孕等。

第五，跷脉病变与病候。二十九难曰："阴跷为病，阳缓而阴急；阳跷为病，阴缓而阳急。"阴跷、阳跷二脉从下肢内外侧分别上行到头面，具有交通周身阴阳之气和调节肌肉运动的功能，尤其是下肢的运动。阳跷脉主下肢的外展运动，阴跷脉主下肢的内收屈曲运动，还能主眼睛的开合启闭。"阳缓而阴急"，指阴跷脉有病，其循行的肢体内侧筋肉拘急不舒而外侧相对和缓；反之，"阴缓而阳急"，是因为阳跷脉失常，其循行的肢体外侧筋肉拘急不舒，内侧相对和缓，甚至会影响眼睑闭合而致目张。在古代文献中，其病候范围，一是睡眠障碍，如不寐、多寐等；二是肢体运动障碍的病变，如足内外翻、癫痫、偏枯、腰背痛、痿痹、癥瘕等。

第六，维脉病变与病候。关于维脉病变，《难经》分为两种情况：其一是阴维、阳维同病。二十九难曰："阳维维于阳，阴维维于阴，阴阳不能自相维，则怅然失志，溶溶不能自收持。"阳维能维系、联络全身的诸阳经，对诸阳经的气血盛衰具有溢蓄调节作用；阴维脉能维系、联络全身的诸阴经，对阴经的气血盛衰具有溢蓄调节作用，共同维系机体一身之阴阳二气的协调。阴维、阳维俱病，阴阳不相维系而失调，则筋失养而不柔，神躁动而魂魄飞扬，故见形体散软不便利，怅然若失，精神抑郁不爽等病证。其二是阴维、阳维各自的病变。二十九难曰"阳维为病，苦寒热；阴维为病，苦心痛。"阳维脉维系一身诸阳，阳主卫外，病则为寒热；阴维脉维系一身之阴，阴为营，营为血，心主血脉，病则心痛，正如《卢经裒腋》所云："阳脉为表，主卫气，阳维受病，则气不卫于外，故苦寒热……阴维脉为里，主营血，阴维受病则不营于内，故苦心痛。"阳维脉与三阳经的关系密切，三阳经病均有寒热表现，如太阳经见恶寒发热，阳明经证先寒后热,进而表现为但热不寒;少阳经证寒热往来,都与阳维有关,故曰"阳维为病苦寒热"。阴维主一身之里,维系三阴,可导致阴营血运行失常,故《难经集注》丁注曰:"阴维之脉,维络于阴,阴为营而主里,营属血而主心也,故其受邪为病必苦心痛。"在古代文献中,其病候范围一是阴阳不相维系的病变,如癫痫、痹证、腰痛、全身懈怠、腰腹重坠、精神恍惚、健忘;二是寒热、疟证。三是诸痛证,如心痛、脘痛、腹痛、痹证等。

(4)奇经病变的治疗:《难经》对奇经病变的治疗是砭石放血的方法,如二十八难曰:"其受邪气,蓄则肿热,砭射之也。"这是因为,奇经如同自然界的湖泊,虽然能调节正经气血,但它不能环流,所以中邪后邪气无从而出,邪郁奇经,脉络不通,为肿为热,故治疗以疏通经络,祛除瘀滞为大法,用砭石刺射放血。这种对气血瘀滞之实证用针刺放血疗法至今临床仍然应用,后世三棱针等点刺任脉、督脉相应穴位或浅表血络的方法,盖源于此。尽管这只是《难经》对奇经病变的举例,不能涵盖全部,但却为临床诊治复杂病证开拓了新的思路。临证中奇经病变十分复杂,当根据实际情况辨治,方能取得较好的效果。

关于奇经八脉病证的治疗,后世历代医家均有发挥,主要是依据奇经的独特生理功能及其病变规律,对所涉广泛而复杂的病证进行辨治,开拓了中医治疗学思路,在临床各科疾病的治疗中,特别是针灸、推拿按摩疗法,发挥着不可替代的作用,同时对于疾病预防、养生保健,在理论和实践上都有重要的指导价值。

2.《难经》奇经理论的历代研究与发挥　《难经》建立了奇经理论体系。后世医家以此为依据,不断深化对奇经理论的研究,探索奇经临床应用的原则和方法,发挥其要旨大义,使奇经理论得以不断充实和完善。历代对《难经》奇经理论的发挥可以大致划分为晋隋唐时期、宋金元时期、明清时期,以及近现代四个阶段。

(1)晋隋唐时期——奇经理论的整理充实:晋隋唐时期,中医学的发展呈现出分支学科在分化中日趋成熟、临床各科大发展等特点,伴随着该时期对病证及其原因和机理的认识,以及诊断技术、医方创制和新药发展等,奇经理论也得到不断整理和充实。唐·杨上善在《黄帝内经太素》中指出"耳鸣癫疾"亦为阳维脉病。晋·王叔和提出了奇经脉诊,不但系统总结了八脉主病,进一步阐明了奇经病机,而且设专论描述奇经八脉脉象,如《脉经·平奇经八脉病》云:"两手脉浮之俱有阳,沉之俱有阴,阴阳皆实盛者,此为冲、督之脉也。两手阳脉浮而细微,绵绵不可知,俱有阴脉,亦复细绵绵,此为阴跷、阳跷之脉也。尺寸俱浮,直上直下,此为督脉。脉来中央浮,直上下痛者,督脉也。尺寸脉俱牢,直上直下,此为冲脉。脉来中央坚实,径至关者,冲脉也。横寸口边丸丸,此为任脉。脉来紧细实长至关者,任脉也。阳维脉浮,阴维脉沉大而实。"为奇经病的辨证增添了诊断依据和可操作的具体方法。晋·皇甫谧《针灸甲乙经》不但承袭了《内经》《难经》中关于奇经八脉的循行、病候的述略,并将两者相参注解,而且对任、督二脉腧穴及八脉与正经的交会穴做了补充,在跷脉生理功能和循行方面有所发挥,指出:"跷脉……何气营也……则为濡(一作深)目,气不营则目不合也。""跷脉安起安止,何气营也? 曰: 跷脉者,少阴之别,起于然骨之后,上内踝之上,直上循阴股,入阴,上循胸里入缺盆,上循人迎之前,上入頄,属目内眦,合于太阳阳跷而上行。"隋·巢元方《诸病源候论》根据《素问·上古天真论》有关任脉、太冲脉与女子生长、发育、生殖规律的论述,提出了"冲任"的概念,阐述了"冲任"病机,以冲任为纲探讨妇科病的病因病机,认为月经病、带下病、胎产病等妇科诸病与冲任关系密切,将调理冲任作为治疗关键,奠定了冲任二脉在妇科学中的基础地位;同时还指出,风痛、腰痛属督脉病候,虚劳不得眠属跷脉病候,须发秃落属冲任病候等。唐·孙思邈《备急千金要方·妇人方》记载了治疗任脉病的第一首方剂，云"小牛角鰓散，治带下五贲：一曰热病下血……四曰经来举重，伤任脉下血……外实内虚方。"唐·王焘在《外台秘要》中也记载了治疗跷脉病虚劳虚烦不得眠的"深师小酸枣汤""小品流水汤""千里流水汤方""延年酸枣饮"等。

（2）宋金元时期——奇经理论的应用发挥：宋、金、元时期，医家们结合自己的临证体会，各抒己见，使奇经理论及其临床应用得到了较大发展。

北宋·王怀隐在《太平圣惠方·辨奇经八脉法》中从命名探讨八脉功能，指出："夫督脉者，阳脉之海。督之言都也，是人阳脉之督纲也。人脉比于水，故云阳之海。夫任者，妊也，此是人之生养之本。夫冲脉者，阴脉之海也。冲者，通也。言此脉下至于足，上至于头，通受十二经之气血，故曰冲焉。夫带者，言束也，言总束诸脉，使得调柔也，犹如腰带焉。夫跷者，捷疾也，言此脉是人行走之机要，动足之所由也，故曰跷脉焉。其阴跷义与阳跷同。阳维阴维者，经络于身溢蓄，不能环流溉灌诸经者也。故阳维起于诸阳会也，阴维起于诸阴交也。夫维者，维持之义也，言此脉为诸脉之纲维，故曰维脉焉。"这为后世研究奇经理论提供了新的思路，并记载有主治冲任病候的方剂。日·丹波康赖《医心方》，引《诸病源候论》为论，收载了妇科冲任病的治方，如"龟甲牡蛎汤""鹿茸当归蒲黄汤""长血芎丸方"等。《圣济总录》和《普济本事方》等著作不但在督任冲脉病机和病证方面有所发挥，还收录了大量冲任治方，为奇经方药的流传和发展奠定了基础。宋·陈自明《妇人良方大全》把冲任理论作为妇科疾病诊断的纲领，认为"妇人病有三十六种，皆由冲任劳损而致"。后世医家多沿袭这一观点，成为妇科病治疗准则。

金·张元素和金·张从正分别对维脉、跷脉和带脉的病机做了发挥；元·成无己在《伤寒明理论》中首次提出"冲为血室"之说；元·李杲《脾胃论》则从脾胃立论治疗冲任督脉疾患，并载有"清阳方"以清泄冲脉之火和冲脉治疗的专药，曰"如腹中气上逆者，是冲脉逆也，加黄柏三分，黄连一分半以泄之。"元·滑寿所著《十四经发挥》，对《内经》《难经》《甲乙经》关于奇经的论述进行了系统整理和简明扼要的概括，首次将任督与十二经并提，命为"十四经"，强调了任、督二脉的特殊作用；总结了奇经八脉的循行，明确了任督所属腧穴；还列出八脉与十四经的交会穴。此外，滑氏在《十四经发挥》中阐发了任、督二脉名义，突出了任督二脉在人体阴阳经脉的统领作用。如曰："督脉凡二十七穴，督之为言都也，行背部之中行，为阳脉之都纲……以人之脉络，周流于诸阳之分，譬犹水也，而督脉则为之都纲，故曰阳脉之海""任之为言妊也，行腹部中行，为妇人生养之本……亦以人之脉络，周流于诸阴之分，譬犹水也，而任脉则为之总任焉，故曰阴脉之海。"又曰："夫人身之有任督，犹天地之有子午也。人身之任督以腹背言，天地之子午以南北言，可以分，可以合者也。分之于以见阴阳之不杂，合之于以见浑沦之无间，一而二，二而一也。"此以人体阴阳之总任与都纲论任督二脉的生理功能、特性及其相互交感、和合的活动规律，启迪和开拓医家、养生家奇经理论临床应用的思路，为后世医家所推崇。

（3）明清时期——奇经理论的繁盛突破：进入明清时期，奇经理论被广泛应用于临床，有关奇经理论的医论（集）、方书、本草、医案等大量出现，逐步形成奇经理论的理法方药体系。如明·倪维德《原机启微》、明·傅仁宇《审视瑶函》均提出眼疾与跷脉有关的"奇经客邪"之说，曰："奇经客邪，非十二经之治也。十二经之外，别有治奇经之法也。"并描述了阳跷受邪证候，提出了相应治法和方药。明·王九思在《难经集注》中提出奇经病"非自生其病，尽诸经隆盛而散入也",并结合《难经》有关论述阐明跷脉病的病机,指出"诸阳脉盛,散入阳跷,则阳跷病;诸阴脉盛,散入阴跷,则阴跷病,故阴跷、阳跷乃为病耳。其阴阳缓急者,即是虚实之义。阴跷为病,则阳缓而阴急,即病阴厥,足胫直而五络不通;阳跷为病,则阴缓而阳急,即狂走不卧死。"明·楼英《医学纲目》认为,冲脉自气街起,在阳明、少阴二经之内,夹脐上行,折中《内经》《难经》的观点。明·李梴《医学入门》再次记载奇经脉象与病候,与《脉经》记载相比,多有发展。明·虞抟《医学正传》指出"便毒一名跨马痈,此奇经冲任为病"。明·龚信等编纂的《古今医鉴》曰,"阴头肿痛生疮者,名为下疳也。乃督、任、冲三脉之属……皆由气血大热,有毒有风,故生此疮。"这是外科病证责之奇经的最早论述。明·王肯堂的《证治准绳》认为缠腰火丹与带脉有关;五噎为任脉不润所致;痃胀由于十二经清浊不分,流溢于奇经而为病。明·张介宾《景岳全书》云:"鼻渊证,总由太阳、督脉之火,甚者上连于脑,而津津不已,故又名为脑漏。"这些奇经证候的记载,不断地扩展着奇经的证治范围。

明·李时珍《奇经八脉考》的问世,标志着奇经八脉理论体系的基本完善。李氏博览群书,考证历代文献,阐发《内经》《难经》之旨,综合诸家之长,结合自家见解,著成《奇经八脉考》一书,对奇经八脉理论多有发挥:其一,对奇经理论做了全面总结,并有重要发挥。从而改变了奇经理论散乱、杂沓的局面。其二,系统地整理了奇经八脉循行路线及分布,对奇经八脉的起止点及循行部位,做了具体的描述。其三,完善了奇经八脉的经穴和交会穴,对奇经八脉所发之腧穴、郄穴及与别经交会之穴,根据《甲乙经》保留古《明堂》文,均为之详述。其四,对奇经八脉的作用,进行了简要的概括,发展滑氏任督为人身子午之说,确立奇经八脉为十二经阴阳纲维统率地位,明确阴维、阳维职司表里营卫气血的重要功能,对临床辨证施治颇有启示作用。其五,阐述了奇经八脉的病候及其基本病理变化,提出了奇经八脉病变的辨证施治要点,对奇经八脉之病候详为考证,并讨论其病因、病机、脉诊、治法、方药等,以症选方,临床应用亦针亦药,更为切合临床实践,为后世通补奇经诸法的产生开辟了道路。其六,论述气功养生与奇经八脉理论的关系,强调了奇经八脉对于气功养生的重要性,认为"医而知乎八脉,则十二经、十五络之大旨得矣;仙而知乎八脉,则龙虎升降、玄牝幽微之窍妙得矣。"并提出:"鹿运尾闾,能通督脉;龟纳鼻息,能通任脉,故二物皆长寿。"针对道家奇经不同于医家之说,指出:"内景隧道,惟反观者能照察之,其言必不谬也。"对于中医养生学说及奇经用药都有重要影响。此外,明·李时珍《本草纲目》载有治疗冲、任、督、冲任、阳维脉病证的药物,成为第一部记载奇经药的本草著作。《本草纲目》之后,许多本草书籍及医著提到药物与奇经八脉的关系,并载有奇经药,如明·皇甫中的《明医指掌》、明·武之望的《济阴纲目》、明·张介宾的《景岳全书》、清·汪昂的《医方集解》等。清·严洁等所著《得配本草》,在前人对奇经药认识的基础上,将各类本草中零星记载的一些奇经药进行整理、总结、归纳和补充,使奇经药有了专门完整记载,成为指导临床用药的重要参考。清·沈金鳌《要药分剂》和清·姚澜《本草分经》是继《得配本草》之后论述奇经药的重要本草著作,不仅载药多而全面,还增加了一些新药。清·张志聪在其所撰《伤寒论纲目》中,提出少腹瘀血属冲任病候的观点。张璐是第一位较为系统地讨论奇经理法方药及其应用的医家,其所著《张氏医通》对奇经理法方药有较为完整的应用记录。明清时期,还出现了记载大量冲任方的女科专著,如明·武之望《济阴纲目》、明·冯兆张《女科精要》、清·沈金鳌《妇科玉尺》、清·傅山《傅青主女科》等,这些专著把冲任学说作为诊断疾病的纲领,逐渐总结出一些对奇经有独特作用的方药,为后世奇经药的发展积累了经验。

将奇经理论应用于临床最突出的医家当首推清·叶天士。奇经理论经历代医家研究与发挥,在临床得以应用,然详于针灸,而略于用药,方药著作亦少有论及者。清·叶天士因感"八脉奇经,医每弃置不论",深以为憾,遂于临证探讨奇经用药,每于复杂病证,从奇经立论,指导药物取舍,常获良效。他的大量奇经医案保存在《临证指南医案》《眉寿堂方案选存》《徐批叶天士晚年方案真本》《未刻本叶氏医案》《叶天士医案精华》五部医著中。医案记载了叶氏在奇经辨治方面的独特见识和丰富经验,为后世内伤杂病从奇经论治开辟了新的途径。叶氏认为先天不足,后天失调,内伤久病延及奇经是奇经病证的主要原因,临床表现以虚证为主或虚中夹实;奇经辨治须分清虚实,无论补虚还是治实,均当用"通因"一法。奇经实证要缓调通络,疏达振痹,用苦辛芳香之品,流畅气血,通其脉络;虚证要通补,充养精血,补而不腻,与一般补气养血法不同,非呆补蛮涩;治奇经虚证不同于一般虚损病,须用血肉有情之品填补精血,以峻补奇经,如"鹿茸壮督脉之阳,鹿霜通督脉之气,鹿胶补督脉之血"。同时结合流通气血之品,以调和络脉,不令壅塞,以达到"包举形骸,和养脉络"之效。清·吴瑭《吴鞠通医案》、清·程文囿《程杏轩医案》、清·林佩琴《类证治裁》、清·魏之绣《续名医类案》、清·俞震《古今医案按》中也记载了应用奇经辨治的案例,成为清·叶天士的追随者。其中《类证治裁》载奇经治案最多,病证涉及冲、任、督、带、维脉。可见,以清·叶天士医案为代表的大量奇经辨治医案的出现,标志着奇经辨治体系的建立。

明清时期奇经理论得到拓展,奇经辨治经验不断丰富,代表性成就是奇经八脉理论专著和记载奇经药的本草著作,如明·李时珍的《奇经八脉考》、清·严洁等著的《得配本草》等,以及清·叶天士为代表的奇经医案。元·滑寿和明·李时珍对八脉功能、生理特性的阐发,对奇经循行与病证的整理,并使之规范化,以及清·叶天士对奇经用药的探索,为奇经理论的完善和临床应用奠定了基础。

(4)近现代——奇经理论的深化研究:1840年之后至民国初年,虽然奇经医论渐少,但奇经理论的临床应用却未中断。清·张聿青、清·王旭高,明国时期张锡纯、丁甘仁、邵兰荪等临床医家,在奇经理论的临床实践方面进行了有益探索,他们的奇经辨治医案为后学者提供了宝贵的研究资料。《张聿青医案》中善用膏方、丸方,从冲任、带脉论病机治疗久崩、久带、久泻之严重虚损病证。张锡纯《医学衷中参西录》有理冲汤、安冲汤、固冲汤、温冲汤治疗妇女癥瘕经闭、经多、崩漏、不孕等症,其冲脉用药多为重镇潜降之介石类。清·王旭高认为久疟须温督脉,疟母多为八脉空虚所致,遗精淋浊是八脉无以固涩,咳嗽为冲气上逆,妇人经带胎产诸疾责之冲任,并善以奇经辨治疟疾、遗精淋浊、咳嗽、妇人经带胎产诸疾。丁甘仁亦用奇经理论辨治多种病证,如从带脉治泄泻,从督脉治发背,从冲任治崩漏等,并常用胶艾四物汤、温经汤调冲任,膏方填益精髓而补奇经之虚。邵兰荪亦将冲、任、带脉辨证应用于带下、月经不调及妇女腰腹痛证的治疗中,名显于一方。

现代医家在收集、整理前人研究成果的基础上,进一步深化奇经理论,运用多学科知识和方法探讨奇经概念的内涵,研究成果有两个方面:一是奇经理论更加系统、规范。如从现代多学科角度探讨奇经循行、生理与病理,明确了奇经与脏腑或奇恒之腑的关系;从妇科与男科病证探讨奇经在男女性生殖的生理、病理关系,突出奇经的功用特点;在奇经病案整理和奇经病证分类方面取得了不少成果,充实和发展了奇经辨治体系。代表著作如朱祥麟《奇经证治条辨》,书中论述了奇经与脏腑、十二经脉、卫气营血阴阳关系;奇经八脉证治沿革、奇经辨证概念、奇经辨证内容及奇经病用药特点,同时还分经讨论了八脉病机、治则、用药、配穴及证治条辨等,内容详备。此外,该书明确提出奇经具有络脉性质,在治疗上具有"以补为体,以通为用"的用药特点。二是深入探讨了奇经概念的内涵,拓展了奇经理论的应用范围。如裴沛然《壶天散墨》"奇经八脉的研究"一节,针对古今医籍所载奇经病证与用药同五脏六腑十二经脉比较并无特殊性、奇经理论在药物疗法中应用并不广泛的情况,指出奇经"不是一种作用很简单的脉,而是十二经脉中的某些性质相近的几条经脉的联合组织系统",奇经八脉作为这个联合组织系统的核心,"担任着联系、调整和主宰这个组织的经脉的功能",因此,"奇经的疾病包括各该系统中的几条经脉的合并疾患",范畴广泛。故对奇经疾病的治疗方法,既可应用能够治疗原来几条经脉与其有关脏腑的方药,也可取用原来几条经脉中的腧穴以治疗,从而启迪了医家奇经辨治的思路,丰富了临床诊疗的途径和方法。

第二节　《难经》腧穴理论

腧穴是经络气血输注出入的特殊部位,机体有病,可能会在特定腧穴上出现各种不同的病理反应,因此腧穴具有诊断意义,而刺灸、推拿这些腧穴往往会收到一般腧穴所达不到的效果。《难经》主要论述有关的特定穴,包括五输穴、原穴、八会穴、俞募穴等,在十四经中具有特殊性能和治疗作用,并按特定称号归类。特定穴在十四经腧穴中最具代表性,其分布和主治规律强,运用范围广,是古代医家临床实践经验的总结,在临床应用中具有重要意义。

一、《难经》五输穴理论

五输穴是十二经脉分布在四肢肘、膝以下的井、荥、俞、经、合五类特定穴的简称。古代医家运用取象比类的思维方法,以自然界水流,比喻人体气血在经脉中的运行情况,说明各经脉气自四肢末端向上,像水流一样由小渐大、由浅渐深的运行过程和特点。

五输穴名称,首见于《灵枢·九针十二原》篇,"黄帝曰:愿闻五脏六腑所出之处。岐伯曰:五脏五腧,五五二十五腧,六腑六腧,六六三十六腧。经脉十二,络脉十五,凡二十七气以上下。所出为井,所溜为荥,所注为腧,所行为经,所入为合,二十七气所行,皆在五腧也。"所出为井,所溜为荥,所注为腧,所行为经,所入为合,《类经》八卷第十四注:"脉气由此而出,如井泉之发,其气正深也。急流曰溜,小水曰荥,脉出于井而流于荥,其气尚微也。注,灌注也。腧,输也。脉注于此而输于彼,其气渐盛也。脉气大行,经营于此,其气正盛也。脉气至此,渐为收藏,而入合于内也。"

六十八难曰:"五脏六腑,皆有井荥俞经合,皆何所主? 然:经言所出为井,所流为荥,所注为俞,所行为经,所入为合。"清·徐大椿《难经经释》云:"出,始发源也;流,渐盛能流动也;注,流所向注也;行,通达条贯也;入,藏纳归宿也。"

井,正如《难经集注》杨注曰:"井者,谓谷井尔,非谓掘作之井。山谷之中,泉水初出之处,名之曰井。井者,主出之义也。"元·滑寿《难经本义》云:"井,谷井之井,水源之所出也。"

荥,正如《难经集注》杨注曰:"泉水既生,留停于近,荥迁未成大流,故名之曰荥。荥者,小水之状也。"元·滑寿《难经本义》云:"荥,绝小水也。井之源本微,故所流尚小而为荥。"

俞,正如《难经集注》杨注曰:"留停既深,便有注射轮交之处,名之曰俞。俞者,委积逐流行。"注,流入也。《诗·文王有声》云:"丰水东注。"疏曰:"注,谓入河。"俞者,输也,转输之义。正如元·滑寿《难经本义》云:"俞,输也,注也。自荥而注,乃为俞也。"

经,《汉书·沟洫志》云:"禹之行河水。"《明史·周汉卿传》颜师古云:"行,谓通流也。"经者,径也,泾也,言大水流淌。

合,元·滑寿《难经本义》云:"由经而入于所合,谓之合。合者,会也。"

古人用自然界的水流由小到大、由浅入深的变化,来比喻经气在经脉中运行的特点。即"井"为初出之意,经脉之气微弱浅小,经气开始发出之处,像水之源头。"荥"为小水流之意,像水流刚形成小流而未成大流,比喻脉气逐渐充盈的部位;"腧"为灌注、输送之意,经脉之气较盛,经气始注,像水流灌注由少向多变化,比喻脉气运行较盛的部位;"经"同径,为直行道路之意,经脉之气充盛,像水在河道中畅行流过,比喻脉气运行通畅的部位;"合"为汇集之意,经脉之气盛大,经气由此向更深层次运行而汇聚于其所合的脏腑,如百川汇合流入大海,比喻脉气运行汇集的部位。由此可见,五输穴是脏腑经脉气血运行出入的部位,也是调节脏腑经络、阴阳气血的重要穴位。

案例1:

黄女,68岁,自觉牙龈疼痛已半月余,每在午后及劳累后加重。检查:无龋齿,牙龈无红肿,舌尖红无苔,脉细数。拟为阴虚牙痛,针太溪(双),3次后疼痛消失(《古今针灸医案医话荟萃·陈作霖医案》)。

按: 本案患者牙痛,牙龈无红肿,舌尖红无苔,脉细数,非属胃经实火,当属阴虚之体,虚火上炎,午后及劳累后牙痛加重,是因为午后属阴,而患者体内阴虚,在午后愈发不足,不足以滋养牙龈,痛证加重。太溪穴为足少阴肾经腧穴、原穴,"腧"为灌注、输送之意,经脉之气较盛,像水流灌注由少向多变化,比喻脉气运行较盛的部位;原穴还有激发元气之功,针双侧太溪,以激发元气,益滋肾阴,肾阳得复,则虚阳不致上扰为病。

案例2:

诸暨黄生背曲,须杖行,他医皆以风治之。汉卿曰:"血涩也。"刺两足昆仑穴,倾之投杖去,其捷效如此。(《明史·列传》)

按: 本案患者背曲,汉卿曰:"血涩也。"血得温则行。而太阳又称巨阳,言该经阳气巨大。膀胱经得到督脉阳气的资助,故阳气最盛。《诸病源候论·膀胱经病候》云:"膀胱象水,王于冬。足太阳其经也,肾之腑也。五谷五味之津液悉归于膀胱,气化分入血脉,以成骨髓也;而津液之余者,入胞则为小便。"腰为肾之腑,肾主骨生髓,昆仑穴属性为火,是足太阳膀胱经经穴,为经脉之气充盛,像水在河道中畅行流过,比喻脉气运行通畅的部位。刺两足昆仑穴,促进太阳经气旺盛,阳气充足,化生温通血脉,背部得到运行流畅的血液滋养,故患者背曲倾之投杖去。

在《灵枢·本输》有除心经外的十一条经脉五输穴(计55个)的具体名称和位置。而《难经》未述五输穴的具体穴名和部位。晋·皇甫谧《针灸甲乙经》补充了手少阴心经五输穴的名称和具体部位,至此,十二经脉五输穴名称及部位才臻于完善,具体内容如表8。

表8　十二经五输穴名称

	手太阴 肺经	手阳明 大肠经	足阳明 胃经	足太阴 脾经	手少阴 心经	手太阳 小肠经	足太阳 膀胱经	足少阴 肾经	手厥阴 心包经	手少阳 三焦经	足少阳 胆经	足厥阴 肝经
井	少商	商阳	厉兑	隐白	少冲	少泽	至阴	涌泉	中冲	关冲	窍阴	大敦
荥	鱼际	二间	内庭	大都	少府	前谷	通谷	然谷	劳宫	液门	侠溪	行间
俞	太渊	三间	陷谷	太白	神门	后溪	束骨	太溪	大陵	中渚	足临泣	太冲
经	经渠	阳溪	解溪	商丘	灵道	阳谷	昆仑	复溜	间使	支沟	阳辅	中封
合	尺泽	曲池	足三里	阴陵泉	少海	小海	委中	阴谷	曲泽	天井	阳陵泉	曲泉

1. 五输穴经气循行理论　六十三难和六十五难联系四季、四方时空观念,分析五输穴以井为始和井出合入的经穴生理,论证井穴的重要性、五输穴经气走向与时间盛衰规律。

（1）井穴是经脉之气始发之处:井穴是五输穴的第一个穴位,最早见于《灵枢·九针十二原》"所出为井",明·杨继洲《针灸大成》云:"所出为井,井象水之泉"。二者将井穴喻作水之源头,喻人体经脉之气上下循环出于全身,皆是以井穴为起点,如泉水之源头。《灵枢·根结》篇中又将"根"归于井穴,隐含有井穴为脏腑、经气之根本的含义。《灵枢·本输》记载了十一井穴的定位,多位于指、趾之末端,如"少商者,手大指端内侧也"。其后,《针灸甲乙经》更明确井穴多位于爪甲角,如"手太阴及臂凡一十八穴第二十四"载:"少商者,木也。在手大指端内侧,去爪甲如韭叶。"六十三难"以井为始"之论,强调了井穴的重要性。

《难经》将井比喻为东方与春天。六十三难曰:"井者东方春也。万物之始生,诸蚑行喘息,蜎飞蠕动,当生之物,莫不以春而生。故岁数始于春,日数始于甲,故以井为始也。"六十五难曰:"所出为井,井者东方春也,万物之始生,故言所出为井也。"天地四方中以东为日出的方位,四季中以春为万物生发的时节,言东方春阳气生发,类比井穴为经气初出和萌发之所,具有深刻的生理学意义。《素问·厥论》云:"阳气起于足五指之表""阴气起于五指之里",指出人体阴阳经脉之气始于四末,而十二经脉之气从"井"穴发出后,如水流从小到大、由浅入深地流注到人体各个部位,从而起到联络脏腑、沟通肢体官窍的作用。

（2）井穴是十二经脉阴阳经气相互交接之所:《灵枢·动输》云:"夫四末阴阳之会者,此气之大络也,四街者,气之径路也。故络绝则径通,四末解则气从合,相输如环。"以四肢末端为人体十二经脉阴经和阳经经气汇合交接之所在,称之"气之大络",正是十二经脉经气始发于四肢末端的机理之所在。六十四难又进一步从阴阳经脉五输穴的阴阳五行属性阐述了井穴系十二经阴阳经气相交接的道理。盖十二经井穴皆位于四肢末端,阴经井穴就是在此与阳经井穴相连,其中阴经井穴属木,阳经井穴属金,阴阳刚柔相济、五行生克制化,气血才得以顺利交接运行。阴经中的经气与阳经中的经气氤氲于四肢末端,阴经之柔与阳经之刚相合,相交感应而产生经气,井穴即经气产生的根源。经气从四肢末端的井穴产生后,如泉水流注于周身脏腑经络,而经气产生之处便作为十二经脉阴阳之气交接之所,具有通接经气,调节阴阳的作用。

（3）五输穴的经气走向:《难经》以井为始、井出合入的论述,阐明了五输穴沿井荥俞经合顺序依次循行,从四肢末端呈向心性循行的经气走向规律。这种经气走行规律,在《灵枢》的本输、根结等篇中也有记载,并与长沙马王堆汉墓出土的《足臂十一脉灸经》中经脉的循行方向是一致的。我国1973—1978年开展的大规模经络感传现象人群调查,表明刺激五输穴之井穴所激发的感传是向心性单向传导方式;用放射性同位素注射于被测经络之原穴,发现同位素在经络的循行方向是向心性流动。有学者指出,这些研究表明经气受激发后有遵循五输穴系统进行的向心性传导规律。

但是,人体十二经脉经气的循行,还有与五输穴不同的方式。二十三难即有"其始从中焦,注手太阴、阳明;阳明注足阳明、太阴;太阴注手少阴、太阳;太阳注足太阳、少阴;少阴注手心主、少阳;少阳注足少阳、厥阴;厥阴复还注手太阴"的论述,《灵枢》之经脉、营气等篇也有类似记载,即《灵枢·逆顺肥瘦》所云:"手之三阴,从脏走手;手之三阳,从手走头;足之三阳,从头走足;足之三阴,从足走腹。"经气的循行方向是"阳阴相贯,如环无端"的半向心、半离心的流注方式。如何理解这两种不同的循行方式?

其实,五输穴向心性循行与十二经脉依次首尾相接,阴阳相贯,如环无端的循行方式是不矛盾的。清·张志聪注《灵枢·本输》云:十二经脉循行是"经络之终始,手之三阳从手走头,足之三阳从头走足,足之三阴从足走腹,手之三阴从腹走手,始于肺而终于肝,常营无已,终而复始,此血气循行之终始也",而五输的循行则是"五脏六腑之脉,皆出于指井,溜于荥,注于俞,行于经,入于合,从四肢而通于脏腑,此经脉之终始也"。两者之所以不同,清·张志聪又在注《灵枢·经脉》时认为"十二经脉之血气,与皮肤之气血,各有出入之道路也。"可见就经脉运行大系统而言,其运行方式是十分复杂的,除了上述两种方式外,还有其他一些方式,如络脉、经筋、经别循行与运行等。我国1973—1978年曾开展的大规模经络感传现象人群调查,表明经络感传还有双向循行现象,即刺激井穴或终止穴所激发的感传是分别做向心性和离心性单向传导,而刺激经脉中途的穴位引发的感传,一般多以穴位开始同时向井穴和终止穴方向做双向传导。有学者认为,刺激井穴所产生的向心性单向感传即为经气受激发后遵循五输穴系统所进行的传导,刺激终止穴所产生的离心性单向感传即为经气受激发后遵循十二正经系统所进行的传导,而刺激经脉中途的穴位引发的双向感传,则证明在同一经脉中经气可同时顺沿两个循行系统做方向完全相反的传导。《难经》五输穴经气循行之论与《内经》标本、根结理论具有一致性,强调以四肢为根本,突出各经从四肢上达头、胸、腹的联系特点。但相对于标本、根结理论而言,五输穴经气循行之论有所不足。因为五输穴起于四肢末端的井穴,止于肘膝的合穴,经气流注路径短而不上头身胸腹;然而五输穴对远道的头面五官、躯干内脏却有特殊治疗作用,若根据"经脉所过,主治所及"的认识,则《难经》五输循行理论对五输穴与主治病变部位的经络联系未作深入分析,这是遗憾之处。为弥补这种缺憾,现代有学者提出了五输穴循行具有继行系统的理论,如"五输——经别循行系统"和"五输穴——络脉循行系统",明确了五输穴与头身脏腑密切联系的经络途径,认为五输循行虽由"出井→溜荥→注俞→行经→入合"而止,但其脉气由起于四肢肘膝部位的别络或经别相接续,从而将五输气血继续运行到内脏和躯干等部位。这种流注路径,从远到近,向上逐步深入,加强了经脉与络脉、经络与脏腑、体表与脏腑及表里脏腑之间的联系,是五输穴的远道独特治疗作用的理论基础。

(4)五输穴经气盛衰节律:十二经经气流注,有一定盛衰节律;十二经之五输穴经气的流注亦有一定的时间节律。六十三难论述"以井为始"、六十五难论述"井合出入",均联系到四时,突出了五输穴经气运行的生命节律。

古人早已认识到《难经》有关五输穴经气有规律性盛衰的内涵,金·阎明广《子午流注针经》云:十二经五输"共六十穴,合成六十首,每一穴分得一刻六十分六厘六毫六丝六忽六秒,此是一穴之数。六十穴合成百刻,每一时辰相生养子五度,各注井、荥、俞、经、合五穴,昼夜十二时辰,气血行过六十腧穴也。"子午流注就是以十二经脉五输穴经气"逢时而开,过时而合"的运行节律为基础选穴施术的,故阎明广又云:"流者,行也,注者,住也。盖流者要知经脉之行流也;注者,谓十二经脉各至本时,皆有虚实邪正之气,注于所括之穴也。夫得时谓之开,失时谓之合。""根据此井荥刺病甚妙。"

案例:

张某,女,19岁。患者自诉入高三以来,因学习压力大,精神紧张后开始出现多梦,且多噩梦,似有鬼魅压于其身,意识似清醒却动弹不得,于次日精神恍惚,疲惫不堪。其身材偏瘦,面色萎黄,爪甲淡白,平素月经量少色淡,纳差,时伴腹胀,心悸,二便尚可,舌淡红、胖大、周边有齿痕,苔白,脉弦细。中医诊断:梦魇(心脾气血两虚)。治法:健脾益气,养血安神。治疗措施:巳时温和灸隐白穴,每次60min,每天1次。共治疗36次,梦魇之证已除(路延军,张彤.择时艾灸隐白穴治疗脾虚型梦魇验案1例,湖南中医杂志,2015,31(4):120-121.)。

按: 梦魇的发生多与心肝关系密切。但本患者一系列症状皆为脾虚所致气血不足之象,故脾虚为其本。脾为后天之本,气血生化之源,脾失健运,则气血生化乏源,心血无以充养,肝血无以蓄藏,心肝血虚,则神无所藏,魂无所摄,神魂游溢于外,发为梦魇。故治以健脾益气、养血安神为要。隐白穴为脾经井穴,是脾脏经气之源头,位于足大趾末节内侧,距趾甲角0.1寸处。本穴既健脾养血益气,又内通于心,调养心神。再据中医子午流注理论,巳时(9:00~11:00),为脾经井穴隐白穴的开穴时间,于此时间段内艾灸隐白穴60分钟,能健脾益气、养血安神。脾运得健,心肝之血得充,故使心神得藏,肝魂得摄,梦魇之疾得救。

2. **五输穴五行属性理论**　五输穴与五行的配属关系,最早见于《灵枢·本输》篇,但只提到手足三阴经井穴配属木,手足三阳经井穴配属金,其余则未明示五行配属,且未论五输穴五行属性的原理。《难经》则详论五输穴配五行的原理,对探索五输穴的概念、功能特性,指导中医腧穴理论的临床应用,具有重要意义。

(1)五输穴配属五行的原理:《难经》在《灵枢》基础上,按五行的相生关系,把五输穴各配以五行,并结合十天干来阐述阴阳经配属不同的道理是阴阳相合,刚柔相济。六十四难曰:"阴井木,阳井金;阴荥火,阳荥水;阴俞土,阳俞木;阴经金,阳经火;阴合水,阳合土。阴阳皆不同,其意何也?然是刚柔之事也。阴井乙木,阳井庚金。阳井庚,庚者乙之刚也;阴井乙,乙者庚之柔也。乙为木,故言阴井木也;庚为金,故言阳井金也。余皆仿此。"对阴阳经五输穴的五行属性进行概括,即阴经的五输穴属性,从木开始;阳经的五输穴属性,从金开始,则阴经或阳经的井荥输经合的依次关系为五行相生的关系,但阴经中井穴和阳经中井穴则为相克的关系,即阴经阳经同名的五输穴都是相克的关系。另外阴经的井穴与阳经的井穴又是阴阳相济,阳经井穴为刚,阴经井穴为柔,即阳经配以阳干,阴经配以阴干,阳刚阴柔相互配合。《难经》将这种关系,称为"刚柔之事"。"刚柔"即阴阳。五输穴的五行配属,不仅蕴含着五行相克规律,而且有阴阳相配关系,充分体现了阴阳五行化合运动的机理和规律。

十天干的阴阳五行化合运动规律,称为"五门十变",是指十天干的分合互用,十天干隔五相合为五,称为五门,即甲己合、乙庚合、丙辛合、丁壬合、戊癸合;分别为十,相合变化为"十变"。而这一五行化合的"五门十变"运动,正是"刚柔之事",即阳刚阴柔相互配合。如十天干的五行化合规律是乙庚合,阴经和阳经同名五输穴井穴正是体现了这一五行化合规律。阴经井穴属木,为乙木,阴木,为柔性;阳经井穴属金,为阳金,即庚金,为刚性。乙为阴木合庚之阳金,庚为乙之刚,乙为庚之柔。如此配合,阴阳经五输穴既能达到五行化合,又能体现阴阳刚柔相济。正如清·丁锦《古本难经阐注》注六十四难曰:"井荥俞经合,俱以五行阴阳为配偶,但一阴一阳俱有相克,是何意也? 言阳与阴配合,取刚柔之义耳。如阴井木,阳井金,是乙与庚合也,乙为阴木,合庚之阳金,故曰庚乃乙之刚,乙乃庚之柔也;又于阴荥火,阳荥水,是丁与壬合也,丁为阴火,壬为阳水……如此配合,则刚柔相济,然后气血流通而不息。乃见人身经穴脏腑,俱有五行配合,无时不交也。"其配属关系如表9、表10。

表9 天干阴阳、五行配属表

五行 天干	木	火	土	金	水
阳干	甲	丙	戊	庚	壬
阴干	乙	丁	己	辛	癸

表10 阴阳经五输穴、天干五行配属表

五输穴 五行天干 阴阳经	井穴	荥穴	腧穴	经穴	合穴
阴经	乙木	丁火	己土	辛金	癸水
阳经	庚金	壬水	甲木	丙火	戊土

（2）五输穴配属五行的意义:五输穴配属阴阳五行,充分体现了五输穴之间的阴阳刚柔相济、五行生克制化规律,从而保证了经脉气血的正常流行输布,为五输穴"母子补泻"治法的临床应用奠定了理论基础。特别是子午流注纳甲法中的合日互用取穴法和子午流注纳子法中的养子时刻注穴法等的应用,正是在五输穴"五门十变"理论指导下,从阴阳相合,刚柔相济原理的演变,从而增加了子午流注开穴的时辰和范围,更加完善和丰富了临床时间治疗的内容。也有学者提出,五输穴与五行配属,体现了"五行五脏"的原理,即《素问·阴阳别论》云:"凡阳有五,五五二十五阳"之义。大五行的经脉之中又孕育着小五行的五输穴。如手太阴肺经脉属金,内中又有属木之井穴少商;属火之荥穴鱼际;属土之腧穴太渊;属金之经穴经渠;属水之合穴尺泽,即"金"（肺）之中,又包含有木火土金水。

3. 五输穴主治病证理论 《难经》在丰富和发展五输穴理论的基础上,首次提出五输穴单穴主治作用,创建了五输穴的补母泻子法、泻南补北法、泻井刺荥法,发展了四时五脏配穴法,为五输穴临床运用奠定了基础。

（1）五输穴单穴运用:六十八难提出的五输穴单穴主治规律是"井主心下满,荥主身热,俞主体重节痛,经主喘咳寒热,合主逆气而泄。此五脏六腑井荥俞经合所主病也"。后世医家在此基础上,结合临床实践,不断丰富和发展《难经》五输穴单穴主治的范围,深化五输穴主治机理的研究,使《难经》五输穴单穴主治作用的临床应用更加广泛。六十八难五输穴单穴主治是依据五输穴五行配属,结合脏腑生理病理提出的,它概括了五输穴不同的主治特性,是后世五输穴临床应用的基础。故元·滑寿《难经本义》云:"井主心下满,肝木病也,足厥阴之支从肝别贯膈上注肺,故井主心下满;荥主身热,心火病也;俞主体重节痛,脾土病也;经主喘咳寒热,肺金病也;合主逆气而泄,肾水病也。"《难经集注》吕氏亦注曰:"井者木,木者肝,肝主满也;荥者火,火者心,心主身热也;俞者土,土者脾,脾主体重也;经者金,金主肺,肺主寒热也;合者水,水者肾,肾主泄也。"

第一,"井主心下满":心下满,指心下痞满,即胸胁以下痞闷胀满的症状。井穴属木与肝相应,肝经的分布自足上行,上贯膈膜散布胁肋,肝主疏泄,喜条达而恶抑郁,肝失疏泄,气机不畅,经气不利,影响中焦脾胃气机不利,则见"心下满"。取井穴则能疏肝理气,消除胀满。井穴有阴经、阳经之分,五行分属木和金。泻属木之阴经井穴,可使肝气平而不乘脾,木不克土,则心下满症自愈;补属金之阳经井穴,则金旺来克肝木,使木平而不克土,通过"佐金以平木"亦可消除心下满症。

第二,"荥主身热":五输穴中荥穴属火,五脏中心亦属火。邪气伤心,易于化热、化火,故言荥穴主治热性疾病。针刺荥穴能清热泻火治热病。从临床身热病的病位而言,既有经脉之热,又可见脏腑之热;从病性言,则既有实热,又有虚热。如鱼际可主治肺热所致的咳嗽、咽痛、失音等;配以太溪,则治疗肺肾阴虚虚火上炎之咽喉肿痛。少府可治由心火炽盛所致的癫狂、痫证、心悸等;配以太溪,治疗肾阴虚心火旺心肾不交之失眠。由于脏腑经脉功能有别,荥穴主治脏腑之热在十二经有别;荥穴有阴经、阳经之分,五行分属火和水,故取阴经荥(火)穴清心泻火;补阳经荥(水)穴,则水旺以抑火,间接达到清热泻火之目的。

第三,"俞主体重节痛":腧穴属土,脾亦属土。脾主运化,为气血生化之源,气机升降之枢,主肌肉四肢。脾病运化失职,升降失常,四肢失养,气机不利,则症见肢体、骨节困重疼痛,故曰腧穴主治体重节痛。经气"所注为俞",经脉之气在此由小变大,由浅注深,是经气运行的枢纽,通经活络,调节气机等作用较强。腧穴有阴经、阳经之分,五行分属土和木。取阴经俞(土)穴以健脾益气,祛湿通络,调节气机;取阳经俞(木)穴,以调畅肝木气机,肝木调达以疏脾土,助脾运,达到健脾行气,通络祛湿,舒筋止痛之目的。临床四肢关节疼痛恶寒发热者,多取大肠经的腧穴三间和肝经腧穴太冲,效果显著。

第四,"经主喘咳寒热":经穴属金,肺亦属金。肺主气,司呼吸,主宣发肃降,肺宣发卫气于皮毛,以防邪入侵。肺病失于宣降,则生咳嗽、气喘之疾;肺失宣发,表气不和,易生恶寒发热等症。临床喘咳寒热症,多见于肺卫失常。经穴亦有阴经、阳经之分,五行分属金和火。取阴经经(金)穴以宣降肺气、疏风散寒;取阳经经(火)穴泻火以助金,使火不乘金,而肺气之宣降易复。如风热咳喘可取肺经经渠、脾经商丘、肾经复溜诸经穴针而泻之。

第五,"合主逆气而泄":合穴属水,肾亦属水。"逆气",即气逆。肾主纳气,肾虚不能纳气而致呼吸气短表浅、气不接续、动则气喘等喘逆症状。泄,一指泄泻病,二指小便失禁、遗精早泄、崩漏、带下多等,均失藏失守之症。肾开窍于二阴,主生殖,肾虚,特别是肾阳不足,火不暖土,下元不固则现上症。临床"逆气和泄",均可见于肾虚为病。阴经、阳经之合穴,五行分属水和土。取阴经合(水)穴以温肾纳气;配阳经合(土)穴培土以制水。

《素问·咳论》云:"治脏者治其俞,治腑者治其合,浮肿者治其经。"据其原文所述,五脏六腑咳的临床症状及运用五输穴的治疗原则正是与五输穴的五行属性、脏腑经脉功能密切相关。

案例:

执中母氏常久病,夏中脚忽肿,旧传夏不理足,不敢著艾,慢以针置火中令热,于足三里穴刺之,微见血,凡数次,其肿如失去。执中素患脚肿,见此奇效,亦以火针刺之,翌日,肿亦消。何其速也,后亦常灸之(《针灸资生经》)。

按: 本案患者病夏日脚忽肿,夏月人体顺应自然界,阳气升浮于外,而体内阳气不足,气化功能失职,水湿内盛,流于足部患脚肿。足三里为足阳明胃经合穴,五行属性属土,"合"为汇集之意,经脉之气盛大,经气由此向更深层次运行而汇聚于其所合的脏腑,火针刺足三里微见血,疏通经气,燥化脾湿,温通血脉,达到培土以制水的效果,凡数次,其肿如失去。

《难经》五输穴主治理论突出了五输穴对五脏病证的治疗作用,但阴阳经均有五输穴,因此后世医家认为五输穴阴阳经归属不同主治病证亦应有别。如"俞主体重节痛",《针灸甲乙经》之"六经受病发伤寒热病"记载后溪主肩髆肘臂痛、头不可以顾,束骨主暴病头痛、项不以顾、髀枢痛;"五脏传病发寒热"记载后溪主颈颔肿,三间主目急痛,束骨主寒热腰痛如折,太渊主肩膺胸满痛、缺盆中相引痛、臂内廉痛;"肝受病及卫气留积发胸胁满痛"载太白主肠鸣切痛。其中,后溪、三间、束骨为属腑的阳经腧穴,治疗的病证均为病位较表浅之"外经"病变;而太渊、太白等属脏的阴经腧穴,治疗的肿胀疼痛其病位则较深,多为内脏病证。

此外,通过对《难经》五输穴主治病证的分析发现,"井主心下满""经主喘咳寒热,合主逆气而泄"偏于内脏病证;而"荥主身热,俞主体重节痛"则偏于外经病证。故《灵枢·邪气脏腑病形》云:"荥输治外经,合治内腑。"但《灵枢·寿夭刚柔》云:"病在阴之阴者,刺阴之荥输。"因而后世医家结合临床实践,提出五输穴既可治外经病证,亦能治内脏病证。如以手太阴肺经五输穴为例,临床可以治疗胸部疼痛,外感咽喉痛,肩背痛而发冷,或发热汗出,桡侧臂痛,手掌发热等经脉分布处的外经病证;也可治疗内伤咳嗽,气喘少气,咳血,肺部胀满,心烦,小便不利,尿色改变,大便溏泄等内脏病证。

后世医家对于五输穴主治的论述甚多,大大丰富了五输穴临床主治病证范围。以井穴为例,明·杨继洲《针灸大成》提出井穴主治络病的观点,如在"十二经井穴"中云:足阳明井穴可治"人病腹心闷,恶人火,闻响心惕,鼻衄唇喎,疟,狂,足痛,气蛊,疮疥,齿寒。乃脉起于鼻交頞中,下循鼻外,上入齿中,还出侠口环唇,下交承浆。却循颐后下廉,出大迎,循颊车,上耳前,故邪客于足阳明之络,而有是病"。至于井穴具有醒脑、苏厥、救急的作用,可以治疗神志病证已为人们共识,并在临床急救中列为首选。如心经井穴位于中指尖端,肾经井穴恰在脚底足心,两者一上一下,阴水阳火相对,具通经接气、开窍启闭之功。每见病证急暴,惊骇疼痛,气绝,卒中,人事不省,神志不清等,取之屡效,现代临床亦常用于治疗中风,休克,癫狂痫,癔症等精神系统疾病。

(2)五输穴配伍应用:《难经》五输穴的配伍应用,主要有补母泻子法、泻南补北法、泻井刺荥法。

第一,补母泻子法:此法的基础是五输穴配五行,按五行相生关系,生我者为母,我生者为子,以此运用补母泻子之法。每条经各有一个"母穴"和一个"子穴"。六十九难提出了"虚者补其母,实者泻其子"的补泻法。这是本经补母泻子配穴法。

后世医家在临床应用过程中,结合临床实际,创立了五输穴的异经补母泻子应用方法。

如清·徐大椿《难经经释》指出:"母,生我之经,如肝虚则补肾经也,母气实则生之益力。子,我生之经,如肝实则泻心经也,子气衰则食其母益甚。"即肝经之实证泻心经,肝经之虚证补肾经。

第二,泻南补北法:七十五难曰:"经言东方实,西方虚,泻南方,补北方,何谓也……东方者肝也,则知肝实;西方者肺也,则知肺虚。泻南方火,补北方水。南方火,火者,木之子也;北方水,水者,木之母也。水胜火,子能令母实,母能令子虚,故泻火补水,欲令金得平木也。"提出治疗肝实肺虚之证,用泻心火(少府施泻法),补肾水(阴谷施补法)的方法治疗,而不用泻火补土法,其用意在于"子能令母实,母能令子虚"。东方实,西方虚,即肝木实、肺金虚,是一种"木实侮金"的反克表现。补北(肾)泻南(心)就是益水制火,即补肾泻心。泻南补北法可以说是对"虚者补其母,实者泻其子"一说的补充。《难经》提出的"泻南补北法",实际是"损其有余,补其不足",协调阴阳的治法,对后世补泻针法的发展具有重要影响。

第三,泻井刺荥法:井穴位处指(趾)端,难以实施补泻手法,故《难经》提出了泻井刺荥法,即当取井穴施泻法时,可以取荥穴代替,主要适应于慢性病的实证。如七十三难曰:"诸井者,肌肉浅薄,气少,不足使也,刺之奈何? 然:诸井者,木也;荥者,火也,火者木之子。当刺井者,以荥泻之。"井属木,荥属火,五行木生火,火为木之子,即须泻井时,采用"实则泻其子"的方法,取荥穴以泻之。如胃经实证当泻其井穴厉兑,可改用其荥穴内庭。《难经》中未言及补井之法,元·滑寿《难经本义》以此推论:"若当补井则必补其合。"明·汪机《针灸问对》云:"此说为泻井者言也,若当补井,则必补其合。"因此有"泻井须泻荥,补井当补合"之说。

第四,四季五脏五输法:《内经》提出了五输穴应时的观点,如《灵枢·顺气一日分为四时》云:"脏主冬,冬刺井;色主春,春刺荥;时主夏,夏刺输;音主长夏,长夏刺经;味主秋,秋刺合。是谓五变,以主五输。"《灵枢·本输》《灵枢·四时气》《素问·水热穴论》也有类似观点。而《难经》亦提出五输穴应四时理论,但在具体配属上与《内经》有很大不同。如七十四难曰:"春刺井,夏刺荥,季夏刺俞,秋刺经,冬刺合者,何谓也? 然春刺井者,邪在肝;夏刺荥者,邪在心;季夏刺俞者,邪在脾;秋刺经者,邪在肺;冬刺合者,邪在肾。"

因阴经井穴属木旺于春,故春天治肝病宜取阴经井穴;也可从五输穴经气多少与四时阳气的生长收藏相对应理解,春天阳气升发,井穴是经气出行于体表的部位,如春之阳气始发;若疾病导致本该升发的阳气不升发,则可施针激发经气的传导,调节人体的气机从而使疾病趋向康复,故春刺井,余皆仿此。荥穴属火旺于夏,故夏季治心病宜泻阴经荥穴;长夏暑湿重多脾病,阴经输穴属土,故治长夏脾病宜刺输穴;燥伤肺,秋好发肺病,阴经属金主肺,则秋天治肺病宜取之经;阴经合穴属水主肾应于冬,故冬治肾病取之合。体现了五输穴主治作用的时间特性。

二、《难经》原穴理论

《难经》在《内经》基础上完善了原穴理论。指出原穴在脏腑活动中具有特殊意义,提出"五脏六腑之有病者,皆取其原",具体分析了原穴与原气之间的关系,阐明五脏以原为俞,阳经之原、阴经之俞与三焦之间的关系,是中医理论对命门、原气和三焦理论应用的肇始,《难经》提出的原穴理论,是对命门、原气和三焦理论的具体应用。

原穴是脏腑原气所留止之处。《内经》无"原气"之名,仅提出了"原穴"的概念及具体穴位,但对于为何命名为"原穴",《内经》中并未交待,而在《难经》中才予以说明,于此则是《难经》的贡献。六十六难曰:"三焦所行之腧为原者,何也? 然:脐下肾间动气者,人之生命也,十二经之根本也,故名曰原。三焦者,原气之别使也。"指出三焦所通行的原气是经三焦的转输,而通达于全身,历经五脏六腑,汇聚于十二经的原穴。原气是生命的根本,是维持或激发、推动脏腑经脉活动的动力源泉。因此,针刺原穴就能通调三焦原气,调整脏腑经脉的功能活动,《难经》所论"五脏六腑之有病者,皆取于原也。"拓展了《灵枢·九针十二原》提出的"五脏有疾,当取十二原"的应用范围。

　　1.《难经》原穴理论举要　　原穴是指十二经脉位于腕、踝关节附近的一组特定腧穴的总称,是脏腑经络的原气输注留止之处。通过针刺原穴能激发人体原气,通行三焦气机,振奋五脏六腑功能。

　　(1)原穴名称及意义:《内经》《难经》均无"原穴"其名,但是其中具有原穴含义的"原"字,《内经》见于《灵枢·九针十二原》和《灵枢·本输》两篇,《难经》在六十二难、六十六难,皆提出具有"原穴"概念的"原"字。但所指稍有不同,《灵枢·九针十二原》计十二原穴为五脏阴经之原分别左右两侧,五脏每条阴经各二,加膏之原、肓之原;《灵枢·本输》篇计六腑的阳经原穴分别左右两侧,六腑每条阳经各二;六十六难计五脏六腑之原十一,其中心之原大陵实属心包,又有少阴之原兑骨(实即心之原神门),亦成十二。诸说以《难经》十二原穴得以广泛流传,直至晋·皇甫谧著《针灸甲乙经》,十二经原穴名称才得以正式确定,如表11。

表11　脏腑十二经脉原穴名称表

脏腑	肺	大肠	胃	脾	心	小肠	膀胱	肾	心包	三焦	胆	肝
原穴	太渊	合谷	冲阳	太白	神门	腕骨	京骨	太溪	大陵	阳池	丘墟	太冲

　　《内经》虽已论及原穴,但对于原穴的命名意义并未做深入分析。六十六难曰:"三焦者,原气之别使也……原者,三焦之尊号也,故所止辄为原。"明确提出原穴是人体原气输注于脏腑经络所留止的部位,将原穴命名的含义提到与原气相关的学术高度,对于理解原穴的穴性、功能、主治有重要的价值。

　　(2)以俞代原理论:《难经》虽有"十二经皆以俞为原"之说,但从其阐述的十二原穴来看,实际是将五脏五输穴中的腧穴,称为原穴,故《类经图翼·十二原解》云:"阴经之俞并于原",便是"以俞代原"理论的说明。而阳经则在五输穴之外另置一原穴。对于十二原穴的这一分布特点,六十二难也明确指出:"腑者阳也,三焦行于诸阳,故置一俞名曰原。腑有六者,亦与三焦共一气也。"原穴是人体脏腑经络原气输注留止的部位,三焦属腑,三焦之气运行于诸阳经之间,与诸阳经贯通一气,因而六腑设有原穴。由于三焦散布原气运行于外部,阳经的脉气较阴经脉气盛长,故在诸阳经五输穴之外,三焦之气所过处,另立一原穴,即"所过为原"。正如黄竹斋《难经会通》云:"原气为人之根本,基于命门,发于三焦。三焦之气,行于诸阳,以像天之原气运行于五方。六腑之经,多一原穴者,以三焦统摄诸阳,六腑皆阳,三焦亦阳,故云共一气也。"清·叶霖《难经正义》也有述及,云:"原者,元也。元气者,三焦之气也。盖三焦包络主相火,故列五行之外,而三焦所行者远,其气所流聚之处,五穴不足以尽之,故别置一穴,名曰原也。三焦为阳气之根,六腑属阳,其气皆三焦所出,故曰共一气也。"

十二原穴的这一分布特点,正是天地阴阳五行运行规律在人体经络系统中的具体体现。分布在四肢肘膝以下的五输穴中,五脏阴经"以俞代原",合五以应于地道,六腑阳经另置一原穴,合六以应于天道。故《难经集注》杨注曰:"六腑有六俞,亦以应六合于乾道也。然五脏亦有原,则以第三穴为原。所以不别立穴者,五脏法地,地卑,故三焦之气经过而已,所以无别穴。"

在五输穴之中,腧穴、经穴的阳气最盛,是脉气盛大之处,阴经的原穴与腧穴相合,而阳经的原穴则位于五输之腧穴、经穴之间,其意亦为说明以阳气最盛之处为原穴。因原气是人之生生不息之气,属阳,故原穴置于阳气最盛的腧穴、经穴之间。五输穴配属五行,阴经腧穴配土,土主脾胃,是人体气血生化之源,后天之本。《难经》始论原穴能够反映原气盛衰。原气由先天之精所化,须不断得到后天水谷精气之培育,阴经"以俞代原"也充分体现了后天脾胃化生的水谷之气在原穴发挥作用中的重要性。

(3)原穴与原气、三焦的关系:《内经》虽然提到原穴,但是没有论及原气、元气之名,所以对于原穴命名也没有相关论述。《难经》论述了原穴的功能,强调原穴与原气、三焦的关系。八难曰:"诸十二经脉者,皆系于生气之原。"六十六难亦曰:"脐下肾间动气者,人之生命也,十二经之根本也,故名曰原。"十二原穴之原即指本原,原气之意。原气,又称元气,由肾脏的先天之精所化,是人体生命活动的原动力,也是十二经脉维持正常生理功能的根本。六十六难又曰:"三焦者,原气之别使也,主通行三气,经历于五脏六腑。原者,三焦之尊号也,故所止辄为原。"原气由三焦布散周身,三焦"主通行三气,经历于五脏六腑",故元气内至五脏六腑,外达肌肤腠理皮毛,所有的脏腑经络等人体组织器官必得原气充养,始能发挥各自的功能。正如《素问病机气宜保命集·原脉论》云"原气者,无器不有,无所不至。"十二经脉各腧穴均有原气布散,但原穴是原气分布最集中的腧穴,故"所止辄为原",原穴最能反映人体原气之盛衰。

《难经》有关原穴与原气、三焦关系的理论,《难经》既指出原气之根源,又论述了原气的敷布范围和通行途径,其通行于十二经,灌注于四肢,就有了五输穴与原穴,故《灵枢·九针十二原》云:"五脏有六腑,六腑有十二原,十二原出于四关。"对于四关的解释,元·王国瑞《扁鹊神应针灸玉龙经》指出:"四关者,两手足刺之而已,正所谓六十六穴之中也。"对此隋·杨上善《太素·诸原所生》亦注释:"四关,四肢也。"说明十二经之原气分别出于四肢肘膝以下的井、荥、俞、原、经、合六十六穴。

(4)原穴与脏腑的关系:脏腑之气是人之生气布散到人体五脏六腑的部分。从生成而言,脏腑之气由先天原气、后天水谷精气和自然界清气三部分共同化生而成。原气源于先天,为肾中先天之精所化,是人体脏腑经络生命活动的原动力,这种具有原生性质特征的原气流经五脏六腑而变化,成为具有相应脏腑特征的脏腑原气,这也是经络功能的基础,是脏腑相应经络中所行经气的先天基础,它的重要输注留止部位是原穴。因此,三焦所通行的原气,不但是促进脏腑经络功能的原动力,而且具有调节脏腑经络活动,协调脏腑之间关系的功能。十二原穴分布于四肢,原气从四肢循行并与人体的内脏相联系。所以十二经脉原穴是人体经络与脏腑之间交通的必经之路,是人体气血、经络之气会集之所,与人体五脏六腑有着密切的关系。

《灵枢·本脏》云:"视其外应,以知其内藏",原穴作为脏腑经络原气输注于外的部位,最能反映人体脏腑原气的盛衰和变化状态。故《灵枢·九针十二原》云:"五脏有疾也,应出十二原,而原各有所出,明知其原,睹其应,而知五脏之害矣。"正因为脏腑之气输注于十二经原穴,脏腑发生病变时,就会在相应的原穴上出现异常反应,所以可以作为诊断疾病的辅助手段,临床多通过望诊原穴区域有无出现红晕、苍白、青紫等色泽变化以及有无瘀斑、丘疹、凹陷等形态变化的异常反应和按诊原穴部位测知异常的感觉和形态变化,以此来诊断相应脏腑的病证。而六十六难曰:"五脏六腑之有病者,皆取其原也。"

2.《难经》原穴理论临床运用　《难经》明确提出:"五脏六腑之有病者,皆取其原也。"原穴是肾命原气输注留止于十二经脉的部位,刺激原穴可以通达三焦原气,激发脏腑气化活动,达到调整脏腑的功能;同时,原气为"守邪之神",又是人体抗御外邪的正气,原气足则正气旺,不易受邪;原气不足,则正气虚,脏腑经络功能衰弱,抵抗力差则易于受邪发病,因而针刺原穴,又能提高机体原气抗邪的能力,从而达到驱邪抗病的治疗作用,故选取原穴治病无论虚实皆可取之。

原穴用于临床,因其能迅速激发和调动原气,疗效好,见效快而为历代医家所重视。明·高武《针灸聚英》将十二原穴作为"总刺穴",元·王海藏对此进行解释说明,曰:"假令补肝经,于本经原穴补一针;如泻肝经,即令本经原穴亦泻一针,余仿此。"治疗脏腑疾病时,为提高临床疗效,在辨证取穴的基础上,每加相应脏腑原穴。现代亦有学者统计《徐氏针灸大全》《针灸大成》《疗病选穴》等七部医籍所收录的2468首针灸处方中,应用原穴的处方即占43%;其中《针灸大成》治症总要的151首处方中,原穴处方竟占52%,可见历代医家在针灸治疗疾病取穴时重视原穴对于调整脏腑经络之原气的作用。

十二经脉有表里阴阳之别,其原穴归属于不同经脉,反映相关脏腑经络原气的盛衰,具有脏腑经络的特异性,因此临床以原穴治疗脏腑病证时,有"阴原治内脏病,阳原治外经病"的取穴原则。金·张元素《洁古云岐针法·洁古刺诸痛法》"刺诸痛法"的临床应用就体现了这一规律,如心痛、脉沉,取肾经原穴,脉弦取肝经原穴,涩脉取肺经原穴,浮脉取心经原穴,缓脉取脾经原穴;腰痛身之前取足阳明经原穴、身之后取足太阳经原穴、身之侧取足少阳经原穴。

对于六腑原穴的临床应用,亦体现出"阳经原穴主治外经病"的特点。如手少阳三焦经原穴阳池,《备急千金要方·针灸》有"消渴口干,烦闷,灸阳池五十壮"的记载,《类经图翼》沿录原文,又补充治寒热、疟及经脉病等内容。足阳明胃经原穴冲阳治疗胃腑疾病,如《脉经·平三关阴阳二十四气脉》云:"若肠中伏伏,不思食物,得食不能消,刺足阳明经,治阳,在足上动脉(冲阳)。"《针灸甲乙经·脾胃大肠受病发腹胀满肠中鸣短气》云:"腹大,不嗜食,冲阳主之。"

临床取用原穴治疗疾病,虽可单独使用,但一般常与某些特定腧穴相互配合使用,以促进经气流行输布,增强治疗功效。常用的配伍方法有:原络相配、原原相配、原俞相配、原合相配等。

(1)原络配穴法:原络配穴可分为表里经原络相配法以及同经原络相配法两种。目前临床常用的多是表里经原络配穴法,又称主客原络配穴法,适用于表里经同时患病。一般方法为:先病者为主,取本经原穴为主穴,后病者为客,取相表里经脉络穴为客穴。例如脾经病变出现胃脘胀痛,呕吐,上齿痛等证,则可取以脾经原穴太白为主,配以胃经络穴丰隆为客;反之,如胃经病变出现舌强,水肿,腹胀泄泻等证,则取胃经原穴冲阳为主,配以脾经络穴公孙为客。原络配穴对神经系统、消化系统、呼吸系统、循环系统均有应用报道,其中对血管性痴呆、中风后语言功能障碍、动脉硬化性脑病等临床常见但难以治疗的老年病疗效显著。

（2）原原相配法：是五脏与六腑之间的原穴配合应用的方法。适用于内脏有病同时在体表器官出现相应症状的病变特征。阴经原穴治疗内脏病，阳经原穴治疗体表器官的疾患，使标本同治，阴阳上下，刚柔并济，以达到扶正固本、祛邪外出，增强疗效的目的。有医者以合谷与太冲原原相配通阳行气治疗中年妇人气厥证，行针1分钟后患者即苏醒；以补太溪与泻太冲原原相配治疗一中年妇女高血压头晕头痛属肝肾阴虚，肝阳上亢之证，连续针刺治疗8次，诸症悉除。

（3）原俞相配法：将本脏腑原穴与相应的背腧穴相配取穴，取原穴与同脏背腧穴在主治性能上的共性，达到相互协同增强疗效的作用。此法适用于里虚寒证患者。原穴专于扶正祛邪，背腧穴"阴病引阳"善调阴经五脏病变，对各脏腑的虚证功效尤为显著。如肺经病变咳嗽、气喘，取肺经原穴太渊配其背腧穴肺俞，治疗肺经肺脏的虚损性疾病，效果显著。有医者采用俞原配穴治疗脑卒中后无抑制性神经源性膀胱治疗组30例选取心俞、肝俞、肺俞、脾俞、肾俞及相应的原穴神门、太冲、太渊、太白、太溪针刺得气后行补法。采用肾俞、太溪相配，培补肾之元气，加强"肾主液"和肾的气化功能，取得了较好的临床效果。又有医者采用原俞配穴埋线治疗失眠症，取五脏背腧穴通过埋线来调整人体脏腑功能，根据不同证型取相关经脉的原穴调整经脉之气阴阳，证明原俞配穴埋线是治疗失眠症的有效方法之一。

（4）原合相配法：分为表里经原合相配、同经原合相配和异经原合相配三种方法。

第一，表里经原合相配法：阴经的原穴配以阳经的合穴，适用于相为表里的脏腑同时出现病变表现。其中阴经的原穴偏重于治疗五脏病，阳经的合穴偏重于治疗六腑病。如脾胃不和引起的恶心呕吐、腹胀腹泻等，可取脾经原穴太白，胃经合穴足三里，以健脾和胃，升清降浊。

第二，同经原合相配法：取本经的原穴和合穴配合应用。如手阳明大肠经原穴合谷，配合穴曲池，善治头目疼痛、齿龈肿痛、咽干鼻衄等风热疾患，为双调气血，清理上焦的妙法。

第三，异经原合相配法：适用于不同的脏腑同时出现病证。如肝气犯胃所致的胃脘疼痛、攻窜两胁、烦躁易怒，配肝经原穴太冲和胃经合穴足三里，有疏肝理气、和胃止痛之效。

（5）按时取原穴法：天人相应的观点贯穿《难经》始终，《素问·脉要精微论》云："四变之动，脉与之上下"，体现脉象随四时阴阳消长变化而有沉浮变化，因为脉象反应人体气血变化，"脉者，血之腑"。人体气血在脏腑经络中的流注也各有定时的规律，从这一理论出发，结合患者发生病变反应的时间，择时选择相应经络的原穴针刺，易激发本脏腑经络之气，迅速恢复脏腑的功能，既可补脏腑之虚，又可泻邪气之实，效果明显。主要有三种方法：

第一，按时辰取穴：气血在十二经的循环是寅时（3~5时）盛于肺，一个时辰流注一经，丑时入肝经，再周而复始，循环无端。按此一日中各脏腑经脉气血盛衰开阖的时辰取其原穴，以治疗本脏腑经脉失常所致病证。如上午寅时（3~5时），属于手太阴肺所主之时，取肺经原穴太渊治疗肺经肺脏疾病，余仿此。

第二，按子午流注纳甲（干）法取穴：在原穴开穴时，配以相表里的络穴。如乙日戊寅时，取胆经的原穴丘墟，配以表里经肝经之络穴蠡沟；丙日己丑时，取肝经的原穴太冲，配以表里经络穴光明，余仿此。

第三，子午相化取穴：根据子午相冲化合六气对人体脏气纳支配合相生关系，取其相冲而相生的经络穴位。其开穴时间是：子午相冲胆生心，丑未相冲肝生小肠，寅申相冲肺生膀胱，卯酉相冲大肠生肾，辰戌相冲心包生胃，巳亥相冲三焦生脾。如子时用胆经的丘墟穴，可同时针刺心经的神门。

三、《难经》八会穴理论及运用

八会穴属于特定穴。会，是会合、聚会的意思。所谓"八会"，是指人体的脏、腑、气、血、筋、脉、骨、髓八者的精气在运行过程中的会聚点，故名曰："八会"。又因这八个会聚点都是经脉中的腧穴，故称八会穴。八会穴的概念，《内经》中没有记载，系《难经》首次提出。

四十五难曰："腑会太仓，脏会季胁，筋会阳陵泉，髓会绝骨，血会膈俞，骨会大杼，脉会太渊，气会三焦外一筋直两乳内。"这八个腧穴有调理脏腑气血，疏筋益髓的重要作用，凡属这八个方面疾病，均可取有关的会穴进行治疗。另外，四十五难曰："热病在内，取其会之气穴也。"《难经集注》杨注曰："人脏腑筋骨髓血脉气，此八者，皆有会合之穴。若热病在于内，则于外取其所会之穴以去其疾也。"八会穴是脏腑气血筋脉骨髓八种精气输注会聚之处，若邪壅精气不得流通而有热者，取八穴治之有效。关于热病，《素问·热论》所论寒温热病虽属外感，但《素问·刺热》篇所论五脏热病则属内伤。故热病是指一般具有发热症状的所有外感、内伤疾病。即无论外感六淫或内伤七情、饮食、劳倦等都能引起发热，而凡具有发热的外感、内伤疾病都可称之为热病。八会穴具有祛邪清热之功效，是治疗各种热证的要穴。如血会膈俞，对初期荨麻疹瘙痒症，临床常取膈俞以清血分热毒；筋会阳陵泉，《玉龙歌》云："膝盖红肿鹤膝风，阳陵二穴亦堪攻。"鹤膝风红肿热痛，取阳陵泉以清热通络可愈。

八会穴是人体脏腑筋脉气血骨髓八者精气会聚之处，所以八会穴是治疗上述八者病证的主要穴位。八会穴分布在躯干部和四肢部，隶属于不同的经脉，并且是相关经脉的交会穴或俞募原等的特定穴，因此八会穴每个穴位的主治，除用于热病外，还扩展到脏腑筋脉气血骨髓的诸多病证。

1. 腑会太仓　太仓，指中脘穴。中脘穴属于任脉，位于脐上四寸处。中脘在胃之分野，又为胃之募穴；胃居六腑之首，《灵枢·本输》云："大肠小肠，皆属于胃。"《素问·五脏别论》云："胃者，水谷之海，六腑之大源也。"且中脘穴又是小肠经、三焦经、胃经的交会穴，肝胆亦与中脘有联系，故中脘为腑之会穴。元·滑寿《难经本义》云："太仓，一名中脘，在脐上四寸，六腑取禀于胃，故为腑会。"中脘穴主治六腑病，以治胃、大肠病为主，如脘腹胀痛、便秘、泄泻病证，皆可取用。

中脘穴具有调理中焦，行气活血，清热化滞等功效。古代应用中，中脘穴可治疗多种腑证，但以治疗胃、大肠、小肠病证为主，是治疗消化系统疾病的要穴之一。根据文献记载，中脘穴主要应用于腑病中的急证、热证、实证。如腹胀、霍乱、伏梁、食不化、泄泻、不欲食、呕吐等。可见腑会中脘，又为胃募。有升清降浊之功，可使六腑得以通降，健脾胃，助运化，补中气，安神志。而现代临床方面，中脘穴以治疗消化系统疾病为主，其中又以治疗脾胃疾病为主，如呃逆、消化不良、泄泻及胃痛。所以凡六腑病，特别是胃、肠、胆腑疾患，都可取中脘穴治疗。有学者经验总结，主取中脘，辅以足三里，二穴合用，专理胃腑，兼治腹中一切疾病。

2. 脏会季胁　季胁，指章门穴。章门穴位于第十一肋端，距肝、胆、肾很近，又是肝经、胆经的交会穴。本穴属肝经穴位，而肝肾同源，肾为先天之本，其经脉上膈夹咽，注心中与肺相联。章门又是脾之募穴，脾为后天之本，是气血生化之源，五脏皆禀气于脾，故章门为脏门之会穴。章门穴主治五脏病,以治肝脾病为主,如肝脾肿大、胁痛、黄疸等病,皆可取用。元·滑寿《难经本义》云:"季胁,章门穴也,在大横外,直齐季肋端,为脾之募,五脏取禀于脾,故为脏会。"

章门具有疏肝健脾,调气活血,消痞散结等功效。该穴治疗病证复杂,如明·杨继洲《针灸大成》云:"伤饱身黄瘦,贲豚积聚,腹肿如鼓,脊强,四肢懈惰,善恐,少气厥逆"等。章门在古代应用中,以治肝、脾疾患为重点,对脏病中虚实夹杂诸证,尤有殊效。如不欲食、呕吐、胁痛、腹胀、肠鸣、胸胁支满、身黄、奔豚、伤饱、食不化等。可见章门具有健脾和胃,消胀利胆之功,且主要应用于脏病中虚实夹杂诸证。而现代临床方面,章门穴以治疗消化系统疾病为主。其中,又多用于治疗肝胆疾病,如肝炎、胆石症及脂肪肝,以及脾胃疾病,如泄泻、胃炎、结肠炎及胃下垂,可见古今章门应用基本一致。目前临床常取此穴治疗急、慢性肝炎、急慢性胆囊、胆道疾患所致的胁痛、黄疸以及肝脾肿大、胆道包块等。

3. 筋会阳陵泉　阳陵泉,位于膝之下,腓骨小头前下方凹陷中,合《素问·五脏生成》所云"诸筋者,皆属于节"和《素问·脉要精微论》所云"膝者,筋之腑"之义;为胆之合穴,肝胆脏腑相合,肝主身之筋膜,故阳陵泉为筋之会穴。元·滑寿《难经本义》云:"足少阳之筋,结于膝外廉,阳陵泉也,在膝下一寸外廉陷中,又胆与肝为配,肝者筋之合,故为筋会。"阳陵泉穴主治筋病,如筋骨拘挛疼痛、关节屈伸不利、坐骨神经痛、瘫痪等病证。

阳陵泉穴有舒筋骨、利关节、和解少阳、镇痉定痛、活络通痹、清肝利胆之功效。故可用于治疗与筋脉有关的肌肉拘挛或弛缓不收的各种风证、痿证、痹证、痉证,如中风半身不遂、面瘫,面肌痉挛,下肢痿软不用,肢体关节痹病,抽搐等。如晋·皇甫谧《针灸甲乙经》云:"胆胀、胁下支满、呕吐逆;骸痹引膝、股外廉痛、不仁、筋急。"又因足少阳合穴,有清肝利胆之功。故又可用治疗善惊、口苦、梅核气。现代针灸临床根据阳陵泉为"筋之会"的理论,取其舒筋活络功效,阳陵泉以治疗运动系统疾病及神经系统疾病为主,其中,较多应用于坐骨神经痛、膝关节炎、腰椎间盘突出症以及脑卒中后遗症。

4. 髓会绝骨　绝骨又名悬钟,位于下肢外踝尖上3寸,腓骨前缘。是胆经的重要腧穴,肝胆相表里,肝肾同源,肾生髓,髓藏于骨,并可养骨。正如元·滑寿在《难经本义》中曰:"诸髓皆属于骨",故绝骨穴为髓之会穴。绝骨穴主治骨髓病,如贫血、肢体软弱无力等病证,皆可取用。

绝骨穴具有通经活络、强筋壮骨之功效。《标幽赋》记载本穴配环跳穴可治下肢痿痹;《玉龙歌》记载本穴配足三里、三阴交等穴治疗寒湿脚气。古代应用中,绝骨主治脾胃疾患之不欲食,以及脚气。脚气是因伤于湿者,下先受之,湿邪滞留足胫,流溢肌肤,补髓会绝骨,能充养筋骨而使步履轻健。而现代临床方面,绝骨穴以治疗运动系统及神经系统疾病为主,其中,尤以治疗中风后遗症为主。因绝骨属于胆经,胆主骨所生病,骨生髓故也。且胆经与肝经互为表里,肝经又与督脉交会于巅,督脉入络于脑,脑为髓海也,有利筋骨、止痹痛的作用。

5. 血会膈俞　膈俞,即膈腧穴,位于第七胸椎棘突下旁开1.5寸处,在心俞之下,肝俞之上,内为膈肌,膈上有心,膈下距肝脾很近;又因心主血,肝藏血,脾统血,故膈俞为血之会穴。元·滑寿《难经本义》云:"血者心所统,肝所藏,膈俞在七椎下两旁,上则心俞,下则肝俞,故为血会。"膈腧穴主治血病,如贫血、瘀血、吐血、便血等病证,皆可取用。

膈腧穴具有清热凉血,益气补血,活血止血,宽胸快膈,理气和胃等功效。古代应用中,血会膈俞,有理血和血的作用,主治一切血病,多用于治疗瘀血痹阻所致之心痛、胁痛、痹证等症。亦因气为血之帅,血为气之母,气血关系十分密切,故膈俞亦用治因血瘀而致胃气不和的呕吐及不欲食。而现代临床方面,膈腧穴以治疗消化系统疾病为主,尤以治疗呃逆为主。

6. 骨会大杼 大杼,即大杼穴,位于第一胸椎棘突下,旁开1.5寸处,属足太阳膀胱经。大杼穴近脊柱骨之根,而柱骨是人体主要的支撑骨骼,故大杼为骨之会穴。元·滑寿《难经本义》云:"骨者髓所养,髓自脑下注于大杼,大杼渗入脊心,下贯尾骶,渗诸骨节,故骨之气,皆会于此。"大杼穴主治骨病,为肩胛背脊骨节疼痛等病证,皆可取用。

大杼穴具有疏风清热,宣肺平喘,强筋骨,壮腰膝等功效。古代应用中,大杼有强健筋骨的作用,可用于治疗一切骨病。如颈项痛、腰痛等症。临床上骨之会穴可作为骨病的主穴,尤其对脊柱骨病的治疗更为重要。另外,大杼更多的是用于治疗疟疾、外感发热、头痛、咳嗽及心烦诸症,其具清热散风之功。而现代临床方面,大杼穴以治疗运动系统疾病为主,其中,尤以治疗颈椎病为主。因大杼系督脉之别络,针刺大杼可以充分发挥督脉对足太阳膀胱经、足少阳胆经的统率、督促作用,充分发挥手足太阳经、手足少阳经这两对同名经的协同作用。诸多经脉有机配合,充分收到疏通经络、舒筋活血、舒利关节的功效。大杼主治骨病,属足太阳膀胱经,该经主治筋所生病,临床常以大杼为主穴,辅以大椎、阳陵泉、筋缩,治疗小儿发育不良,各种脑炎后遗症等取得很好效果。

7. 脉会太渊 太渊,位于腕掌侧横纹桡侧,桡动脉搏动处,是肺经的原穴。肺朝百脉,肺经居十二经脉气血流注之首,寸口为脉之大会,故太渊为脉之会穴。太渊穴主治脉病,如脉痹、脉痿、无脉症、脉管炎等病证,皆可取用。

太渊穴具有调肺止咳,通脉理血等功效。古代应用中,太渊常用治疗血脉病证,如血脉痹阻的胸痛、心痛、口僻、胸满等症。又因其为肺经原穴,肺主气,故亦可治疗肺气上逆的咳嗽、喘、哕、肺胀等症。而现代临床方面,太渊穴以治疗运动系统疾病及呼吸系统疾病为主。其中,运动系统疾病当中,以肩周炎为主。太渊穴为手太阴肺经的输穴,"经脉所过,主治所及",故太渊穴主治"腕臂痛",而肩周炎处方太渊穴为针灸处方中的远部取穴。太渊穴可治疗哮喘,因太渊穴是手太阴肺经的经穴,用泻法具有"调肺止咳、疏理肺气"的功效。

8. 气会三焦外一筋直两乳内 三焦外一筋直两乳内,即膻中,属于任脉,位于两乳连线之中间,内为肺居之处。肺主气,为一身气之本,主宗气生成。膻中穴是宗气所居之处,所谓宗气,是指脾胃吸收的水谷之气与肺吸入自然界的大气会合聚集之处。膻中穴又是心包经之募穴,心包与三焦相表里,三焦是人体气机升降出入的道路,故膻中为气之会穴。另外,膻中穴也是足太阴脾经、足少阴肾经、手太阳小肠经、手少阳三焦经与任脉等的交会穴。膻中穴主治气病,为胸膈胀闷、气短、呼吸喘促、呃逆等病证,皆可取用。

膻中穴具有宽胸理气,降逆化痰等功效。古代应用中,膻中穴多用于治疗气虚、气滞、气逆诸种气病。当中以气机上逆之证候为主,如咳、喘、气短、胸痛、胸满均占较高的频次。可见古人取膻中穴多因其拥有调气活血、益气通脉、宽胸降逆之功。现代应用中,膻中穴以治疗呼吸系统、消化系统及妇科疾病为主。在呼吸系统疾病中,以治疗哮喘、支气管炎为主。膻中穴为气会,肺主气,司呼吸,且穴位近于胸部,可理气宽胸,故为治疗呼吸系统病证的常用穴。消化系统疾患中,膻中穴以治疗呃逆为主。呃逆病机由胃气上逆动膈而成,在治疗上以和胃降逆,理气为主,针灸以调畅气机,调节脾胃之升降功能。妇科疾病当中,膻中穴以治疗乳癖及缺乳为主。冲任二脉的循行而导致产后缺乳,因任脉主一身之阴气,乳汁的生成与产妇体内的阴血有密切关系,针刺膻中后可通行任脉,使经脉畅通而乳汁自下。

9. 运用八会穴的注意事项　后世对八会穴的临床应用,不但扩展了《难经》八会穴的主治病证范围,而且多采用配伍的方式以提高疗效。一般认为,这些穴位是相应生理因素发生病变时的主要治疗点。如:章门——脏病,中脘——腑病,太渊——脉病等。也就是说,临床发病偏重于哪一方面,则取其"会穴"为主穴。确实,其中有些穴位的治疗效果优于"非会穴"。如血病多取膈俞,不仅临床有效,实验研究也表明其特异性较优。但是,古人确立的这种对应关系,有其模糊性,即"会穴"的主治范围有些夸大。如腑会中脘,对胃腑、大肠腑等病变效果独优,但对膀胱腑、胆腑就不作为首选穴。由此看来,有两点需要提出:

第一,八会穴并非对所有的相关因素的病变效果均优,而是差异比较大,只对某些病变有特效。

第二,临床应用时,需与其他穴位配合应用,或为主穴,或作为次穴,依据辨证、辨病之结论而定。

如有临床报道治疗呃逆(膈肌痉挛)证,取八会穴之膻中、中脘、膈俞,有降逆舒郁,化积消滞之效。以绝骨、大杼、阳陵泉为主,配后溪、申脉、风池、曲池,治半身不遂(脑血栓后遗症),有疏通经络,平衡阴阳,活血化瘀,调补肝肾之效,不仅症状明显好转,又有降压效果。也就是说,临床发病偏重于哪一侧,则取其"会"的穴位放在一起使用,可以使其效用增加,针刺八会穴还能从整体上改善机体的功能状态,可能与针刺八会穴能整体调节神经、循环、内分泌、免疫等各个系统功能有关。现代研究显示:针刺章门穴有明显的抗组胺作用;艾灸中脘可提高机体免疫力,使巨噬细胞的吞噬活性增强;膻中穴对心脏功能有特异性调整作用,针刺膻中穴可改善左心室功能,改善心肌梗死者的微循环,减少心肌耗氧量,提高心肌收缩力;针刺膈俞,可使糖尿病患者血黏稠度降低、血流加速、微循环改善,对血清胰岛素水平有良好的调整作用,对环核苷酸的含量也有调整作用;针刺太渊穴可降低气道阻力,改善肺通气量,使肺呼吸功能加强;针刺阳陵泉穴可增强胆囊运动,促进胆汁分泌,可使脑血流量增加,脑血管阻力降低;针刺大杼穴对钙代谢有明显影响,在一定留针时间内血钙浓度会有所增加;针刺悬钟穴可促进红细胞的生成,亦可使患者肌电幅度升高。

四、《难经》俞募穴理论及其应用

俞穴是脏腑经气输注于背腰部的穴位。因其均分布于背部足太阳膀胱经,故又有"背腧穴"之称。俞,通"输",有转输、转运之意,其属性皆为阳。《内经》提出了背腧穴,首见于《灵枢·背俞》,并明确了具体部位,但仅有五脏俞的名称及位置,指出了应用时宜灸不宜针。《素问·气府论》提到了六腑俞,但未列出穴名。《脉经》明确了除三焦俞和厥阴俞之外的十个背腧穴的名称和位置。《针灸甲乙经》补充了三焦俞。《备急千金要方》补充了厥阴俞。故六脏(含心包)六腑各有一相应的腧穴,共十二个,分别冠以脏腑之名。

募穴是脏腑经气结聚于胸腹部的腧穴,又有"腹募穴"之称。募,有聚集、汇合之意,其属性皆为阴。募穴,《内经》没有具体的记载,仅在《素问·奇病论》中提到:"胆虚气上溢而口苦,治之以胆募俞",但未列出其具体名称和位置。《难经》首次提出了"募穴"一词,只提到"五脏募皆在阴而俞皆在阳",亦未明确定位,尽管如此,为以后创立俞募理论奠定了基础。《脉经》明确了除三焦募和心包募以外的十个募穴的名称和位置。《针灸甲乙经》补充了三焦募石门。后世又补充了心包募为"膻中"。故六脏六腑各有一相应的募穴,共十二个,其分布主要在任脉、肝胆经和肺胃经,具体如表12。

俞募穴是脏腑经气输注和结聚的腧穴,反映相关脏腑经络之气的盛衰变化。俞募穴在背腰部和胸腹部的分布特点是:腧穴在背部足太阳膀胱经的第一侧线上的分布,大体依脏腑位置而上下排列;而募穴所在的胸腹部又是人体五脏六腑等所在之处。俞募穴理论形成亦充分体现了古代解剖学知识已有相当高的水平,元·滑寿《难经本义》云:"募与俞,五脏空穴之总名也,在腹为阴,则谓之募,在背为阳,则谓之俞。募,犹募结之募,言经气之聚于此也。俞,《史·扁鹊传》作'输',犹委输之输,言经气由此而输于彼也。"

表12 脏腑俞募穴表

脏腑	俞穴	募穴	脏腑	俞穴	募穴
肺	肺俞	中府	胆	胆俞	日月
心包	厥阴俞	膻中	胃	胃俞	中脘
心	心俞	巨阙	三焦	三焦俞	石门
肝	肝俞	期门	大肠	大肠俞	天枢
脾	脾俞	章门	小肠	小肠俞	关元
肾	肾俞	京门	膀胱	膀胱俞	中极

1. 俞募穴治病原理 《灵枢·背腧》和《素问·气府论》提到背腧穴的名称、位置及主治作用,《素问·奇病论》提到募穴的主治作用,如云:"此人者,数谋虑不决,故胆虚,气上溢而为之口苦,治之以胆募、俞。"但均未阐述俞募穴的治病机理。六十七难曰:"五脏募皆在阴,而俞皆在阳者,何谓也? 然: 阴病行阳,阳病行阴,故令募在阴,俞在阳。"深刻揭示了俞募穴治病机理,即内脏中阴气转输地点是腧穴,故阴经的病常行于阳分,这就解释了《内经》指出背腧穴在后背的原理。同时又发展了《内经》的认识,指出了内脏中阳气的聚集点是募穴,因为阳经的病常行于阴分。人体阴阳相互贯通,脏腑经脉内外相互影响,阴阳腹背在生理病理上可以相互影响,腧穴在背,募穴在腹,有沟通阴阳经络、脏腑背腹的作用。因而在生理上,脏腑经气可以由俞、募由阴行阳,由阳行阴,阴阳互通,维持脏腑经脉之气的协调。在病理上,内脏或阴经有病,其病气也常出行于阳分的腧穴,所以刺在阳的背腧穴,可治阴病;体表或阳经有病,其病气常出行于阴分的募穴,所以刺在阴的募穴,可治阳病。在治疗上,阴病可以针刺背俞,阳病可以针刺腹募。这些认识不仅概括了俞募穴的生理、病理特点,且与《素问·阴阳应象大论》"阴病治阳,阳病治阴"和"从阴引阳,从阳引阴"的道理是一致的,是对《内经》"从阳引阴,从阴引阳"治法理论的进一步发挥。晋·王叔和在《脉经》的卷三至卷六中论脏腑病的针灸治疗时,就根据《难经》的俞募治病机理,列举了背腧穴与腹募穴同时配用的处方,为俞募配穴法奠定了基础。元·滑寿也认识到了脏腑腹背经气的联系,在《难经本义》中云:"阴阳经络,气相交贯,脏腑腹背,气相通应。"

脏腑俞募分阴阳,脏为阴,腑为阳;募为阴,俞为阳。"阴病行阳"则突出了脏病阴病表现于阳位腧穴的特点;"阳病行阴"突出了腑病阳病表现于阴位募穴的特点。因此,"阳病治阴""阴病治阳",五脏病多选背腧穴治疗,六腑病多取腹募穴治疗,即所谓"从阳引阴""从阴引阳"。由此可见,俞募穴是脏腑经气转输和聚结的枢纽,是内脏与体表病邪出入的门户。

《难经》"阴病行阳,阳病行阴"的理论为后世医家的脏病取背俞,腑病取腹募及俞募配穴等治疗方法的提出及后世在临床上的广泛应用奠定了理论基础。

2.《难经》俞募穴理论的应用 《灵枢·背腧》云:"欲得而验之,按其处,应在中而痛解,乃其腧也。"由于俞、募穴与各自所属的脏腑有着密切联系,因此当脏腑发生病变时,常在其相应的俞、募穴上出现压痛、过敏、组织板硬、松软、凹陷、隆凸、变色、丘疹、结节状或条索状物、皮肤电阻降低、导电量增高等阳性反应。根据这些异常反应,在临床上可用之协助诊断相关脏腑病。如气管炎、支气管炎、肺结核等肺部疾患在肺俞、中府常有压痛存在;胃脘痛在胃俞、中脘可找到阳性反应点;胆囊炎、胆石症等胆道疾患在胆俞、日月上有阳性反应点等。由于俞募穴是脏腑经气转输和聚结的部位,反映相关脏腑经络之气的盛衰变化,刺激俞募穴则可以调动相关脏腑经络之气,从而达到治疗疾病的目的。临床应用俞募穴,既可以治疗本脏腑及相关组织器官的病证,又可以治疗相表里脏腑的病证。

治疗本脏腑病证,一般方法是脏病取腧穴为主,腑病取募穴为主。《素问·长刺节论》云:"迫藏刺背,背俞也。"说明背腧穴可治疗五脏病证。如晋·皇甫谧《针灸甲乙经·五脏六腑胀》云:"心胀者,心俞主之,亦取列缺。肺胀者,肺俞主之,亦取太渊。肝胀者,肝俞主之,亦取太冲。脾胀者,脾俞主之,亦取太白。肾胀者,肾俞主之,亦取太溪。胃胀者,中脘主之,亦取章门。大肠胀者,天枢主之。小肠胀者,中窌主之。膀胱胀者,曲骨主之。三焦胀者,石门主之。胆胀者,阳陵泉主之。五脏六腑之胀,皆取三里。三里者,胀之要穴也。"临床上,有医者认为对脏腑俞募穴的应用,不仅限于上述脏病取俞、腑病取募,而是以辨证论治为基础灵活选用脏腑俞募穴,如取胃俞或中脘治疗胃脘痛,取肺俞或中府治疗肺病,取肝之募穴期门治疗急慢性肝炎所引起的肝区疼痛等。临床应用时可取单穴,亦可配伍应用,而俞募配穴法已成为临床常用的穴位配伍方法。俞募配穴法不仅体现了脏腑俞募穴之间阴阳气血互相贯通,脉气相互促进、协同的整体联系特点,而且体现了经络的调节阴阳作用。腧穴在背腰,募穴在胸腹,两者一前一后,一阴一阳,相互协调,相辅相成,对治疗阴证阳证俱见的脏腑病证疗效颇著,正是对《难经》俞募理论的具体应用。晋·王叔和《脉经》论脏腑病,特别是五脏病的针灸治疗时,多用背腧穴与腹募穴同时配用,如肝病"灸期门百壮,背第九椎(肝俞)五十壮。"心病"灸巨阙五十壮,背第五椎(心俞)百壮。"脾病"灸章门五十壮,背第十一椎(脾俞)百壮。"肺病"灸膻中百壮,背第三椎(肺俞)二十五壮。"肾病"灸京门五十壮,背刺第十四椎(肾俞)百壮。"后世医家在上述俞募配穴理论的基础上,根据临床需要又有"俞原配穴""合募配穴""俞俞配穴""募募配穴"等一系列配穴方法的应用。

俞募穴能治脏腑病证,那么对脏腑相应的肢体官窍病证亦应有较好的治疗作用,因而俞募穴又常用于治疗肢体五官病证。故《针灸甲乙经·太阳中风感于寒湿发痉》有"痉,筋痛急互引,肝俞主之""痉,腹大坚不得息,肝俞主之"的记载。肝主身之筋膜,调肝俞则可养血舒筋,息风止痉。《针灸大成·耳目门》共计24方,应用俞募穴的就有6方,其中肝俞治疗目疾的4方、肾俞治疗耳聋的1方、肝肾俞合用治疗目疾1方。肝开窍于目,肾开窍于耳,刺激肝俞、肾俞以调肝肾精血,即能达到养肝明目,益肾聪耳之目的。

脏腑相合、经脉相通,有病则相互影响,常见"阴病行阳,阳病行阴"。因此,在治疗中,刺激脏腑之俞募穴,不仅能够调节本脏腑的经气,同时也应对相表里的脏腑经气具有调节作用,治疗相表里脏腑的病证。如脾俞或章门不仅可以治疗脾病,而且还可以治疗胃病。《针灸大成·治症总要》治疗翻胃吐食、饮食不进、食噎等胃腑病证,除选胃俞、中脘外,又取脾俞治疗。

【相关原文校释】

第二十二难

【原文】

二十二难曰:经言脉有是动,有所生病,一脉变为二病者[1],何也?

然:经言是动者,气也;所生病者,血也。邪在气,气为是动;邪在血,血为所生病[2]。气主呴之,血主濡之[3]。气留而不行者,为气先病也;血壅而不濡者,为血后病也。故先为是动,后所生病也[4]。

【校释】

[1] 一脉变为二病者:脉,指十二经脉。《灵枢·经脉》篇十二经各有"是动则病""是主……所生病者"两类病证,故本难提出"一脉变为二病"以为问答。

[2] 邪在气,气为是动;邪在血,血为所生病:张世贤曰:"人之一身,血为荣,气为卫,荣行脉中,卫行脉外。邪由外入,先气而后血;血为气配,血之升降,依气之升降也。气受邪必传之于血,血之病由气所升者也。"

[3] 气主呴之,血主濡之:呴,同煦,温暖,熏蒸的意思。濡,滋润、润养的意思。气属阳,能温养脏腑、熏蒸于皮肤分肉之间;血属阴,能滋润肌肤筋肉,滑利关节,润养脏腑。

[4] 故先为是动,后所生病也:草刘三越《难经正意》云:"气血者,人之阴阳也。天地之理,阳先阴后,阴必待于阳唱而和者也,抑所以其血壅者因何乎? 壅不需乎,气能运行,则岂血独壅不濡乎? 当知所以其血壅者,亦先气之不顺而血后病也。此乃阴阳进退所以前后异,而天地之常也。故专先是动,后所生病者也。此先后二字,阴阳气血之用自然分别,乃越人之妙处也。"

第二十三难

【原文】

二十三难曰:手足三阴三阳,脉之度数[1],可晓以不?

然:手三阳之脉,从手至头,长五尺,五六合三丈。手三阴之脉,从手至胸中,长三尺五寸,三六一丈八尺,五六三尺,合二丈一尺。足三阳之脉,从足至头,长八尺,六八四丈八尺。足三阴之脉,从足至胸,长六尺五寸,六六三丈六尺,五六三尺,合三丈九尺。人两足蹻脉,从足至目,长七尺五寸,二七一丈四尺,二五一尺,合一丈五尺。督脉、任脉各长四尺五寸,二四八尺,二五一尺,合九尺。凡脉长一十六丈二尺,此所谓十二[2]经脉长短之数也。

经脉十二、络脉十五[3],何始何穷也?

然:经脉者,行血气、通阴阳,以荣于身者也。其始从中焦,注手太阴、阳明;阳明注足阳明、太阴;太阴注手少阴、太阳;太阳注足太阳、少阴;少阴注手心主、少阳;少阳注足少阳、厥阴;厥阴复还注手太阴。别络十五,皆因其原[4],如环无端,转相灌溉,朝于寸口、人迎[5],以处百病,而决死生也。

经云明知终始,阴阳定矣[6]何谓也?

然:终始者,脉之纪也。寸口、人迎,阴阳之气,通于朝使[7],如环无端,故曰始[8]也。终者,三阴三阳之脉绝,绝则死,死各有形,故曰终[8]也。

【校释】

[1] 度数:指经脉长度尺寸(同身寸)数。

[2] 十二:此"十二"二字,应据明本《难经》删。

[3] 络脉十五:据二十六难,十二经各一,阳跷、阴跷、脾之大络各一,共十五络。

[4] 别络十五,皆因其原:别络十五,即十五络脉。原,来源。皆因其原,指十五别络都源于经脉,从经脉分出旁支,并随经脉运行。

[5] 朝于寸口、人迎:朝,朝会、汇集。寸口、人迎,指寸口之两寸部,左为人迎,右为寸口。叶霖曰:"古法以结喉两旁动脉为人迎,越人独取寸口,直以左手关前一分为人迎,右手关前一分为气口,后世宗之。"

[6] 明知终始,阴阳定矣:《灵枢·终始》云:"凡刺之道,毕于终始,明知终始,五脏为纪,阴阳定矣",此节承上文决死生之义,而借经文以问脉之终始,推测预后。

[7] 朝使:朝,朝会、汇集。使,派遣使者。阴阳之气通于朝使,谓阴阳之气,即朝于寸口,又从这里运行全身。

[8] 始、终:张世贤曰:"十二经脉,变见于寸口、人迎,周流不息而谓之始;绝塞不通,各随其经,死各有形而谓之终。"

第二十四难

【原文】

二十四难曰:手足三阴三阳气已绝,何以为候?可知其吉凶不?

然:足少阴气绝,即骨枯。少阴者,冬脉也,伏行而温于骨髓。故骨髓不温,即肉不著骨;骨肉不相亲,即肉濡而却[1];肉濡而却,故齿长[2]而枯,发无润泽;无润泽者,骨先死。戊日笃,己日死。

足太阴气绝,则脉不营其口唇。口唇者,肌肉之本也。脉不营,则肌肉不滑泽;肌肉不滑泽,则肉满[3];肉满则唇反,唇反则肉先死。甲日笃,乙日死。

足厥阴气绝,即筋缩,引卵与舌卷。厥阴者,肝脉也。肝者,筋之合也。筋者,聚于阴器而终于舌本。故脉不营,则筋缩急;筋缩急则引卵与舌;故舌卷卵缩,此筋先死。庚日笃,辛日死。

手太阴气绝,即皮毛焦。太阴者,肺也,行气温于皮毛者也。气弗营,则皮毛焦;皮毛焦,则津液去;津液去,则皮节伤[4];皮节伤,则皮枯毛折;毛折者,则毛先死。丙日笃,丁日死。

手少阴气绝,则脉不通;脉不通,则血不流;血不流,则色泽去。故面色黑如黧[5]。此血先死。壬日笃,癸日死。

三阴[6]气俱绝者,则目眩转、目瞑[7];目瞑者,为失志;失志者,则志先死,死即目瞑也。

六阳气俱绝者,则阴与阳相离。阴阳相离,则腠理泄,绝汗[8]乃出,大如贯珠,转出不流,即气先死。旦占夕死,夕占旦死。

【校释】

[1] 肉濡而却:濡,同软。却,退缩,肉濡而却,肌肉柔软而萎缩的意思。

[2] 齿长:因牙龈萎缩、牙根外露而外观上显得牙齿相对变长。

[3] 肉满:《灵枢·经脉》作"人中满",于义更得。

[4] 皮节伤:指津液亏竭而引起的皮毛憔悴和关节损伤。

[5] 黧:《难经集注》作"黎",杨玄操曰:"黎,人所食之果,取其黄黑。"

[6] 三阴:滑寿曰:"三阴,通手足经而言也。《灵枢》十篇作五阴气俱绝,则以手厥阴与手少阴同心经也。"

[7] 目眩转、目瞑:转,指眼球上翻。滑寿曰:"目眩转、目瞑者,即所谓脱阴者目盲,此又其甚者也,故云:目瞑者失志而志先死也。四明陈氏曰:五脏阴气俱绝,则其志丧于内,故精气不注于目,不见人而死。"

[8] 绝汗:张寿颐曰:"阴阳相离而腠理自泄,绝汗乃出,乃阴气绝于里。而孤阳无根,不能自摄,脱亡于外,洄溪谓阳不附于阴者,其旨如是,即所谓亡阳者是也。"

第二十五难

【原文】

二十五难曰:有十二经,五脏六腑十一耳,其一经者,何等经也?

然:一经者,手少阴与心主别脉也[1]。心主与三焦为表里,俱有名而无形[2],故言经有十二也。

【校释】

[1] 一经者,手少阴与心主别脉也:滑寿曰:"此篇问答,谓五脏六腑配手足之阴阳,但十一经耳。其一经者,则以手少阴与心主各别为一脉,心主与三焦为表里,俱有名而无形,以此一经并五脏六腑共十二经也。"

[2] 心主与三焦为表里,俱有名而无形:玄医曰:"心主包络于外,三焦包络于周身,俱有质而无形。凡物之貌,长短方园椭角之类,谓之形也。然则心主形者,心形是也;三焦形者,身形是也。此有名无形之谓也。"

第二十六难

【原文】

二十六难曰:经有十二,络有十五。余三络者,是何等络也?

然:有阳络,有阴络,有脾之大络[1]。阳络者,阳跷之络也;阴络者,阴跷之络也。故络有十五焉。

【校释】

[1] 脾之大络:滑寿曰:"直行者谓之经,旁出者谓之络,经犹江汉之正流,络则沱潜之支派……脾之大络名曰大包,出渊液三寸,布胸胁,其动应衣,宗气也……四明陈氏曰:阳跷之络,统诸阳络,阴跷之络,统诸阴络,脾之大络,又总统阴阳诸络,由脾之能溉养五脏也。"

第二十七难

【原文】

二十七难曰:脉有奇经八脉者,不拘于十二经,何也?

然:有阳维,有阴维,有阳跷,有阴跷,有冲,有督,有任,有带之脉。凡此八脉者,皆不拘于经,故曰奇经八脉[1]也。

经有十二,络有十五,凡二十七气,相随上下,何独不拘于经也?

然:圣人图设沟渠,通利水道,以备不然[2]。天雨降下,沟渠溢满,当此之时,霶霈[3]妄作,圣人不能复图也。此络脉满溢,诸经不能复拘[4]也。

【校释】

[1] 凡此八脉者,皆不拘于经,故曰奇经八脉:拘,限制。一说异也,异于十二经也;一说没有配偶称奇。虞庶曰:"此八脉,不系正经阴阳,无表里配合,别道奇行,故曰奇经也。所以经言八脉不拘于经,以此验也。"

[2] 不然:《脉经》"然"作"虞"。虞,有预料之意,义顺,应据改。

[3] 霶霈:形容大雨的情景。喻盛大,盛多。

[4] 此络脉满溢,诸经不能复拘:李时珍《奇经八脉考》云:"正经犹夫沟渠,奇经犹夫湖泽。正经之脉隆盛,则溢于奇经,故秦越人比之天雨而降下,沟渠溢满,霶霈妄行,流于湖泽,此发《灵》《素》未发之秘旨也。"

第二十八难

【原文】

二十八难曰:其奇经八脉者,既不拘于十二经,皆何起何继[1]也?

然:督脉者,起于下极之俞[2],并于脊里,上至风府,入属于脑。

任脉者,起于中极之下,以上毛际,循腹里,上关元,至喉咽。

冲脉者,起于气冲[3],并足阳明之经[4],夹脐上行,至胸中而散也。

带脉者,起于季胁,回身一周[5]。

阳跷脉者,起于跟中,循外踝上行,入风池。

阴跷脉者,亦起于跟中,循内踝上行,至咽喉,交贯冲脉。

阳维、阴维者,维络于身,溢畜不能环流灌溉诸经者也[6]。故阳维起于诸阳会也,阴维起于诸阴交也[7]。

比于圣人图设沟渠,沟渠满溢,流于深湖,故圣人不能拘通也。而人脉[8]隆盛,入于八脉,而不环周。故十二经亦不能拘之[9]。其受邪气,畜则肿热,砭射之也[10]。

【校释】

[1] 继:《脉经》作"系"。可参。

[2] 下极之俞:下极,指躯干最下部。下极之俞,指前后阴之间的会阴穴。

[3] 气冲:一名气街,在腹股沟部,当曲骨穴(耻骨联合上缘)旁二寸取之。

[4] 并足阳明之经:《素问·骨空论》作"并足少阴之经"。滑寿曰:"按冲脉行乎幽门、通谷而上,皆少阴也,当从《内经》。"

[5] 回身一周:《太素》杨注引文"回身"上有"为"字。杨上善曰:"一周,亦周腰脊也,故带脉当十四椎,束带腰腹,故曰带脉也。"

[6] 溢畜不能环流灌溉诸经者也:此十二字,上下文义不属。《太素·经脉之三》"阴阳维脉"杨注引"溢畜不能环流灌溉诸经"十字,是在下文"人(当作血)脉隆盛"句上。可参。

[7] 阳维起于诸阳会也,阴维起于诸阴交也:滑寿曰:"阳维阴维,维络于身,为阴阳之纲维也。阳维所发,别于金门,以阳交为郄,与手足太阳及跷脉会于臑俞;与手足少阳会于天,又会肩井;与足少阳会于阳白、上本神、临泣、正营、脑空,下至风池;与督脉会于风府、哑门,

此阳维之起于诸阳之会也。阴维之郄曰筑宾,与足太阴会于腹哀、大横,又与足太阴、厥阴会于府舍、期门,又与任脉会于天突、廉泉,此阴维起于诸阴之交也。"

[8] 而人脉:《太素》杨注引作"血脉"。

[9] 故十二经亦不能拘之:丁锦曰:"此言十二经亦不能拘八脉,故复以图设沟渠喻十二经,深湖喻八脉。圣人不能拘通者,言十二经脉之气血隆盛,入于八脉,而能复令八脉之气血,反于十二经也。"

[10] 砭射之也:砭,砭石。砭射,用砭石刺身放血。徐大椿曰:"奇经之脉,不能环周,故邪气无从而出,惟用砭石以射之,则血气因血以泄,病乃已也。"

第二十九难

【原文】

二十九难曰: 奇经之为病何如?

然: 阳维维于阳,阴维维于阴,阴阳不能自相维,则怅然失志,溶溶不能自收持[1]。阳维为病苦寒热,阴维为病苦心痛[2]。

阴跷为病,阳缓而阴急;阳跷为病,阴缓而阳急[3]。

冲之为病,逆气而里急[4]。

督之为病,脊强而厥[5]。

任之为病,其内苦结,男子为七疝,女子为瘕聚[6]。

带之为病,腹满,腰溶溶如坐水中[7]。

此奇经八脉之为病也。

【校释】

[1] 怅然失志,溶溶不能自收持: 怅然失志,形容失意而郁郁不舒。溶溶,浮荡无力之貌,形容疲倦无力。张寿颐曰:"阳维阳,阴维维阴,盖以此身之真阳真阴而言。阴阳不能维系,故怅然失志,阳气耗散而索索无生气也。溶溶不能自收持,阴液消亡而萎软无力也。"

[2] 阳维为病苦寒热,阴维为病苦心痛: 阳维维持阳经,三阳主表,阳气不和则发恶寒发热的表证;阴维维持阴经,三阴主里,营血属阴而主于心,故阴经受邪发病而苦心痛。

[3] 阴跷为病,阳缓而阴急;阳跷为病,阴缓而阳急: 阴阳缓急,指内外侧筋肉弛缓或拘急。盖阴阳跷脉起于足跟,阳跷行于下肢外侧,阴跷行于下肢内侧,二脉平和则肢体动作协调,轻健矫捷,若单独受邪发病则病侧拘急,另侧弛缓。

[4] 冲之为病,逆气而里急: 逆气里急,指腹部胀急疼痛、胸满气逆等症。盖冲脉起于气冲,并足阳明之络,夹脐上行,至胸中而散,若脉气失调,则与足阳明之气相并而上逆,不能下降,遂见逆气里急诸症。

[5] 督之为病,脊强而厥: 脊强,指脊柱强直,甚至角弓反张。厥,昏厥。盖督脉行于脊里,上行入脑,故督脉失调多病脊强以至昏厥。

[6] 任之为病,其内苦结,男子为七疝,女子为瘕聚: 内苦结,指苦于腹中急结不舒。七疝,即冲疝、狐疝、癫疝、厥疝、瘕疝、㿉疝、癃疝等七种疝病。瘕聚,腹部包块病,其包块聚散无常、推移可动,滑寿曰:"任脉起胞门行腹,故病苦内结,男为七疝,女为瘕聚也。"

[7] 带之为病,腹满,腰溶溶如坐水中: 张寿颐曰:"带脉在腰,围身一周,故带病则腰无约束,而阳气不振,乃宽纵而畏寒也。"

第四十五难

【原文】

四十五难曰：经言八会者，何也？

然：腑会太仓[1]，脏会季胁[2]，筋会阳陵泉[3]，髓会绝骨[4]，血会鬲俞[5]，骨会大杼[6]。脉会太渊[7]。气会三焦外一筋直两乳内也[8]。热病在内者，取其会之气穴也。

【校释】

[1] 太仓：本系胃的别名，此指穴名，即中脘，属任脉。滑寿注："太仓，一名中脘，在脐上四寸，六腑取禀于胃，故为腑会。"

[2] 季胁：本系软肋部的统称，此指章门穴。滑寿注："季肋，章门穴也，在大横外，直脐季胁端，为脾之募，五脏取禀于脾，故为脏。会"

[3] 筋会阳陵泉：滑寿曰："足少阳之筋，结于膝外廉，阳陵泉也，在膝下一寸外廉陷中；又胆与为配，肝者筋之合，故为筋会。"

[4] 绝骨：即悬钟穴，因可治髓热证，故为髓会。

[5] 鬲俞：第七椎下旁开一寸半，属足太阳经穴，因能治诸血证，故血会鬲俞。

[6] 大杼：第一椎下旁开一寸半，属足太阳经穴。张世贤注："诸骨自此擎架，往下支生，故骨会于大杼也。"

[7] 太渊：在腕横纹上桡动脉外侧，寸口诊脉处。《素问·经脉别论》："肺朝百脉"；一难："寸口者，脉之大会，手太阴之脉动也"，故脉会太渊。

[8] 外一筋直两乳内也：《史记正义》引无此八字，疑是后人旁注，当删。丹波元胤曰："三焦直指上焦而言，若《内经》专下焦为三焦。"此外三焦即指膻中穴而言。盖膻中为气海，故气会膻中（三焦）。

第六十二难

【原文】

六十二难曰：脏井荥有五，腑独有六[1]者，何谓也？

然：腑者阳也，三焦行于诸阳，故置一俞名曰原[2]。所以腑有六者，亦与三焦共一气也。

【校释】

[1] 脏井荥有五，腑独有六：井荥，这里是井、荥、俞、经、合五腧穴的总称。六，谓井、荥、输、原、经、合也。滑寿曰："脏之井荥有五，谓井、荥、俞、经、合也。腑之井荥有六，以三焦行于诸阳，故又置一俞而名曰原，所以腑有六者，与三焦共一气也。"

[2] 三焦行于诸阳，故置一俞名曰原：三焦，指上中下三焦之气。三焦为原气之别使，敷布原气于全身，其运行于诸腑阳经之中，因而添置一原穴。

第六十三难

【原文】

六十三难曰：《十变》言，五脏六腑荥合[1]，皆以井为始者，何也？

然：井者，东方春也[2]，万物之始生，诸蚑行喘息，蜎飞蠕动[3]，当生之物，莫不以春生[4]，故岁数始于春，日数始于甲[5]，故以井为始也。

【校释】

[1] 荣合：这里是井、荥、俞、经、合五腧穴的总称。

[2] 井者，东方春也：以井属木，故于时配春也。

[3] 蚑行喘息，蜎飞蠕动：蚑，《说文》"虫行貌"。喘息，呼吸也。蜎，虫飞也。蠕，虫动也。蚑行喘息，蜎飞蠕动，谓冬天蛰伏的各种虫类开始活动之象。

[4] 当生之物，莫不以春生：此以生物之理，喻人之血气亦然也。叶霖曰："人身脏腑经穴起止，其次第：先井、次荥、次输、次经、次合，故云以井为始也。井，谷井，非掘成之井也。山谷之中，泉水初出之处，名曰井。井者，主出之义也。溪谷出水，从上注下，水常射焉。井之为道，以下给上者也。是则井者，经脉之所出也。其既出潒潒，流利未畅，故谓之荥。《说文》云：荥，绝小水也。水虽绝小，停留则深，便有挹注之处，潴则外泻，故谓之俞。俞，与输通。《说文》云：输，委输也，即输泻之谓。其既输泻，则纡徐逐流，历成渠径。径，与'经'通。径者，经也。经行既达，而会合于海，故谓之合。合者，会也。此是水之流行也。人之经脉，亦取法于此，故取以名穴也。以井为始。春者，以其发源所生之义也，岁数始于春者，正月为岁首故也。日数始于甲者，谓东方属甲乙，为干之首也。蚑虫行喘息，蜎虫飞蠕动，皆春气发生之义耳。"

[5] 日数始于甲：徐大椿曰："甲亦属木，言岁与日皆始于木，故凡物尽然。"

第六十四难

【原文】

六十四难曰：《十变》又言，阴井木，阳井金；阴荥火，阳荥水；阴俞土，阳俞木；阴经金，阳经火；阴合水，阳合土。阴阳皆不同[1]，其意何也？

然：是刚柔之事[2]也。阴井乙木，阳井庚金。阳井庚，庚者，乙之刚也；阴井乙，乙者，庚之柔也。乙为木，故言阴井木也。庚为金，故言阳井金也。余皆仿此[3]。

【校释】

[1] 阴阳皆不同：阴，指阴经。阳，指阳经。阴经之井为木，荥为火，俞为土，经为金，合为水；阳经之井为金，荥为水，俞为木，经为火，合为土，阴阳经脉五腧穴的五行属性不同。

[2] 刚柔之事：言此乃刚柔配合之道也。丁锦曰："井荥俞经合，俱以五行阴阳为配偶，但有一阴一阳相克，是何意也？言阳与阴配合，取刚柔之义耳。如阴井木，阳井金，是乙为庚合也。乙为阴木，合庚之阳金，故曰庚乃乙之刚，乙乃庚之柔也……如此配合，则刚柔相济，然后气血流通不息。"

[3] 余皆仿此：余，指荥、俞、经、合也。仿此，谓阴荥丁火、阳荥壬水，皆以此推之也。

第六十五难

【原文】

六十五难曰：经言所出为井，所入为合，其法奈何？

然：所出为井，井者，东方春也，万物之始生，故言所出为井也。所入为合，合者，北方冬也[1]，阳气入藏，故言所入为合也。

【校释】

[1] 合者，北方冬也：合，合属水，冬为水令故也。叶霖曰："《经》言，《灵枢·本输》篇也。井、荥、俞、经、合，如春、夏、秋、冬之周而复始，东、南、西、北之循环无端也。春、夏主生养，阳

气在外,秋、冬主收藏,阳气在内。井属春,故自井而生发。合属冬,故至合而入脏。如天地一岁而有四时,一日亦有四时,人身随其气而运行,所以一呼一吸,阴阳无不周遍也。"

第六十六难

【原文】

六十六难曰:经言:肺之原,出于太渊;心之原,出于大陵[1];肝之原,出于太冲;脾之原,出于太白;肾之原,出于太溪;少阴之原,出于兑骨[2];胆之原,出于丘墟;胃之原,出于冲阳;三焦之原,出于阳池;膀胱之原,出于京骨;大肠之原,出于合谷;小肠之原,出于腕骨。

十二经皆以俞为原[3]者,何也?然:五脏俞者,三焦之所行,气之所留止也[4]。三焦所行之俞为原者,何也?然:脐下肾间动气[5]者,人之生命也,十二经之根本也,故名曰原[6]。三焦者,原气之别使也[7],主通行三气[8],经历于五脏六腑。原者,三焦之尊号也[9],故所止辄为原[10]。五脏六腑之有病者,皆取其原也。

【校释】

[1] 大陵:原作太陵,据《灵枢·九针十二原》改。大陵本属手厥阴心包经的输穴,今称心之原,据《灵枢·邪客》篇,心为人体最重要脏器,外有心包护卫,心病则心包代为受邪,故心经无输而心包经输穴代之。有关心经无输穴而以心包之穴代之的理论,故将心包的原穴(输穴)作为心之原穴。

[2] 兑骨:兑,通"锐"。兑骨,指掌后锐骨之端的尺骨小头,即手少阴心经原穴神门。

[3] 以俞为原:阴经以俞为原,阳经则俞自俞、原自原。"十二经皆以俞为原"是统之而言。

[4] 气之所留止也:指五脏腧穴是三焦通行流注原气的处所,故称五脏以俞为原。

[5] 肾间动气:指两肾之间所藏的真气,是命门之火的体现,人体脏腑之气、经脉之气,以及三焦气化,均赖此气的激发和推动。叶霖曰:"三焦之根,起于肾间命门,人之生命之原,十二经之根本,皆系乎此。"

[6] 故名曰原:叶霖曰:"三焦主持相火,为肾中原气之别使,是十二经之营卫流行,皆三焦之所使也,通行生气于五脏六腑之腧穴,其所留止,辄谓之原,以其原于命门动气间而得名。"

[7] 原气之别使也:指三焦将原气分别引导输布于全身各处。

[8] 三气:指营气、卫气、宗气。又,《图注八十一难经》指上、中、下三焦之气。叶霖曰:"通行三气,即纪氏所谓下焦禀真元之气,即原气也,上达至于中焦,中焦受水谷精悍之气,化为荣卫,荣卫之气与真元之气通行达于上焦也,所以原为三焦之尊号。而所止辄为原,犹警跸所至,称行在所也。五脏六腑之有病者,皆于是而取之宜哉。"

[9] 三焦之尊号也:徐大椿曰:"分言之则曰三焦,从其本而言之则曰原,故云尊号。"

[10] 所止辄为原:三焦通行的原气在运行过程中所留止的部位就是原穴。

第六十七难

【原文】

六十七难曰:五脏募皆在阴[1],而俞皆在阳者[2],何谓也?

然:阴病行阳,阳病行阴[3]。故令募在阴,俞在阳。

【校释】

[1] 五脏募皆在阴:募,通膜,内连脏腑,外著皮肉之间,脏腑之气由膜而通于体表。五

脏募,是指位于胸腹部的五脏募穴,它们是经气聚集之处。

[2] 而俞皆在阳者:俞,通输,转输的意思,脏腑之气由此转输于体表。五脏俞,是指位于腰背部的五脏腧穴,均在脊两侧一寸半的足太阳膀胱经上。另,《难经集注》《难经疏证》"俞"下均无"皆"字。

[3] 阴病行阳,阳病行阴:滑寿曰:"阴病行阳,阳病行阴者,阴阳经络,气相交贯,脏腑腹背,气相通应,所以阴病有时而行阳,阳病有时而行阴也。《针法》云:从阳引阴,从阴引阳。"

第六十八难

【原文】

六十八难曰:五脏六腑,皆有井荥俞经合,皆何所主?

然:经言所出为井,所流为荥,所注为俞,所行为经,所入为合。井主心下满[1],荥主身热[2],俞主体重节痛[3],经主喘咳寒热[4],合主逆气而泄[5]。此五脏六腑[6]井荥俞经合所主病也。

【校释】

[1] 井主心下满:滑寿曰:"井,主心下满,肝木病也,足厥阴之支,从肝别贯膈,上注肺,故井主心下满。"

[2] 荥主身热:滑寿曰:"荥,主身热,心火病也。"

[3] 俞主体重节痛:滑寿曰:"俞,主体重节痛,脾土病也。"

[4] 经主喘咳寒热:滑寿曰:"经,主喘咳寒热,肺金病也。"

[5] 合主逆气而泄:滑寿曰:"合,主逆气而泄,肾水病也。"

[6] 六腑:《难经集注》《难经疏证》"腑"下均有"其"字。

第五章 《难经》针刺理论

　　针刺疗法,是指在中医理论的指导下,运用针具刺入人体腧穴,结合各种行针手法,达到疏通经络、调和阴阳、扶正祛邪、防治疾病目的的操作方法。《难经》全书有三十二篇涉及针灸,并在最后十三篇中集中讨论了针刺治病的原则、针刺的补泻大法及运针手法等,使针刺疗法不仅在学术上随其藏象、经络、腧穴等理论的创新而有所提高,而且在针刺技术上有新的发明而使操作更加方便实用。由于《难经》是对医经释难解惑之作,故在针刺治疗理论上未做系统论述,而是突出重点,阐发心得与新知。

　　《难经》从六十九难至八十一难,共13篇,专论针法,主要论述了针刺手法、补泻原则及方法,四时刺法以及针刺失误的后果。如在针刺手法中,七十八难介绍了进出针方法及行针与得气方法,七十难、七十一难介绍进针的角度与深浅。在补泻原则及方法中,六十九难、七十二难、七十三难、七十九难介绍了子母迎随补泻法,七十五难介绍泻南补北法,七十八难介绍推纳动伸补法。七十难还论及了因时用针法、在时致气法,七十四难论及因时取穴法等针刺因时制宜方法。八十难根据候气有无操作进针、出针,最后八十一难讨论虚实证针刺补泻失误的后果。

　　《难经》对针刺补泻手法从七十六难、七十一难的营卫补泻法、七十八难的提插补泻法、七十二难的迎随补泻法三个方面进行了论述,而论述配穴补泻手法则有六十四难、六十九难的子母补泻法、七十五难的泻南补北法和七十三难的泻井刺荥法三种。

第一节 《难经》针刺治疗原则

　　《难经》论述针刺治疗原则主要包含两点内容,第一是虚实补泻的原则,包括六十九难的虚则补之,实则泻之以及平补平泻的原则;第二是因时制宜的原则,主要指七十难的四时针刺深浅不同和七十四难的四时针刺选穴不同。

一、辨证补泻

　　六十九难曰:"虚者补之,实者泻之,不实不虚,以经取之。"表述了针灸治疗的基本原则。

　　1. 虚则补之,实则泻之　《难经》所论的针刺原则在《内经》中已多次论及,如《灵枢·经脉》《灵枢·禁服》《灵枢·九针十二原》等篇均提到"盛则泻之,虚则补之"的虚实证治疗原则。在具体应用上,六十九难又结合五行相生规律,突出了"虚则补其母,实则泻其子"的子

168

母补泻法。子母补泻法又可分为本经子母补泻法和异经子母补泻法。如本经子母补泻法，肺经气虚，补本经腧穴太渊(土)，肺经气实，泻本经合穴尺泽(水)；又如异经子母补泻法，肺经气虚，补其母经母穴，即脾经腧穴太白，肺经气实，泻其子经子穴，即肾经合穴阴谷。

此外，《难经》认为由于奇经蓄气血而不能环周的特点，受邪气后气血聚而无从泄出，易蓄积成病。正如二十八难所说"其受邪气，畜则肿热"，当此之时，惟"砭射之"，用砭石刺破放血，蓄热才能随血气而泄。如有学者报道素髎穴刺络放血治疗酒皶鼻、嗅觉障碍、幻嗅症，三棱针点刺承浆穴放血治疗阿弗他性溃疡有效。从奇经八脉气血运行的角度论述砭石刺血疗法原理，这是《难经》的独特之处，值得进一步研究，从而为刺络放血疗法提供新的理论依据。这与《素问·针解》所云"宛陈则除之者，出恶血也"同义，亦当为"实则泻之"。

2. 不实不虚，以经取之　六十九难曰："不实不虚，以经取之者，是正经自生病，不中他邪也。当自取其经，故言以经取"，其含义有二，一指本脏腑、经脉病变引起的气血紊乱，应选取本经经穴进行治疗；二指本脏腑、经脉病变后虚实表现不明显，或虚实夹杂时，亦要遵循"不实不虚以经取之"的原则指导治疗。操作时选取本经穴位，得气后行均匀的提插捻转(即"平补平泻")手法，以调和气血，促进脏腑功能恢复正常。

案例：

患者金某，男，24岁，5年前曾行急性阑尾炎手术，术后经常脘腹胀痛，大便干结。查体见：面黄体瘦，腹平软，胃脘部无明显压痛，肠鸣音稍亢进，舌质红，苔薄黄。胃钡餐透视提示：胃扭转。诊断：胃脘痛。取内关、中脘、足三里、公孙，平补平泻，留针30分钟，每日1次。共住院治疗1个月，症状消失。胃钡餐透视复查无异常，痊愈出院。(《针灸疑难奇症医案荟萃》)。

按：此案在选取穴位上，内关为经验取穴，中脘为局部取穴，足三里为本经取穴，公孙为与胃经相表里的脾经取穴；在针刺手法上，因虚实不著，故采用平补平泻法。选穴方法与针刺手法均切合经义，故使5年痼疾短期治愈。

二、因时制宜

《难经》因时制宜的针刺治疗原则，主要体现在两个方面：一是四时针刺深浅不同；二是四时针刺选穴不同。

1. 四时针刺深浅不同　七十难曰："春夏刺浅，秋冬刺深者，何谓也？然。春夏者，阳气在上，人气亦在上，故当浅取之。秋冬者，阳气在下，人气亦在下，故当深取之。"春夏自然界的阳气浮于上，人体经气循行亦趋于外，故"春夏刺浅"；秋冬自然界的阳气潜于下，人体经气循行亦沉于内，故"秋冬刺深"。提示在针刺操作时，针身刺入穴位的深浅要随四时变化而变化。这与《灵枢·终始》所说"春气在毫毛，夏气在皮肤，秋气在分肉，冬气在筋骨。刺此病者，各以其时为齐"之论相同。

此外，七十难还提出："春夏各致一阴，秋冬各致一阳"的四时刺法。具体方法是"春夏温，必致一阴者，初下针，沉之至肾肝之部，得气，引持之阴也。秋冬寒，必致一阳也，初内针，浅而浮之至心肺之部，得气，推内之阳也。"盖春夏属阳，然阳盛虑成孤阳，所以取一阴而养之，在针刺手法上就是先深刺至筋骨阴气所在之处，得气后引持外出到阳分。秋冬属阴，然阴盛虑成独阴，所以取一阳而养之，在针刺手法上就是先浅刺皮毛阳气所在之处，得气后插针至阴分。这种取阳养阴、取阴养阳的方法，是对《素问·四气调神大论》确立的"春夏养阳，秋冬养阴"法则的灵活运用。

后世对春夏浅刺,秋冬深刺的治疗应用,已不仅仅局限于针刺治疗的范围,还用来指导组方用药,临床治疗,养生保健等。如《本草纲目·卷一》中对四时用药的描述:"春月宜加辛温之药,薄荷、荆芥之类,以顺春升之气;夏月宜加辛热之药,香薷、生姜之类,以顺夏浮之气;长夏宜加甘苦辛温之药,人参、白术、苍术、黄柏之类,以顺化成之气;秋月宜加酸温之药,芍药、乌梅之类,以顺秋降之气;冬月宜加苦寒之药,黄芩、知母之类,以顺冬沉之气。所谓顺四时而养天和也。"体现了用药顺应四时阴阳规律,顺时之治的原则。临床上三伏贴、三九贴治疗呼吸系统疾病如哮喘、肺气肿,风湿免疫性疾病类风湿关节炎、强直性脊柱炎等都体现了冬病夏治,夏病冬治的思想。

2. 四时针刺选穴不同　七十四难曰:"经言春刺井,夏刺荥,季夏刺俞,秋刺经,冬刺合者,何谓也? 然。春刺井者,邪在肝;夏刺荥者,邪在心;季夏刺俞者,邪在脾;秋刺经者,邪在肺;冬刺合者,邪在肾。"提出因季节不同,针刺选择的穴位也不同。如选十二经五输穴,则春宜刺井,夏宜刺荥,季夏刺俞,秋宜刺经,冬宜刺合。其原因在于四时应五脏,邪随四时而入客相应之脏,如春病邪在肝,冬病邪在肾等,而五输穴亦各应其时,即六十五难所曰:"井者,东方春也,万物之始生……合者,北方冬也,阳气入藏",而形成了四时选刺相应五输穴的原则和方法。

在《灵枢·顺气一日分为四时》中有云:"藏主冬,冬刺井;色主春,春刺荥;时主夏,夏刺俞;音主长夏,长夏刺经;味主秋,秋刺合。是谓五变,以主五俞。"七十四难所言,似与《灵枢》不合。黄竹斋《难经会通》对此有言:"病在脏者取之井,病变于色者取之荥,病时间时甚者取之俞,病变于音者取之经,经满而血者,病在胃及以饮食不节得病者取之于合,故命曰味主合,是谓五变也。本节所引经言与此不同。"但其基本精神与《内经》是一致的。六十五难由五方、五季引出五行,病配合阴阳的关系,完善了五输穴的理论体系。七十四难是对六十五难指导理论的实际临床应用,是继《内经》之后提出的另一种按四季时令取穴的方法。晋·王叔和在《脉经》卷六中对五脏六腑病的针刺治疗就运用了该理论。

根据本篇脏腑腧穴应时的理论,提出针刺治病的规律,可以执简驭繁。在实际临床中我们一方面要因时而刺,另一方面要依据辨证施治的原则灵活运用,不必拘泥于春刺井,夏刺荥等。清·周学海在《增辑难经本义》中就强调"四时则有定数,故系之以见大义耳。此与十六难皆切治病以审证为准,不可拘于成说也。"

四时合五脏而通五输穴,进而可随四时选取相应的五输穴,以治疗五脏本经的相关病候。临床针刺实践中,在遵照这种针刺原则的同时,也常根据六十八难所说"井主心下满,荥主身热,俞主体重节痛,经主喘咳寒热,合主逆气而泄。此五脏六腑井荥俞经合所主病也。"即运用刺井治肝病,刺荥治心病,刺俞治脾病,刺经治肺病,刺合治肾病的方法。

第二节 《难经》针刺方法

《难经》讨论了针刺的基本方法,特别在操作手法上传授机要,对于"脉气""得气"的概念、诊察与施术方面为后世针刺的临床实际操作奠定了基础。

一、针刺的基本方法

《难经》涉及针刺的基本方法有刺手和押手,以及针刺中候气、进针、出针时的技术要领等。

1. 刺手和押手 《难经》强调双手行针,针刺操作时,将持针的手称为"刺手",多为右手;按压穴位局部的手称为"押(压)手",多为左手。七十八难曰:"知为针者信其左,不知为针者信其右。"《灵枢·九针十二原》也有"右主推之,左持而御之"的内容,即右手将针刺入穴位时,左手要加以辅助配合。双手行针法为后世针灸家广泛应用。

刺手的作用主要是掌握、运用好针具。刺手持针的姿势,一般以拇、食指夹持针柄,进针时运用指力,使针尖快速透入皮肤,要求进针迅速,寻找、体验得气感,再行补泻手法,故七十八难曰:"得气,因推而内之,是谓补;(得气)动而伸之,是谓泻。"在常用的迎随补泻法和荣卫补泻法中,刺手还要掌握进针的角度和方向,如七十一难曰:"针阳者,卧针而刺之。刺阴者,先以左手摄按所针荣俞之处,气散乃内针。是谓刺荣无伤卫,刺卫无伤荣也。"说明刺手应掌握进针、得气、角度、方向等技术要领。

押(压)手的作用主要是在进针的时候,要先用左手按压所要针刺的穴位处,通过弹、爪等法以宣导气行,使右手所持之针得以顺利刺入。左手在进针前要激发脉气,进针后要寻按脉气,调整气机,故七十八难有"知为针者信其左"的论述,为《难经》针刺理论独特的阐发。《灵枢·刺节真邪》也提出"用针者,必先察其经络之实虚,切而循之,按而弹之,视其应动者,乃后取之而下之。"体现了押手(左手)的重要性。

在针刺治疗中,左手还要固定穴位皮肤,使针能准确地刺中腧穴,并使长针针身有所依靠,不致摇晃和弯曲。这种押手技术在临床上不但有辅助刺手的作用,且本身能调整经气,因而成为针刺手法的组成部分,对于疗效有重要作用,如有人针刺内关穴治疗郁证、癫狂病,行针时,针尖略向上努,并以左手指循经扪、弹,则针感多可上传,如此则疗效显著。

另外,左手在开阖补泻法的操作中也起重要作用,如《素问·刺志论》云:"入实者,左手开针空也;入虚者,左手闭针空也。"《灵枢·官能》也云:"泻必……摇大其孔,气出乃疾;补必……气下而疾出之,推其皮,盖其外门,真气乃存。"《灵枢·终始》还云:"一方实,深取之,稀按其痏,以极出其邪气;一方虚,浅刺之,以养其脉,疾按其痏,无使邪气得入。"这些都是说在出针后需要左手按压针孔或摇大针孔,以助补泻。如果运用押手方法熟练,不仅可减轻针刺的疼痛,使行针顺利,而且能调整和加强针刺的感应,以提高治疗效果。

临床施术时,《难经》强调双手的配合,刺手和押(压)手常配合使用。临床实践证明,在定穴及进针、候气、催气、得气、补泻、出针等整个行针过程中,如能充分运用左右手的协同配合,则可以探明穴位的所在,促进经气的聚散,以及感知穴位处的皮肉筋骨分布,气血经脉循行等情况,减轻进、出针时的不适感,稳定腧穴部位和针身,便于各种手法的施行。因此,凡欲针刺,先准确取穴,以左手弹之、努之、爪之,待脉气感应在左手之下,即以左手按之,然后以右手进针刺之。待得气感应于右手针下,进而施行补泻法。所以,在左手,应信其"脉气",先以左手候其穴中脉气,待其脉气来后而内针。在右手,应信其"得气",候其针下得气之后,再行以各种补泻手法。当脉气、得气消失后,乃出针。是谓八十难之"有见(脉气)如入,有见(脉气、得气尽)如出也"。

2. 候气、进针与出针 八十难论述了针刺中候气、进针、出针时的技术要领,指出针刺之前,当以左手(押手)激发经气,医者左手按到"脉气"来至时,方才进针,待气尽后乃出针,所谓"有见(脉气)如入,有见(脉气、得气尽)如出也"。七十八难进一步说明了"知为针者信其左"的针刺操作方法。

(1)候气:候气的方法,《素问·离合真邪论》有详细的论述,认为"脉气"是由于邪气去络入于经,舍于血脉之中,当寒温不适时,正常的气血运行被其阻挡,则如涌波之起,时来时去。当"脉气"方来时,必按而止之,止而取之,无逢其冲而泻之,此谓候气。故《灵枢·九针十二原》云:"上守机,机之动,不离其空。空中之机,清静而微。其来不可逢,其往不可追。知机之道者,不可挂以发。不知机道,扣之不发。知其往来,要与之期。粗之暗乎,妙哉,工独有之。"此时《灵枢·卫气》则云"必先按而在久,应于手,乃刺而予之"。七十八难更明确指出当用左手"厌按所针荥俞之处,弹而怒之,爪而下之,"待"脉气"来后"顺针而刺之"。

（2）进针:当脉气来至后,"乃内针"。进针时应注意如下操作:第一,取穴。准确取穴是进针的基础。《难经》用大量的篇幅论述穴位,《灵枢·邪气脏腑病形》指出,刺之道,"必中气穴,"《灵枢·九针十二原》也提出:"上守机,机之动,不离其空。"均说明准确取穴的重要性,故七十八难明确指出要"以左手厌所针荥俞之处",以保证取穴进针准确。第二,治神。《灵枢·官能》云:"用针之要,无忘其神",《素问·针解》进一步解释说,进针时"神无营于众物者,静志观病人,无左右视也。义无邪下者,欲端以正也。必正其神者,欲瞻病人目制其神,令气易行也。"第三,得气。七十八难明确指出,只有在得气的基础上施以补泻才是正确的方法,故云:"得气,因推而内之,是谓补;(得气)动而伸之,是谓泻""不得气,乃与男外女内"。施行辅助手法,激动经气,以候气至。若反复提插,仍不得气,是经气内绝,预后不良的表现。

（3）出针:《难经》指出,出针的标志是"脉气"和"得气"的消失。当医者左手的"脉气"消失,或右手的"得气"感消失时,即可出针。故八十难曰:"针入见气尽乃出针"。总结《难经》《内经》所述,并结合实际操作,出针时机大致有如下几个标志:

第一,气尽而出针。如八十难所言,"针入见气尽乃出针""气尽"为出针的标志;另外,当留针至针下无得气感、不吸针时,亦可顺其进针时的路线而出针,是谓"有见如出"。

第二,(谷)气至而出针。《灵枢·小针解》云:"凡刺之属,三刺至谷气……谷气至而止。"临床中出现"谷气"的得气感,是指医者会感到针下得气感温润和缓,这便是《灵枢·终始》所说的"邪气来也紧而疾,谷气来也徐而和"的情况。在《内经》诸篇论述中,多认为(谷)气至,即可出针。如《灵枢·九针十二原》云:"刺之而气不至,无问其数。刺之而气至,乃去之,勿复针""右主推之,左持而御之,气至而去之。"《灵枢·终始》云:"谷气至而止",均说明当针下得气感温润和缓时,即为出针的标志。

第三,留针30分钟左右出针。目前临床上多使用30分钟左右出针的原则,此出针的原则源自对营气卫气运行规律的认识。在《灵枢》的《五十营》《卫气行》以及《难经》的二十三难、三十难等篇中,论述了营气和卫气运行一昼夜的循行路线和与时间的对应关系之间的联系,"卫气之行,一日一夜五十周于身""气行五十营于身,水下百刻,日行二十八宿,漏水皆尽脉终矣。"以此而论,营卫之气运行周身一次的时间当为24小时÷50周=28分48秒(约30分钟),故留针30分钟当为营卫气血在全身运行一周的时间,当卫气营血运行全身一周后,则全身气血得到了调整,即可出针。由于卫气昼行二十五周,夜行二十五周,而冬天昼短、夏天昼长,故卫气冬天昼时循行人一周用时短,夏天用时长,故有人提出留针时间应冬时短一些,夏时长一些。

此外,针刺补泻的方法很多,在《内经》的相关篇章中有着较详细的论述,其中最常用的是"迎随补泻""呼吸补泻"法。如《灵枢·终始》"泻者迎之,补者随之,知迎知随,气可令和",《素问·离合真邪论》也有"吸则内针,无令气忤,静以久留,无令邪布,吸则转针,以得气为故。候呼引针,呼尽乃去,大气皆出,故命曰泻"等相关论述。七十八难提出"得气因推而进之,是谓补;动而伸之,是谓泻",此为《难经》独创,补《内经》之未备。

《难经》不仅认为进针的手法非常重要,在特别强调针刺前后要充分发挥左手的作用、与右手持针做相应的配合,并具体说明压手持针的操作方法的同时,更为强调了针刺补泻"得气"的重要性,实为一则重要的针刺手法理论。

二、《难经》论"脉气"

"脉气"是针刺法中一个十分重要的概念,有常动之脉、病动之脉,也有施术者激发的"如动脉之状"的跳动感。"脉气"对于诊断疾病和针刺治疗是十分重要的。

1. 常动之脉气　"常动之脉"显现于体表,是可视、可按的正常动脉。十二经的动脉是各经气血变化反应最敏感的部位,所触各经的脉动之处,可以诊察该经气血的盛衰。故一难即言及"十二经脉皆有动脉",并特别提出"寸口者,脉之大会,手太阴之脉动",故"独取寸口以决五脏六腑死生吉凶"。滑寿注十二经动脉是:"手太阴中府、云门、天府、侠白,手阳明合谷、阳溪,手少阴极泉,手太阳天窗,手厥阴劳宫,手少阳禾髎,足太阴箕门、冲门,足阳明脉动冲阳、大迎、人迎、气冲,足少阴太溪、阴谷,足太阳委中,足厥阴太冲、五里、阴廉,足少阳下关、听会。"《内经》则记载有如下"常动之脉":人迎脉、寸口脉、腋下动脉(臂太阴也,名曰天府)、阴尺动脉(在五里)、头面左右动脉、足少阴(太溪)脉、两额之动脉、两颊之动脉、耳前之动脉、跗上动脉以及观测女子妊子之手少阴脉动。

2. 病动之脉气　七十八难曰:"知为针者,信其左……其气之来,如动脉之状。"指出"脉气"的表现是"如动脉之状"。当左手手下在穴位处摸到如动脉搏动时,即所谓病动之脉"脉气"。脉之卒然动者,皆邪气居之。当人体健康时,"经水安静",除了"常动之脉"外,脉气是不活跃的,只有当"虚邪因而入客"于脉中,壅塞气血的通路之时,脉气才如《素问·离合真邪论》所云"波涌而陇起",所以"脉气"是邪客于脉中,阻遏经脉气血的运行,经脉气血被阻遏时而冲涌激荡的表现。

3. 激发之脉气　七十八难指出激发穴位处脉气的方法,是用左手"厌按所针荥俞之处,弹而怒之,爪而下之",待"脉气"来后"顺针而刺之"。也就是说,当施术者欲针刺之时,需先以左手探其病动之脉气,具有诊断与治疗的双重价值;如若未探及脉气,则需施术者左手以手法激发脉气,即如前所述左手操作。当感到脉动应在左手之下时,即脉气到来,乃以左手按在穴位处,以右手在穴位处针刺之;待得气感应于右手针下,再行补泻手法,至左手下脉气已消失后即可出针。如八十难曰:"左手见气来至(右手)乃内针,针入(左右手)见气尽乃出针。是谓有见如入,有见如出也。"

激发脉气的方法,《内经》中亦有大量的论述,如《素问·离合真邪论》云:"必先扪而循之,切而散之,推而按之,弹而怒之,抓而下之,通而取之,外引其门,以闭其神,静以久留,以气至为故。"又说"夫邪去络入于经也,舍于血脉之中,其寒温未相得,如涌波之起也,时来时去,故不常在。故曰方其来也,必按而止之,止而取之。"

三、《难经》论"得气"

《难经》反复提到"得气",如七十难曰:"得气,引持之阴也……得气,推内之阳也。"七十八难曰:"得气,因推而内之……不得气,十死不治也。"可见,《难经》认为凡针刺必须得气,然后方可施行补泻手法。

1. "得气"的概念 "得气"一词,首见于《内经》。《素问·离合真邪论》云:"吸则内针,无令气忤,静以久留,无令邪布,吸则转针,以得气为故。"就是说,当针刺入腧穴后,通过施用捻转提插等手法,使针刺部位产生特殊的反应和感觉,谓之得气,亦称为"针感"。当这种得气感产生时,医者会感到针下有徐和或沉紧的感觉;同时,患者也会在穴位下出现酸麻胀重等感觉。《内经》认为得气是针刺中极为重要的环节,故《灵枢·九针十二原》云:"持针之道,坚者为宝"。"坚者"就是指得气。《灵枢·血络论》进一步解释云:"热气因于针则针热,热则肉着于针,故坚焉。"《素问·离合真邪论》在论述泻法时强调"以得气为故",而在论述补法时亦强调"以气至为故"。《灵枢·九针十二原》亦云:"粗守关,上守机,机之动,不离其空。空中之机,清静而微。"《灵枢·小针解》进一步解释说"空中之机,清净以微者,针以得气,密意守气勿失也。"《难经》则更明确地提出,施行补泻手法必须以得气为前提,如七十八难曰:"得气因推内之,是谓补;动而伸之,是谓泻。"《内经》《难经》有关"得气"的概念,为后世医家所遵循。

2. "得气"的内容 "得气"主要是医生的感觉。《内经》中有大量相关内容的记载,如《灵枢·邪气脏腑病形》云:"中气穴,则针游于巷",指出刺中穴位时医者针下会有滑利的感觉;《灵枢·小针解》亦云:"言虚与实,若有若无者,言实者有气,虚者无气也。"描述了针刺得气与不得气时,医者手下的一些征象,如针下"实紧"为得气,针下"虚滑"为不得气。显然,这是对医生手下感觉的描述,而不是患者的感觉。

医者针下的得气还有邪气、正气的不同感觉。《灵枢·小针解》云:"凡刺之属,三刺至谷气。邪僻妄合,阴阳易居,逆顺相反,浮沉异处,四时不得,稽留淫泆,须针而去。故一刺则阳邪出,再刺则阴邪出,三刺则谷气至,谷气至而止。"临床操作中,在各种外邪侵袭,气血逆乱的时候,医者针下首先出现的是散乱的得气感,如手在水下,小虾乱撞的感觉,此为"阳邪"的感觉;施以调气手法,待"阳邪"出尽后,医者会感到针下冒凉气,患者也常会出现穴位局部或身体某处发凉或冒凉气,此为"阴邪"的感觉;再施以调气手法,待"阴邪"出尽后,医生会感觉针下温润和缓,此为"谷气至"的感觉,正如《灵枢·终始》所云"邪气来也紧而疾,谷气来也徐而和"。

七十八难所云"知为针者信其左,不知为针者信其右""得气因推内之,是谓补;动而伸之,是谓泻",不但反映了古代针灸家对得气的重视和追求,而且也说明得气主要是医者持针之右手的感觉。其实,在针刺治疗中,"上工"治病并不追求患者的得气感,患者可以有酸麻胀重的针感,也可以没有,甚至"上工"不应该让患者的穴位局部有酸麻胀重的感觉,他们只关注患者的病痛是否改善,正如《灵枢·九针十二原》所云"效之信,若风吹云,明乎若见苍天,刺之道毕矣",患者的病痛在不知不觉中得到治愈,患者、医者只留下愉悦、身心轻松的欣快感,这才是针刺疗法追求的最高境界。

3. "得气"的操作方法 "得气"是针刺取效的基础和前提,因此必须掌握"得气"的操作方法和技巧。七十八难提出得气后才能进行补泻操作,如果不得气,就要运用手法,促使得气。所说"男外女内"就是指男子浅提、女子深插的提插法激动经气,以候气来。《内经》也有相关论述。综合起来,主要有以下几个方面:

一是患者要平心静气,放松肌肉,全神贯注,意守病所。对于个别精神高度紧张以及大惊、大恐、大悲的患者,应暂时避免针刺,待其平静后再施针刺,正如《灵枢·终始》所云:"大惊大恐,必定其气乃刺之。"

二是医者"刺针必肃"。医者在患者面前态度要庄重、和蔼、亲切,"如待贵人"。在针灸施术过程中,注意力必须高度集中,取穴认真、准确,操作细心、谨慎,特别是在行针时要专心致志,仔细观察患者的神色和表情,耐心询问患者的主观感觉,认真体验针下的感觉,以掌握治疗情况,正确运用手法。

三是医者应熟练持针操作,仔细寻找针下得气感。出现得气感后,仔细体会"阳邪""阴邪""谷气"等区别,探讨疾病的性质、深浅;同时要做到《灵枢·小针解》所云"针以得气,密意守气勿失",《素问·宝命全形论》所云"经气已至,甚守勿失""如临深渊,手如握虎,神无营于众物"。如气不至,则可恰当运用切、扪、循、按等行气辅助手法,以诱发经气的出现,《素问·离合真邪论》云:"扪而循之,切而散之,推而按之,弹而怒之,抓而下之,通而取之。"

4.《难经》论补泻失误的后果 《难经》十分重视针刺补泻的效果,提出若补泻失误就会导致严重后果,轻者可逆乱经脉气血,重者可竭其阴阳,使患者绝气危生。

(1)针刺失误的原因:八十一难曰:"假令肝实而肺虚,肝者木也,肺者金也,金木当更相平,当知金平木。假令肺实而肝虚,微少气,用针不补其肝,而反重实其肺,故曰实实虚虚,损不足而益有余,此者中工之所害也。"从文中看,其主要原因是医者不能明五脏之阴阳、生克关系,病证之虚实,而误施补泻。如经文所指,肝实肺虚,当佐金平木,但若肝虚肺实,则当补肝而泻肺,若仍补肺泻肝则犯"实实虚虚,损不足而益有余"之戒,不但不能愈疾,反增其害。《灵枢·邪气脏腑病形》中即有"补泻反则病益笃"的论述。

针刺误施补泻,涉及病证虚实判断、补泻大法的确立、补泻手法的操作等环节。从针刺补泻技术来看,医者当察色按脉,知病之深浅、虚实,知四时逆顺,知病之可刺与不可刺,知刺之禁,然后持针而调气,迎之随之,以意和之,气调而止。"气调而止"的标志是病痛的消失,也是上工在针刺技术中自我把握的目标,即七十九难所云"若得若失,若有若无"的状态。

(2)针刺补泻失误的后果:针刺补泻失误,轻者乱其血气,加重病情;重者绝气危生。

第一,轻者乱其经脉气血。主要有以下几种情况:一是补泻相反或太过不及。医者认不清病的虚实,补泻相反,"虚虚实实",从而使病情加重。如八十一难所说"损不足而益有余",是医者容易出现的失误。也可因为医者针刺技术不精,操作过重而不能去其邪气,反而伤其正气,或去其邪气又伤正气,均是针刺补泻失误的表现。此外,医者还可能失误于针具的选择:病小针大,气泻太甚;病大针小,邪气不能顺畅祛除,或刺之而晕仆,或刺之而肿,或刺之而烦悗,都会加重病情,皆不利于疾病的康复。二是针刺过其深浅。病有浮沉,刺有浅深,刺至病所,无过其深浅。若病浅针深,则伤及正气,内伤良肉,表现为针处皮肤肿痛;若病深针浅,病气不得泻出,患者则觉胀满难受。三是刺逆四时而生乱气。七十难提出春夏浅刺,秋冬深刺;七十四难又将四时五脏五输穴相结合,提出春刺井、夏刺荥、季夏刺俞、秋刺经、冬刺合。医者当依其四时气的深浅取不同的穴位,调整针刺的深浅,即《内经》所说"以其时为齐"。若逆四时取穴和针刺,则成乱气,百症丛生。

第二,重者绝气危生。《难经》中虽未明确记载,但《内经》有丰富的论述,如《灵枢·九针十二原》云:"夺阴者死,夺阳者狂,针害毕矣。"若病者五脏之气已绝于内,阳气将尽之时,医者反取其病处和阳经气穴,留针、行针而鼓动其阳气,致使其内气耗竭,因其气竭无气以动,故病者安静而死。若病者五脏之气已绝于外,阴气将尽而阳亢时,医者反取其四肢远端之俞、原,留针、行针而鼓动其阴气,阴气至后与亢阳交争,故病者躁动而死。所以当阴阳正邪俱不足时,不可以针刺,否则复耗气伤血,血气皆尽,正如《灵枢·根结》所云:"老者绝灭,壮者不复矣。"除此之外,刺中五脏、重要器官、大的血脉,都会产生严重后果。

所以清·叶霖《难经正义》云:"夫治病之法,以平为期。虚者补之,实者泻之,不足者益之,有余者损之。若实者宜泻而反补之,虚者宜补而反泻之,不足者反损之,有余者反益之,此皆误治。故曰无实实,无虚虚;损不足,益有余也。"八十一难以肝肺之间五行属性的相关性为例,具体阐释"实实虚虚"的危害,是对《内经》思想的丰富和实际运用。《金匮要略》首篇首条在举肝实肝虚不同治法后即言"经曰'虚虚实实,补不足,泻有余'是其义也,余脏准此",其义与八十一难思想完全一致。

第三节　针刺补泻手法

《难经》对针刺补泻手法从营卫补泻法、提插补泻法、迎随补泻法三个方面进行了论述。

一、营卫补泻法

《难经》七十六难、七十一难论述了营卫补泻法,《针灸大成》和《医学入门》对此法进行了阐发。

1.《难经》之营卫补泻法　七十六难曰:"当补之时,从卫取气;当泻之时,从荣置气。"这就是营卫补泻法,也可称为"浅深补泻法""分层补泻法"。清·徐大椿《难经经释》云:"卫主气,故取气于卫。从营置气,谓散其气于营中也。"即"从卫取气",先在穴位的浅层针刺,使之得气,再进入深层,并留针,以取气、纳气,是补法;"从荣置气",先在穴位的深层针刺,使之得气,再提至浅层,并留针,以散气、泻气,是泻法。

七十六难接着讨论了"营卫阴阳先补后泻"的治疗方法。七十六难曰:"其阳气不足,阴气有余,当先补其阳,而后泻其阴;阴气不足,阳气有余,当先补其阴,而后泻其阳。荣卫通行,此其要也。"元·滑寿《难经本义》云:"《灵枢》五十二篇曰:浮气之不循经者为卫气,其精气之行于经者为荣气。盖补则取浮气之不循经者,以补虚处;泻则从荣置其气而不用也。置,犹弃置之置。然人之病,虚实不一。补泻之道,亦非一也。是以阳气不足而阴气有余,则先补阳而后泻阴以和之;阴气不足,而阳气有余,则先补阴而后泻阳以和之。如此,则荣卫自然通行矣。"清·徐大椿《难经经释》云:"此承上文而言补泻之法,尤当审其阴阳虚实也。卫为阳,营为阴,卫虚而营实,则补阳泻阴;营虚而卫实,则补阴泻阳,而其补泻之法,则又有先后也。"从中可以看出,此以"先补后泄"为补泻的顺序,与《灵枢·终始》的"阴盛而阳虚,先补其阳,后泻其阴而和之。阴虚而阳盛,先补其阴,后泻其阳而和之"的论述相通。

七十一难论述了"营卫补泻"的操作方法,即"刺荣无伤卫,刺卫无伤荣"。对于此句的理解,元·滑寿《难经本义》云:"荣为阴,卫为阳;荣行脉中,卫行脉外,各有所浅深也。用针之道亦然。针阳必卧针而刺之者,以阳气轻浮,过之恐伤于荣也。刺阴者先以左手按所刺之穴良久,令气散乃内针。不然则伤卫气也。"清·徐大椿《难经经释》则云:"营主血在内,卫主气在外,营卫有病,各中其所,不得诛伐无过也。此即《素问·刺齐论》所云:'刺骨无伤筋,刺筋无伤肉,刺肉无伤脉,刺脉无伤皮,刺皮无伤肉,刺肉无伤筋,刺筋无伤骨之义。'"即可看出,"营卫补泻"操作的要点为:针刺深浅有度,不可太过和不及。

关于"营卫补泻"具体的操作方法,七十一难曰"针阳者,卧针而刺之;刺阴者,先以左手摄按所针荣俞之处,气散乃内针。"清·徐大椿《难经经释》云:"阳,卫也。卫在外,欲其浅,故侧卧其针,则针锋横达,不及营也""阴,营也。营在内,针必过卫而至营,然卫属气,可令得散,故摄按之使卫气暂离其处,则针得直至营,而不犯卫也。"清·叶霖《难经正义》云:"卫为外表,阳行乎脉外,欲其浅,故刺卫者,宜卧针而刺之,以阳气轻浮,过之恐伤营也。营为里,阴行乎脉中,欲其深过卫,始可至营也,故刺营者,先以左手摄按所刺之穴良久,使卫气渐散离其处,然后内针,则针得至营,而不伤卫矣。此刺阳刺阴之道也。"从中可以看出,针刺营卫补泻的操作为:补法要先浅刺,得气后将针推向深处;泻法要先深刺,得气后提至浅处。

2. 后世之营卫补泻法 《难经》在《内经》"营行脉中,卫行脉外"的营卫理论指导下,阐述了营卫补泻,提出"刺荣无伤卫,刺卫无伤荣"和"当补之时,从卫取气;当泻之时,从荣置气"。后世医家在《难经》的基础上进行了发挥,如金·何若愚撰、金·阎明广注释的《子午流注针经》记载云:"卫者属阳,皮毛之分,当卧针而刺之。若深刺伤阴分,伤荣气也;夺血络者,取荣气也。荣气者,经隧也。"

明·杨继洲《针灸大成》云:"刺阳部者,从其浅也,系属心肺之分;刺阴部者,从其深也,系属肾肝之分。凡欲行阳,浅卧下针,循而扪之,令舒缓,弹而努之,令气隆盛而后转针,其气自张布矣,以阳部主动故也。凡欲行阴,必先按爪,令阳气散,直深纳针,得气则伸提之,其气自调畅矣,以阴部主静故也。"杨氏以《难经》营卫刺法为基础,针刺浅层的卫气时,要卧针浅刺所取腧穴,以免损伤营气;针刺深层的营气时,先按压所取腧穴,使浅表部的卫气疏散,然后再深刺,以免损伤卫气。在施针过程中,强调辅助手法,如以循、扪、弹、努、爪、按等手法促使气至。

明·李梴《医学入门·附杂病穴法》云:"补则从卫取气,宜轻浅而针,从其卫气随之于后,而济益其虚也;泻则从荣弃置其气,宜重深而刺,取其荣气迎之于前,而泻夺其实也。然补之不可使太实,泻之不可使反虚,皆欲以平为期耳。"李氏的"补则从卫取气,泻则从荣置气"是以《难经》为基础,结合针刺的力度、深度,补法用力宜轻,针刺宜浅,取得卫气后要配合随济的手法;泻法用力宜重,针刺宜深,取得荣气后再配合迎夺的手法。虚补实泻的度为"以平为期"。

二、提插补泻法

《难经》七十八难论述了提插补泻法,后世《针灸大全》《奇效良方》和《针灸大成》对此法进行了阐述。

1.《难经》论提插补泻法 七十八难曰:"得气,因推而内之,是谓补;动而伸之,是谓泻。"即在进针得气的基础上,将针推进下插为补法,动伸上提为泻法。通过"推而内之"的操作,使在表的阳气深入体内;通过"动而伸之"的操作,使深部之邪气,向外排泄。《难经》所说的"推而纳之(以插为主)和"动而伸之"(以提为主)是对《灵枢·官能》补泻法的发挥,补法为"微旋而徐推之,必端以正,安以静,坚心无解,欲微以留,气下而疾出之,推其皮,盖其外门,真气乃存。"泻法"切而转之,其气乃行,疾而徐出,邪气乃出,伸而迎之,遥大其穴,气出乃疾。"《灵枢·官能》中的"徐推之""伸而迎之"即为提插补泻法的操作。

2. 后世论提插补泻法 在《难经》的基础上,明·徐凤的《针灸大全·金针赋》具体讲述了提插的操作,即"重沉豆许曰按,轻浮豆许曰提"。并将烧山火、透天凉针法分为三层施术,同时结合提插补泻法、九六补泻法,即"一曰烧山火,治顽麻冷痹,先浅后深,凡九阳而三进三退,慢提紧按,热至,紧闭插针,除寒之有准。二曰透天凉,治肌热骨蒸,先深后浅,用六阴而三出三入,紧提慢按,徐徐举针,退热之可凭。皆细细搓之,去病准绳。"详细说来,即是将提插补泻法结合九六补泻法来分层施术,即在得气的基础上,将穴位分为三层,补法用先浅后深,紧按慢提九次;泻法用先深后浅,紧提慢按六次。提插补泻的操作要点在于用力的轻重。

明·方贤在《奇效良方》中云:"假令此穴合针五分,先针入二分,候得气,再入二分,至四分,候得气,更针一分,插五分止,然后急出其针,便以左手大指按其针穴,勿令出血,是为补法。假令此穴合针五分,先针入五分,候得气,便起针二分,少停又起二分,少停候得气,又起针慢出,不用左手闭针孔,令其气出,是为泻法。"虽未提及"提插"二字,但从具体其操作上可知,这是结合了出针速度和开阖针孔的提插补泻法,即在提插时,每次入针或起针时都要求"候得气",强调针刺时得气的重要性。

明·杨继洲《针灸大成》云:"泻者先深而后浅,从内引持而出之;补者先浅而后深,从外推内而入之。"杨氏强调的是泻法先深刺再浅刺,由深层至浅层;补法先浅刺再深刺,由浅层至深层。

明·李梴把腧穴分为天人地三层,在《医学入门》中云:"伸者,提也;按者,插也。提者,自地部提至人部天部;插者,自天部插至人部地部。病轻提插初九数,病重者提插三九二十七数,或老阳数,愈多愈好。"《医学入门·附杂病穴法》又云:"凡言九者,即子阳也;言初九数者,即一九也;老阳数者,九九八十一数,每次二十七数,少停,共行三次。"具体操作提法为先将针体深刺至地部而后退至人部、天部,插法为先将针体浅刺到天部而后深刺至人部、地部。病情较轻者提插次数较少,即提插初九数;病情较重者提插次数愈要多。"凡补先浅入而后深,泻针先深入而后浅,凡提插,急提慢按如冰冷,泻也,慢提急按火烧身,补也。"对施行提插补泻后患者的感觉做了说明,补法有温补的作用,患者有"火烧身"的温热感觉;泻法有泻热的作用,患者有"如冰冷"的寒冷感觉。除说明针刺的力度和速度外,同时说明了提插补泻的主治病证,对《难经》提插补泻法有较大的发展和完善。

三、迎随补泻法

《难经》七十二难论述了迎随补泻法,《内经》《难经》中迎随含义有异同,后世医家"迎随补泻法"也有多种见解。

1.《难经》中的迎随 关于迎随补泻,七十二难进行了详细阐述,即"所谓迎随者,知荣卫之流行,经脉之往来也;随其逆顺而取之,故曰迎随。"对于迎随,元·滑寿《难经本义》云:"迎随之法,补泻之道也。迎者,迎而夺之。随者,随而济之。然必知荣卫之流行,经脉之往来。荣卫流行,经脉往来,其义一也。知之而后可以视夫病之逆顺,随其所当而为补泻也。"清·叶霖《难经正义》云:"迎者,针锋迎其气之方来而未盛,以夺之也。随者,针锋随其气之方去而未虚,以济之也。然必知营卫之流行,经脉之往来,知之而后可察病之阴阳逆顺,随其所当而施补泻也。"对于"调气之方,必在阴阳者,知其内外表里,随其阴阳而调之",元·滑寿《难经本义》云:"在,察也。内为阴,外为阳;表为阳,里为阴。察其病之在阴在阳而调之也。"清·叶霖《难经正义》云:"调气之方,必在阴阳者。在,察也。内为阴而主里,外为阳而主表,察其病在阴在阳,是虚是实,而补之泻之,或从阳引阴,或从阴引阳;或阳病治阴,或阴病治阳,而令其调和也。"

　　疾病是由阴阳失调所引起的,针刺也必须以阴阳为基础,以人体内外表里之间的关系为依据,对阴阳的盛衰进行调整。荣卫之气在人体内的流行有盛有衰、有逆有顺,故针刺时据经气流注之盛衰、逆顺,施以迎随补泻法来调气。这是《难经》根据营卫气血流注理论,表里阴阳理论对"迎随"含义的阐述。迎,指的是泻法;随,指的是补法。使用迎随补泻法,必须察知十二经气血流注、循行的逆顺,明辨阴阳表里虚实病候,才能正确地治疗,达到调和阴阳、补虚泻实的目的。关于"荣卫之流行、经脉之往来",《灵枢·逆顺肥瘦》云:"手之三阴,从脏走手;手之三阳,从手走头;足之三阳,从头走足;足之三阴,从足走腹。"二十三难亦曰:"手三阳之脉,从手走头……手三阴之脉,从手至胸中……足三阳之脉,从足至头……足三阴之脉,从足至胸。"按照各经之营卫之气运行方向的逆顺针刺,就形成了迎随补泻针法,这即是七十二难的"迎随补泻法"。

　　2.《内经》《难经》迎随含义之异同　迎随之含义在《内经》《难经》中有异有同。《灵枢·九针十二原》云:"逆而夺之,恶得无虚? 追而济之,恶得无实? 迎之随之,以意和之,针道毕矣。"这里的迎随是补泻法的总则。《灵枢·终始》云:"泻者迎之,补者随之,知迎知随,气可令和,和气之方,必通阴阳。"这里的迎随是补泻,即泻法就是迎,补法为随,补泻与迎随的概念是一致的。《灵枢·根结》也很注重调节阴阳,总结为"用针之要,在于知调阴与阳",即调节气血阴阳是针刺的根本。而七十九难也有迎随,但为子母迎随,指配穴的方法,非补泻法。

　　3.后世医家"迎随补泻法"之异同　后世医家在"迎随补泻法"理解与运用当中也不尽相同。

　　(1)丁德用提出三种迎随补泻法:宋·丁德用在注释七十二难时云:"夫荣卫通流,散行十二经之内,即有始有终。其始自中焦,注手太阴一经一络,然后注手阳明一经一络,其经络有二十四,日有二十四时皆相合。此凡气始至而用针取之,名曰迎而夺之。其气流注终而内针,出针扪穴,名曰随而济之。又补其母亦名随而补之,泻其子亦名迎而夺之。又随呼吸出内针亦曰迎随也。"一是十二经经气流注、循行方来之时,取其气为"迎而夺之",在十二经经气流过之时针刺,出针时按压针孔为"随而济之",即为后世之"纳(支)子补泻"。二是"子母迎随",虚者补其母为"随而济之",实者泻其子为"迎而夺之"。三是随呼吸气时进出针之"迎随补泻"。明·高武指出在经气旺盛时泻夺其气谓之迎,在经气虚弱时补益其气谓之随。明·高武《针灸聚英·附辨》"迎者,逢其气之方来. 如寅时气来注于肺,卯时气来注于大肠。此时肺、大肠气方盛而夺泻之也;随者,随其气之方去,如卯时气去注大肠,辰时气去注于胃,肺与大肠此时正虚而补济之也。余皆仿此。"丁氏与高氏分别将十二经脉与十二地支(二十四小时)相配而进行迎随补泻,为后世的子午流注"纳子法"奠定了理论基础。

　　(2)以针向释迎随:在元·杜思敬的《济生拔萃》中,引金·张壁所论曰:"能知迎随,可令调之,调气之方,必别阴阳。阴阳者,知荣卫之流行逆顺、经脉往来终始。凡用针,顺经而刺之,为之补;迎经而夺之,为之泻。故迎而夺之,安得无虚,随而取之,安得无实,此谓迎随补泻之法也。"明确指出顺经而刺是补,逆经而刺为泻。元·窦汉卿在《标幽赋》中云:"要识迎随,须明逆顺。"也是七十二难的继承者。元·王镜泽在《扁鹊神应玉龙经》中注释《标幽赋》时指出:"顺经络而刺是谓补,逆经络而刺是谓泻。"元·王镜泽是元·窦汉卿的门生,其注释当能体现窦氏之意。可见,以针刺方向与经脉循行走向的逆顺来分补泻的方法,在金元时代是颇为盛行的。

（3）以十二经的循行走向而定迎随补泻: 明·张世贤在《图注八十一难经》云:"手三阳,从手至头,针芒从外,往上为随,针芒从内,往下为迎;足三阳,从头至足,针芒从内,往下为随,针芒从外,往上为迎。足三阴,从足至腹,针芒从外,往上为随,针芒从内,往下为迎;手三阴,从胸至手,针芒从内,往下为随,针芒从外,往上为迎。"明·高武《针灸聚英》云:"补泻又要认迎随,随则为补迎为泻,随则针头随经行,迎则针头迎经夺。"明·杨继洲亦将针尖逆经而刺为迎,针尖顺经而刺为随,同时结合提插的操作,如明·杨继洲《针灸大成》云:"得气以针头逆其经络之所来,动而伸之,即是迎;以针头顺其经脉之所往,推而内之,即是随。"《医学入门》也认可《图注八十一难经》之说。可见,迎随补泻到了明代,演变为针头(尖)顺经脉循行方向而刺为随济、为补,针头逆经脉循行方向而刺为迎夺、为泻。

（4）以捻转释迎随: 金·何若愚《流注指微论》中提到"针转迎随",男子左转为泻,右转为补;女子右转为泻,左转为补。何氏云:"男子右泻左补,女子左泻右补,转针迎随,补泻之道,明于此矣。"明·汪机在《针灸问对》中云:"足之三阳,从头下至足,足之三阴,从足上走入腹,手之三阳,从手上走至头,手之三阴,从胸下走至手。捻针逆其经为迎,顺其经为随,假如足之三阳,从头下走至足(手三阴、督脉同属远心、向外),捻针以大指向后、食指向前(右转),为逆其经而上,故曰迎;以大指向前、食指向后(左转),为顺其经而下,故曰随,足三阴(手三阳、任脉同属向心、向内)亦准此法(捻转方向相反)。"即以捻针方向配合经脉循行的顺逆来解释迎随,符合七十二难的旨意。

（5）经脉的逆顺、流注释迎随: 明·汪机《针灸问对》在阐发经脉中荣卫运行的病理状态时云:"营卫昼夜各五十度周于身,皆有常度,无太过,无不及,此平人也,为邪所中(或寒或热),则或迟(寒)或速(热),莫得而循其常度矣。"这种解释阐发了七十二难的经文,由于荣卫(主要是营气)运行,必须以经脉的逆顺、流注为通路,运行太过,迎夺其有余之气,要逆经而刺针或逆经而转针;而运行不及,随济其不足之气,需顺经而刺针或顺经而转针,其中道理易于理解和操作,也比较符合临床的实际。

至于捻转(转针)迎随的机理,明·杨继洲《针灸大成》解释为:"左转从子,能外行诸阳;右转从午,能内行诸阴。"男子生于寅,寅,阳也,以阳为主,故左转顺阳为之补,右转逆阳为泻。女子生于申,申,阴也,故相反。即以阴阳配捻转的左右,以相顺为补,相逆为泻。《医学入门》中的捻转补泻也与此相同。可见,这种思想在明代比较盛行。从经气流注盛衰的顺逆和经脉走向的顺逆,发展到顺从阴阳的顺逆,实乃《内经》《难经》经旨的发挥,也是从金元时代开始的另一种迎随补泻的学说。

（6）以提插释迎随: 以提插动作而定,提针为迎,插针为随。《标幽赋》云:"动退空歇,迎夺右而泻凉;推内进搓,随济左而补暖。""动、退、空"指提针,言出;"推、内(纳)、进"指插针,言按。"提"是迎,"插"是随。明·汪机对此种观点有疑问,如汪氏在《针灸问对》中云:"经曰提针为泻,按(插)针为补,是知提按只可以言补泻,不可以释迎随。"可见,汪氏认为提插不是迎随补泻的操作。之后,明·杨继洲认为提插有迎随,如《针灸大成》云:"大率言荣卫者,是内外之气出入,言经脉者是上下之气往来,各随所在,顺逆而为刺也,故曰迎随耳"。还云:"泻者先深而后浅,从内引持而出之;补者先浅而后深,从外推内而入之,乃是因其阴阳内外而进退针耳。"又做了补充曰:"(经脉)各有浅深,立针一分为荣,二分为卫,交互停针,以候其气,见气方至,速便退针引之便是迎;见气已过,然后进针追之,是谓随。"

（7）以深浅释迎随:此说见于金·何若愚的《流注指微论》,云"欲用迎随之法者,要知经络终始、逆顺、深浅之分。"又云:"迎而夺之有分寸,随而济之有深浅,深为太过,能伤诸经,浅为不足,安去诸邪。"何氏以《河图》生成数为依据,规定各经、各络的具体深浅分寸,结合十二经脉的五行属性,按阳络我克、阴络克我的关系,补法用生数（针刺1~5分）,泻法用成数（针刺6~10分）,提出"补生泻成,不过一寸"的"补生泻成针芒（向）迎随补泻法"。他根据的是《素问·刺要论》中的"病有浮沉,刺有浅深,各至其理,无过其道"之说。如足太阳、足少阴、手少阳,泻时迎（逆）而刺之,刺六分;补时随（顺）而刺之,刺一分等。

（8）以呼吸释迎随:元·杜思敬《济生拔粹》中的《云岐子论经络迎随补泻法·洁古刺诸痛法》云:"补当随而济之,泻当迎而夺之。又补母亦名随而济之,泻子亦名迎而夺之。又随呼吸出纳亦曰迎随也。"即较早提出呼吸迎随补泻法。明·徐凤《针灸大全》所收录的《席弘赋》中有云:"逆针泻气须令吸,若补随呼气自调。"吸气时进针为逆,呼气时进针为随,将进针与呼吸结合起来,提出了呼吸迎随补泻。明·李梴《医学入门》也云:"吸而捻针右转,为泻为迎;呼而捻针左转,为补为随。"此是受金·张元素"随呼吸出纳,亦名迎随"的启示而来,即以患者呼吸与针刺的纳针、出针而定,随呼气纳针、吸气出针为随,反之为迎。这种认识不为多数医家认可,仅此而已。

（9）以迎随释疾病邪势的来往:这种见解为明·汪机所倡导、支持,认为"迎随"是治病的方针,而非具体的方法。邪之将来,先迎而亟夺之为迎;邪之已过,随后而济助之为随。明·汪机《针灸问对》云:"岐伯曰:迎而夺之,恶得无虚。言邪之将发也,先迎而亟夺之,无令邪布,故曰:卒然逢之,早遏其路。又曰:方其来也,必按而止之。此皆迎而夺之,不使其传经而走络也。仲景曰:太阳病,头痛七日已上自愈者,以行经尽故。若欲作再经者,针足阳明,使经不传则愈。《刺疟论》云:疟方欲热,刺跗上动脉,开其孔,出其血,立寒;疟方欲寒,刺手阳明、太阴、足阳明、太阴,随井俞而刺之,出其血。此皆迎而夺之之验也。夫如是者,譬如贼将临境,先夺其便道,断其来路,贼失其所利,恶得不虚,而流毒移害,于此可免矣。随而济之,恶得无实,言邪之已过也,随后而济助之,无令气忤……岐伯曰:补必用圆。圆者行也,行者移也,谓行未行之气,移未复之脉,此皆随而济之证也。所以然者,譬如人弱难步,则随助之以力,济之以舟,则彼得有所资,恶得不实其经,虚气郁于此,而可免矣,迎夺随济,其义如此。"

迎随为复式手法。明·杨继洲除根据经脉运行的走向而操作外,同时结合提插补泻法、徐疾补泻法及开阖补泻法,其实质是把迎随由单式手法演变为复式混合手法,如《针灸大成·经络迎随设为问答》云:"随而济之是为补,迎而夺之是为泻。补,随其经脉,推而按内之,停针一二时,稍久,凡起针,左手闭针穴,徐出针而疾按之。泻,迎其经脉,提而动伸之,停针稍久,凡起针,左手开针穴,疾出针而徐按之。"

（10）以迎随释补泻的原理:明·李梴《医学入门》云:"补则从卫取气,宜轻浅而针,从其卫气随之于后而济其虚也。泻则从荣弃置其气,宜重深而刺,取其荣气迎之于前而泻夺其实也。"可以看出,这里是用迎随的概念来解释补泻原理的。

从上可知,历代医家对《内经》《难经》迎随的理解各有异同,无论是以营卫之气流注、循行方向、提插、捻转、深浅、呼吸等,还是按配穴方法来分补泻,都可以称为"迎随"。可以理解为迎随就是各种补泻法的总称,逆其气为迎为泻,顺其气为随为补,这是广义的"迎随"。

但补泻的前提是明知"气"的往来顺逆,这里的"气"可理解为人体的生理功能,与人体生理功能相反的为"迎",相顺的为"随",这是"迎随"概念的精髓。而以针向的逆顺分补泻,则是狭义的"迎随",其法为针尖顺经脉的循行方向而刺为随(补),针尖逆经脉的循行方向而刺为迎(泻),这种操作简便易行,因此得到当今多数医者的认可和临床应用。

第四节　配穴补泻手法

《难经》论述的配穴补泻手法有子母补泻法、泻南补北法和泻井刺荥法三种。

一、子母补泻法

《难经》子母补泻法见于六十四难、六十九难,后世《标幽赋》《针灸聚英》和《针灸大成》加以阐述。

1.《难经》之子母补泻法　六十四难根据阴阳刚柔相济的原理,指出十二经五输穴的五行属性,"阴井木,阳井金;阴荥火,阳荥水;阴输土,阳输木;阴经金,阳经火;阴合水,阳合土。"阴经的井穴均以"木"为始,以下按相生关系,分别为荥火、输土、经金、合水;而阳经的井穴则以"金"为始,以下按相生关系,分别为荥水、输木、经火、合土。而《灵枢·本输》仅仅言及"阴井木,阳井金",即指出阴经的井穴为木,阳经的井穴为金。按照五行相生关系,每条经各有一个"母穴"和一个"子穴"。

六十九难曰:"虚者补其母,实者泻其子。"七十九难更具体地指出:"迎而夺之者,泻其子也;随而济之者,补其母也。假令心病,泻手心主俞,是谓迎而夺之者也;补手心主井,是谓随而济之者也。"元·滑寿《难经本义》云:"迎而夺之者,泻也;随而济之者,补也。假令心病,心,火也。土为火之子。手心主之输,大陵也。实则泻之,是迎而夺之也。木者,火之母,手心主之井,中冲也。虚则补之,是随而济之也。迎者,迎于前;随者,随其后。此假心为例,而补泻则云手心主,即《灵枢》所谓少阴无输者也。"清·叶霖《难经正义》云:"迎而夺之者,泻也;随而济之者,补也。假令心病,泻手心主输者,心为君主,法不受病,受病者,手心主包络也。《灵枢》所谓少阴无输者是也。心,火也,包络属手厥阴,相火也。其输大陵,土也。土为火之子,泻其输,乃实则泻其子也。迎谓取气,夺谓泻气也。心主之井,中冲木也,木为火之母,今补心主之井,乃虚则补其母也。随,谓自卫取气;济,谓补不足之经也。"此即为子母补泻法,具体分为本经补母泻子法和他经子母补泻法等几种。

(1)本经补母泻子法:心病实证时用泻法,取心包(火)经的输(土)穴大陵,火生土,土为火之子,故泻其子大陵;补法,取心包(火)经的井(木)穴中冲,木生火,木为火之母,故补其母中冲。此即本经的"本经补母泻子法"。十二经本经补母泻子配穴见表13。

表13　十二经本经子母补泻法表

五行	金	金	水	水	木	木	君火	君火	相火	相火	土	土
脏腑	肺	大肠	肾	膀胱	肝	胆	心	小肠	心包	三焦	脾	胃
母穴	太渊	曲池	复溜	至阴	曲泉	侠溪	少冲	后溪	中冲	中渚	大都	解溪
子穴	尺泽	二间	涌泉	束骨	行间	阳辅	神门	小海	大陵	天井	商丘	厉兑

（2）他经子母补泻法：依据六十九难的"虚者补其母，实者泻其子"配穴原则，可在病变经脉或脏腑的母经或子经选穴，称为"他经子母补泻法"或"异经补母泻子法"。如肺的虚证宜补足太阴脾经太白（母经母穴），肺的实证应泻足少阴肾经阴谷（子经子穴）。胃经的虚证宜补手太阳经阳谷（母经母穴），胃经的实证应泻手阳明经商阳（子经子穴）。十二经他经子母补泻法见表14。

表14　十二经他经子母补泻法

五行	金	金	水	水	木	木	君火	君火	相火	相火	土	土
脏腑	肺	大肠	肾	膀胱	肝	胆	心	小肠	心包	三焦	脾	胃
母穴	太白	足三里	经渠	商阳	阴谷	足通谷	大敦	足临泣	大敦	足临泣	少府	阳谷
子穴	阴谷	足通谷	大敦	足临泣	少府	阳谷	太白	足三里	太白	足三里	经渠	商阳

本经补母泻子法、他经补母泻子法可以结合运用，临床上可以加强疗效。具体取穴见表15。

表15　本经补母泻子配穴法、他经补母泻子配穴法（按十二经流注顺序排序）

脏腑	肺	肺	大肠	大肠	胃	胃	脾	脾	心	心	小肠	小肠	膀胱	膀胱	肾	肾	心包	心包	三焦	三焦	胆	胆	肝	肝
虚实	虚	实	虚	实	虚	实	虚	实	虚	实	虚	实	虚	实	虚	实	虚	实	虚	实	虚	实	虚	实
本经穴	太渊	尺泽	曲池	二间	解溪	厉兑	大都	商丘	少冲	神门	后溪	小海	至阴	束骨	复溜	涌泉	中冲	大陵	中渚	天井	侠溪	阳辅	曲泉	行间
异经穴	太白	阴谷	足三里	足通谷	阳谷	商阳	少府	经渠	大敦	太白	足临泣	足三里	商阳	足临泣	经渠	大敦	大敦	太白	足临泣	足三里	足通谷	阳谷	阴谷	少府

（3）表里经子母补泻法：表里经子母补泻法是以脏腑、经脉的阴阳表里配属关系为依据的一种配穴方法，当某经病时，根据表里经配属关系取与其相表里的经脉，依据子母补泻取穴法相关原则和方法进行取穴治疗。表里经子母补泻取穴法详见表16。

表16　表里经子母补泻法取穴表（按十二经流注顺序排序）

经脉（属性）	虚则补母取穴（属性）	实则泻子取穴（属性）
手太阴肺经（金）	曲池（土）	二间（水）
手阳明大肠经（金）	太渊（土）	尺泽（水）
足阳明胃经（土）	大都（火）	商丘（金）
足太阴脾经（土）	解溪（火）	厉兑（金）
手少阴心经（火）	后溪（木）	小海（土）
手太阳小肠经（火）	少冲（木）	神门（土）
足太阳膀胱经（水）	复溜（金）	涌泉（木）

续表

经脉（属性）	虚则补母取穴（属性）	实则泻子取穴（属性）
足少阴肾经（水）	至阴（金）	束骨（木）
手厥阴心包经（相火）	中渚（木）	天井（土）
手少阳三焦经（相火）	中冲（木）	大陵（土）
足少阳胆经（木）	曲泉（水）	行间（火）
足厥阴肝经（木）	侠溪（水）	阳辅（火）

（4）同名经子母补泻法：同名经子母补泻法是一种选取手足同名经的子、母穴进行配合应用的方法，即将十二经脉依据同名经配属关系分为六组，当一经发生病变时应用与其同名的另一条经脉进行取穴治疗。同名经子母补泻取穴法详见表17。

表17　同名经子母补泻法取穴表（按十二经流注顺序排序）

经脉（属性）	虚则补母取穴（属性）	实则泻子取穴（属性）
手太阴肺经（金）	太白（土）	阴陵泉（水）
手阳明大肠经（金）	足三里（土）	内庭（水）
足阳明胃经（土）	阳溪（火）	商阳（金）
足太阴脾经（土）	鱼际（火）	经渠（金）
手少阴心经（火）	涌泉（木）	太溪（土）
手太阳小肠经（火）	束骨（木）	委中（土）
足太阳膀胱经（水）	少泽（金）	后溪（木）
足少阴肾经（水）	灵道（金）	少冲（木）
手厥阴心包经（相火）	大敦（木）	太冲（土）
手少阳三焦经（相火）	足临泣（木）	阳陵泉（土）
足少阳胆经（木）	液门（水）	支沟（火）
足厥阴肝经（木）	曲泽（水）	劳宫（火）

2. 后世医家对《难经》子母补泻法的发挥：后世《标幽赋》《针灸聚英》和《针灸大成》对子母补泻法多有发挥，时至今日，依旧有医家在进行探索。

（1）一日取六十六穴之法：六十四难把阴阳经五输穴配合五行，结合十天干来区别腧穴的属性，以说明其相互关系。金·窦汉卿《针经指南》以六十四难为据，把手足阴阳经的五输穴配合五行，再结合十天干十二地支，提出了手足三阴三阳表里支干配合法，如手太阴肺经与手阳明大肠经表里经相配，如《针经指南》云："手太阴肺经五穴为阴穴，大指内侧角起：少商、鱼际、太渊、经渠、尺泽。肺属金，在支为未，在干为辛。手阳明大肠经六穴为阳穴，从大指次指内侧角起：商阳、二间、三间、合谷、阳溪、曲池。大肠属金，在支为卯，在干为庚，此之谓阴阳表里支干配合也。"

金·窦汉卿在《标幽赋》中首次提出"一日取六十六穴之法"，云："一日取六十六穴之法，方见幽微。"后世医家对此句多有诠释，如明·徐凤在《针灸大全·标幽赋》中云："六十六穴者，即子午流注，井荥俞原经合也……当此之时酌取流注之中一穴用之，则幽微之理可见矣。"明·吴崑在《针方六集》对"一日取六十六穴之法"诠释云:"此子午流孔穴法也……阳日阳病取阳经,阴日阴病取阴经,各以所旺日时,取穴开针,次第相生,周而后已,方外谓之'周天针法',盖以百刻而后已。其理玄奥,故曰幽微。"明·李梴在《医学入门·子午八法》云:"周身三百六十穴,统于手足六十六穴……穴法子午流注。流,往也;注,住也,神气之游行也。"在"杂病穴"一节中云:"阳则金(井)水(荥)木(俞)火(经)土(合),每日一身周流六十六穴,每时周流五穴。"李氏将每条经脉归属为一个时辰,后又对各个时辰时间点所对应之五输穴进行分类,其中原穴开穴时间同输穴。"一日取六十六穴之法"经各医家的补充、发展和完善,逐渐成为子午流注针法的一部分,其取穴法是在时辰、天干与五输穴理论基础上结合"虚者补其母,实者泻其子"之理进行取穴的方法。

"一日取六十六穴之法"取穴方法为:经脉、脏腑实证时取气血流注至病经时辰所对应之病经的子穴,经脉、脏腑虚证时取气血流注病经时辰所对应之病经的母穴。阴经以肺经为例释之:肺经对应时辰为寅时(3:00~5:00),寅时第一个25分钟(3:00~3:25)开穴当为井穴少商,第二个25分钟(3:26~3:51)开穴为鱼际,第三个25分钟(3:52~4:17)开穴为太渊(阴经之原并于输,故开输之时亦开原),第四个25分钟(4:18~4:33)开穴为经渠,第五个25分钟(4:34~4:59)当为尺泽,即肺经虚证时当于3:52~4:17之间取穴太渊,肺经实证时当于4:34~4:59取穴尺泽;阳经以手阳明大肠经为例释之:大肠经开穴时辰为卯时(5:00~7:00),故卯时第一个25分钟(5:00~5:25)开穴当为井穴商阳,第二个25分钟(5:26~5:51)开穴为二间,第三个25分钟(5:52~6:17)开穴为三间、合谷(原穴开穴时间亦在此,故同时开原穴合谷),第四个25分钟(6:18~6:33)当为阳溪,第五个25分钟(6:34~6:59)开穴为曲池,即大肠经虚证当于6:34~6:59取穴曲池,大肠经实证时当于5:26~5:51取穴二间。其余诸经取穴皆依据"虚者补其母,实者泻其子"的理论在相对应的时辰选取相应的五输穴、原穴治疗。"一日取六十六穴之法"取穴表详见表18。

表18 "一日取六十六穴之法"取穴表

经脉(属性,时辰)	补法		泻法	
	时间段	母穴	时间段	子穴
手太阴肺经(金,寅时)	03:52~04:17	太渊	04:34~04:59	尺泽
手阳明大肠经(金,卯时)	06:34~06:59	曲池	05:26~05:51	二间
足阳明胃经(土,辰时)	08:18~08:33	解溪	07:00~07:25	厉兑
足太阴脾经(土,巳时)	09:26~09:51	大都	10:18~10:33	商丘
手少阴心经(火,午时)	11:00~11:25	少冲	11:52~12:17	神门
手太阳小肠经(火,未时)	13:52~14:17	后溪、腕骨	14:34~14:59	小海
足太阳膀胱经(水,申时)	15:00~15:25	至阴	15:52~16:17	束骨、京骨
足少阴肾经(水,酉时)	18:18~18:33	复溜	17:00~17:25	涌泉
手厥阴心包络经(火,戌时)	19:00~19:25	中冲	19:52~20:17	大陵
手少阳三焦经(火,亥时)	21:52~22:17	中渚、阳池	22:34~22:59	天井
足少阳胆经(木,子时)	23:26~23:51	侠溪	00:18~00:33	阳辅
足厥阴肝经(木,丑时)	02:34~02:59	曲泉	01:26~01:51	行间

（2）子母补泻纳支法：子母补泻纳支法是在子母补泻法和子午流注针法的基础上发展形成的一种取穴法。明·高武把十二经脉与十二地支相配，按经脉气血流注次序，一个时辰取一经，发展为按时辰地支开穴的针法。《针灸聚英》中依据十二经气血流注规律编成"十二经脉昼夜流注歌"，云："肺寅大卯胃辰经，脾巳心午小未中，申膀酉肾心包戌，亥三子胆丑肝通。"据此歌诀将十二地支时辰与经脉进行配属，详见表19。

表19　十二地支时辰、经脉配属关系表

时辰	子	丑	寅	卯	辰	巳	午	未	申	酉	戌	亥
经脉	胆经	肝经	肺经	大肠经	胃经	脾经	心经	小肠经	膀胱经	肾经	心包经	三焦经
时间	23~1	1~3	3~5	5~7	7~9	9~11	11~13	13~15	15~17	17~19	19~21	21~23

明·高武《针灸聚英·十二经井荥输经合补虚泻实》云："手太阴肺经属辛金，起中府，终少商；多气少血，寅时注此。是动病（邪在气，气为是动病）肺胀满，所生病（邪在血，血为所生病）咳嗽上气，补（虚则补之）用卯时（随而济之）太渊（穴在掌后陷中为经、土，土生金为母。经曰：虚则补其母）。泻（盛则泻之）用寅时（迎而夺之）尺泽（为合、水，金生水。实则泻其子，穴在肘中约纹动脉中）"。即纳支法之补法为在本经时辰的下一时辰取母穴，泻法为在本经时辰取子穴，如大肠经补用辰时曲池，泻用卯时二间。胃经补用巳时解溪，泻用辰时厉兑。脾经补用午时大都，泻用巳时商丘。小肠经补用申时后溪，泻用未时小海，依此类推。但《针灸聚英》高氏在少阴心经时注云："补用未时少冲，泻用午时灵道。"取"灵道"穴有疑，当为午时之土穴神门。《针灸大成·十二经病井荥输经合补虚泻实》一文中纠正，云"补用未时，少冲，为井木。木生火，虚则补其母。泻用午时，神门，为俞土。火生土，实则泻其子。"子母补泻纳支法取穴表详见表20。

表20　子母补泻纳支法取穴表

经脉（属性，时辰）	补法		泻法	
	对应时辰	母穴	对应时辰	子穴
手太阴肺经（金，寅时）	卯时	太渊	寅时	尺泽
手阳明大肠经（金，卯时）	辰时	曲池	卯时	二间
足阳明胃经（土，辰时）	巳时	解溪	辰时	厉兑
足太阴脾经（土，巳时）	午时	大都	巳时	商丘
手少阴心经（火，午时）	未时	少冲	午时	神门
手太阳小肠经（火，未时）	申时	后溪	未时	小海
足太阳膀胱经（水，申时）	酉时	至阴	申时	束骨
足少阴肾经（水，酉时）	戌时	复溜	酉时	涌泉
手厥阴心包络经（火，戌时）	亥时	中冲	戌时	大陵
手少阳三焦经（火，亥时）	子时	中渚	亥时	天井
足少阳胆经（木，子时）	丑时	侠溪	子时	阳辅
足厥阴肝经（木，丑时）	寅时	曲泉	丑时	行间

（3）子母经及其表里经补母泻子法：明·杨继洲《针灸大成》云："凡针逆而夺之，即泻其子也。如心之热病，必泻于脾胃之分；针顺而随济，即补其母也。如心之虚病，必补于肝胆之分。"即对于治疗脏病的实证，必须泻其子经和相表里经的"子穴"，虚证必须补其母经和相表里经的"母穴"，并举例如心实证，可泻其子经脾经及其表里经胃经的子穴太白、足三里；心之虚证，补其母经肝经及其表里经胆经的母穴大敦、足临泣。明·杨继洲具体的子母经及其表里经补母泻子法见表21。

表21　子母经及其表里经补母泻子法

脏腑	肺	肺	大肠	大肠	胃	胃	脾	脾	心	心	小肠	小肠	膀胱	膀胱	肾	肾	心包	心包	三焦	三焦	胆	胆	肝	肝
虚实	虚	实	虚	实	虚	实	虚	实	虚	实	虚	实	虚	实	虚	实	虚	实	虚	实	虚	实	虚	实
子母经	太白	阴谷	足三里	足通谷	阳谷	商阳	少府	经渠	大敦	太白	侠溪	足三里	商阳	足临泣	经渠	大敦	大敦	太白	足临泣	足三里	束骨	阳谷	阴谷	少府
表里经	足三里	足通谷	太白	阴谷	大都	经渠	阳谷	商阳	足临泣	足三里	大敦	太白	经渠	大敦	商阳	足临泣	足临泣	陷谷	大敦	太白	阴谷	少府	足通谷	阳谷

二、泻南补北法

《难经》在七十五难论述了泻南补北法，后世《难经本义》《难经正义》《医经溯洄集》以及当代均有阐述和发挥。

1.《难经》论泻南补北法　七十五难根据五行生克关系，对肝实肺虚证的配穴方法加以论述，即泻心火、补肾水的配穴方法。七十五难曰："经言，东方实，西方虚；泻南方，补北方，何谓也？然：金、木、水、火、土，当更相平。东方木也，西方金也。木欲实，金当平之；火欲实，水当平之；土欲实，木当平之；金欲实，火当平之；水欲实，土当平之。东方肝也，则知肝实；西方肺也，则知肺虚。泻南方火，补北方水。南方火，火者，木之子也；北方水，水者，木之母也。水胜火。子能令母实，母能令子虚，故泻火补水，欲令金不得平木也。"东方属木代表肝，西方属金代表肺，南方属火代表心，北方属水代表肾。东方实，西方虚，即肝（木）实、肺（金）虚，是一种"木实侮金、木火刑金"的反克表现。补北（肾）、泻南（心）即是益水（肾）制火（心），即补肾水泻心火。火（心）为木（肝）之子，泻心火能抑木，可夺肝（母）之实，又能减少其克金（肺）之力。水（肾）为金（肺）之子，益肾水可以制心火，使火不刑金，又能济金以资肺（母）之虚，使金（肺）实得以制木（肝）。即取心经的荥穴（火）少府施泻法，肾经的合穴（水）阴谷施补法，治疗肝实肺虚证。

泻南补北法可以说是对"虚者补其母，实者泻其子"一说的另一个方面的应用。正如元·滑寿《难经本义》云："泻南方火者，夺子之气，使食母之有余；补北方水者，益子之气，使不食母也。如此则过者退，而抑者进，金得平其木，而东西二方无复偏胜偏亏之患矣。"又曰："此越人之妙，一举而两得之也。且泻火，一则以夺木之气，一则以去金之克；补水，一则益金之气，一则以制火之光；若补土，则一于助金而已，不可施于两用，此所以不补土而补水也。"

从临床上看,这一治法有实际意义,如水亏火旺,木火刑金之咳嗽吐血证,多用泻火补水法取效,若补土生金则不易解决问题。

　　肝实肺虚,为什么不补脾土而补肾水? 清·叶霖《难经正义》云:"夫五行之道,其所畏者,畏所克耳。今火大旺,水大亏,火何畏乎? 惟其无畏,则愈旺而莫能制,苟非滋水以求胜之,孰能胜也……虽泻火补水并言,然其要又在补水耳……今补水而泻火,火退则木气削,又金不受克而制木,东方不实矣,金气得平,又土不受克而生金,西方不虚矣。若以虚则补其母,肺虚则当补脾,岂知肝气正盛,克土之深,虽每日补脾,安能敌其正盛之势哉? 纵使土能生金,金受火克,亦所得不偿所失矣,此所以不补土而补水也。或疑木旺补水,恐水生木,或木愈旺,故闻独泻火不补水论,忻然而从之? 殊不知木已旺矣,何待生乎。况水之虚,虽峻补不能复其本气,安有余力生木哉,若能生木,则能生火矣……泻火补水,使金得平木,正所谓能治其虚。不补土,不补金,乃泻火补水,使金自平,此法之巧而妙者。"

　　元·王履在《医经溯洄集·泻南方补北方论》中云:"夫实则泻之,虚则补之,此常道也……至于不补肺补脾,而补肾,此则人不能知,惟越人知之耳。"泻南补北法对于指导临床诊治具有积极的意义,但却是"非经常之法",可将其视为五行学说运用于临床治疗之示例。

　　2. 后世对泻南补北法的阐发　对于同样问题,"肝实肺虚,为什么不补脾土而补肾水?"陆瘦燕、朱汝功两位学者认为,这是古人通过实践得出的方法,即在土王于时而气平无恙情况下,补之使实,则犯制水之忌,水亏无以克火,火旺则更伐金,非但不能取得效果,反而会造成恶性循环,故而提出补水,因为水壮盛则可制火,火衰则不烁金,金虚得治,金坚而能克木,则木平。据此可以推论,火实水虚,在金平无恙时,可以补木泻土;土实木虚,在水平无恙时,可以补火泻金;金实火虚,在木平无恙时,可以补土泻水;水实土虚,在火平无恙时,可以补金泻木。这是陆、朱两位学者对"泻南补北"发挥而成的一类配穴方法,可作为临床的参考。见表22。

表22　"泻南补北"配穴方法参考

病机	治疗		前提条件
木实金虚	补水	泻火	土平无恙
肝实肺虚	阴谷通谷	少府劳宫阳谷	脾胃不病
火实水虚	补土	泻土	金平无恙
心实肾虚	大敦足临泣	太白足三里	肺脏不病
土实木虚	补火	泻金	水平无恙
脾实肝虚	少府劳宫阳谷	经渠商阳	肾脏不病
金实火虚	补土	泻水	木平无恙
肺实心虚	太白足三里	阴谷通谷	肝脏不病
水实土虚	补金	泻木	火平无恙
肾实脾虚	经渠商阳	大敦足临泣	心脏不病

三、泻井刺荥法

七十三难论述了泻井刺荥法,《难经经释》《难经集注》《针灸问对》加以阐释和补充。

七十三难曰:"诸井者,骨肉浅薄,气少不足使也,刺之奈何? 然,诸井者,木也;荥者,火也。火者,木之子。当刺井者,以荥泻之"。元·滑寿《难经本义》对此注解云:"诸经之井,皆在手足指梢,肌肉浅薄之处,气少,不足使为补泻也。故设当刺井者,只泻其荥。以井为木,荥为火。火者,木之子也。详越人此说,专为泻井者言也。若当补井,则必补其合。故引《经》言补者不可以为泻,泻者不可以为补,各有攸当也。补泻反则病益笃,而有实实虚虚之患,可不谨欤!"因为井穴位处指(趾)端,难以实施补泻手法,清·徐大椿《难经经释》云:"诸井皆在手足指末上,故云肌肉浅薄。气藏于肌肉之内,肌肉少,则气亦微。不足使,谓补泻不能相应也。"故《难经》提出了泻井刺荥法,即当取井穴施泻法时,可以取荥穴代替,主要适应于慢性病的实证。即须泻井时,采用"实则泻其子"的方法,取荥穴以泻之。《难经》中未言及补井之法,《难经集注》引宋·丁德用之说,做了进一步说明,"井为木,是火之木;荥为火,是木之子。故肝木实,泻其荥,肝木气虚不足,补其合。泻之复不能补,古言不可以为补也。"明·汪机《针灸问对》云:"此说为泻井者言也,若当补井,则必补其合。"因此有"泻井须泻荥,补井当补合"之说。如取肺经的井穴少商施泻法时,可以取荥穴鱼际代之;取肺经的井穴少商施补法时,可以取合穴尺泽代之。其他十一经以此类推。"刺井须泻荥,补井当补合",实际是五输穴子母补泻的又一种变通配穴方法,详见表23。

表23 "泻井当泻荥,补井当补合"取穴表(按十二经流注顺序排序)

经脉(属性)	泻井当泻荥(属性)	补井当补合(属性)
手太阴肺经(金)	鱼际(火)	尺泽(水)
手阳明大肠经(金)	二间(水)	曲池(土)
足阳明胃经(土)	内庭(水)	足三里(土)
足太阴脾经(土)	大都(火)	阴陵泉(水)
手少阴心经(火)	少府(火)	少海(水)
手太阳小肠经(火)	前谷(水)	小海(土)
足太阳膀胱经(水)	足通谷(水)	委中(土)
足少阴肾经(水)	然谷(火)	阴谷(水)
手厥阴心包经(相火)	劳宫(火)	曲泽(水)
手少阳三焦经(相火)	液门(水)	天井(土)
足少阳胆经(木)	侠溪(水)	阳陵泉(土)
足厥阴肝经(木)	行间(火)	曲泉(水)

【相关原文校释】

第六十九难

【原文】

六十九难曰：经言虚者补之，实者泻之，不实不虚，以经取之。何谓也？

然：虚者补其母，实者泻其子[1]，当先补之，然后泻之[2]。不实不虚，以经取之者，是正经自生病[3]，不中他邪也，当自取其经，故言以经取之。

【校释】

[1] 虚者补其母，实者泻其子：生我者母，我生者子。根据五行学说"母能令子虚，子能令母实"的理论，对某一脏(经)的虚证，应用补其母脏(经)或母穴的方法治疗；实证则应用泻其子脏(经)或子穴的方法治疗。

[2] 当先补之，然后泻之：此八字当系衍文，应删。滑寿曰："先补后泻，即后篇阳气不足，阴气有余，当先补其阳而后泻其阴之意，然于此义不属，非阙误即衍文也。"

[3] 正经自生病：指本经原发病，并非由于受他经虚实病变影响而致疾患。

第七十难

【原文】

七十难曰：经言春夏刺浅，秋冬刺深者，何谓也？

然：春夏者，阳气在上，人气亦在上，故当浅取之；秋冬者，阳气在下，人气亦在下，故当深取之。

春夏各致一阴，秋冬各致一阳者，何谓也？

然：春夏温，必致一阴者，初下针，沉之至肾肝之部，得气，引持之阴也[1]。秋冬寒，必致一阳者，初内针，浅而浮之至心肺之部，得气，推内之阳也[2]。是谓春夏必致一阴，秋冬必致一阳。

【校释】

[1] 春夏温，必致一阴者，初下针，沉之至肾肝之部，得气，引持之阴也：致，取也。引持，提引。引持之阴，谓提举针体，以引肝肾阴气上达阳分。滑寿曰："春夏气温，必致一阴者，春夏养阳之义也。初下针，即沉之至肾肝之部，俟其得气，乃引针而提之，以至于心肺之分，所谓致一阴也。"

[2] 秋冬寒，必致一阳者，初内针，浅而浮之至心肺之部，得气，推内之阳也：推，送也。内，纳入。推内之阳，谓将针插入，以推送心肺的阳气深达阴分。滑寿曰："秋冬气寒，必致一阳者，秋冬养阴之义也。初内针，浅而浮之至心肺之部，俟其得气，推针而内之，以达于肾肝之分，所谓致一阳也。"

第七十一难

【原文】

七十一难曰：经言刺荣无[1]伤卫，刺卫无伤荣，何谓也？

然:针阳者,卧针而刺[2]之;刺阴者,先以左手摄按[3]所针荣俞之处,气散乃内针。是谓刺荣无伤卫,刺卫无伤荣[4]也。

【校释】

[1] 无:通毋,不要、禁止的意思。

[2] 卧针而刺:指横刺。

[3] 摄按:摄,牵曳引持。按,按摩。摄按,就是以手往来按摩,目的是使所针之处的卫气散开。

[4] 刺荣无伤卫,刺卫无伤荣:滑寿曰:"荣为阴,卫为阳,荣行脉中,卫行脉外,各有深浅也。用针之道亦然。针阳,必卧针而刺之者,以阳气轻浮,过之恐伤于荣也。刺阴者,先以左手按所刺之穴,良久,令气散乃内针,不然,则伤卫气也。"

第七十二难

【原文】

七十二难曰:经言能知迎随之气,可令调之;调气之方,必在阴阳。何谓也?

然:所谓迎随者,知荣卫之流行,经脉之往来也,随其逆顺而取之,故曰迎随[1]。调气之方,必在阴阳[2]者,知其内外表里,随其阴阳而调之,故曰调气之方,必在阴阳。

【校释】

[1] 迎随:经脉之气的运行,均有一定方向,即《灵枢·逆顺肥瘦》篇"手之三阴,从脏(胸)走手;手之三阳,从手走头;足之三阳,从头走足;足之三阴,从足走腹"。凡迎着经脉之气运行方向进行针刺,叫做迎,逆针以夺其气,是为泻法;随着经脉之气运行的方向进行针刺,叫做随,顺针以济其气,是为补法。

[2] 调气之方,必在阴阳:方,法也。在,察也。滑寿曰:"内为阴,外为阳,表为阳,里为阴,察其病之在阴在阳而调之也。"

第七十三难

【原文】

七十三难曰:诸井者,肌肉浅薄,气少,不足使[1]者也,刺之奈何?

然:诸井者,木也;荣者,火也。火者,木之子,当刺井者,以荣泻之。故经言补者不可以为泻,泻者不可以为补[2],此之谓也。

【校释】

[1] 使:用也,这里指使用补泻之法。

[2] 补者不可以为泻,泻者不可以为补:滑寿曰:"设当刺井者,只泻其荣。以井为木,荣为火,火者,木之子也。详越人此说,专为泻井者言也。若当补井,则必补其合,故引经言补者不可以为泻,泻者不可以为补,各有攸当也。"

第七十四难

【原文】

七十四难曰:经言春刺井,夏刺荣,季夏刺俞,秋刺经,冬刺合者,何谓也?

然:春刺井者,邪在肝[1];夏刺荣者,邪在心;季夏刺俞者,邪在脾;秋刺经者,邪在肺;冬刺合者,邪在肾。

其肝、心、脾、肺、肾而系于春夏秋冬者何也:

然:五脏一病,辄有五也。假令肝病,色青者肝也,臊臭者肝也,喜酸者肝也,喜呼者肝也,喜泣者肝也。其病众多,不可尽言也。四时有数,而并系于春夏秋冬者也[2]。针之要妙在于秋毫者也。

【校释】

[1] 春刺井者,邪在肝: 张世贤曰:"井属木,春主肝木而应井,肝木有邪,井能主之,春刺井以除肝邪,恐木土也。"余准此。

[2] 四时有数,而并系于春夏秋冬者也: 徐大椿曰:"其病众多,言五者之变,不可胜穷。四时有数,言病虽万变,而四时实有定数,治之之法,总不出此,其道简约易行。"

第七十五难

【原文】

七十五难曰:经言东方实,西方虚,泻南方,补北方[1],何谓也?

然:金木水火土,当更相平[2]。东方木也,西方金也。木欲实,金当平之;火欲实,水当平之;土欲实,木当平之;金欲实,火当平之,水欲实,土当平之。东方肝也,则知肝实;西方肺也,则知肺虚。泻南方火,补北方水。南方火,火者木之子也;北方水,水者木之母也。水胜火,子能令母实,母能令子虚,故泻火补水,欲令金不得平木[3]也。经曰:不能治其虚,何问其余。此之谓也。

【校释】

[1] 东方实,西方虚,泻南方,补北方: 东方言肝木,西方言肺金,南方指心火,北方指肾水。草刘三越曰:"东方实四句,当言虚劳证因也。东方实,西方虚,此两句言病证;泻南方,补北方,此两句言病因而及治法也。"

[2] 金木水火土,当更相平: 更相平,更递相制约。任锡庚曰:"欲,将然也。东方之木将实,西方之金当可平之;南方之火将实,北方之水当可平之,此金克木,水克火,乃五行自然之性……文固以四方立言,而大义则应于人身脏腑也。必令如此,乃得脏腑之平。"

[3] 欲令金不得平木: 滑寿曰:"金不得平木,不字疑衍",并曰:"泻南方火者,夺子之气,使食母之有余;补北方水者,益子之气,使不食于母也。如此则过者退,而抑者进,金得平其木,而东西二方,无复偏胜偏亏之患矣。"

第七十六难

【原文】

七十六难曰:何谓补泻?当补之时,何所取气?当泻之时,何所置气[1]?

然:当补之时,从卫取气;当泻之时,从荣置气[2]。其阳气不足阴气有余,当先补其阳,而后泻其阴;阴气不足,阳气有余,当先补其阴,而后泻其阳。荣卫通行,此其要也。

【校释】

[1] 当补之时,何所取气?当泻之时,何所置气:气,泛指经气。取气,取其气以补虚。置,弃置,放散的意思。置气,散其气以泄实。

[2] 当补之时,从卫取气;当泻之时,从荣置气: 荣、卫,荣行脉中、卫行脉外,荣卫这里代表部位的深浅。从卫取气,即先浅刺,得气后推向深处,以收敛流散之气入内,为补法。从荣置气,先深刺,得气后提至浅处,以放散积滞之气外出,为泻法。

第七十七难

【原文】

七十七难曰：经言上工治未病，中工治已病[1]者，何谓也？

然：所谓治未病者，见肝之病，则知肝当传之与脾，故先实其脾气，无令得受肝之邪，故曰治未病焉。中工治已病者，见肝之病，不晓相传，但一心治肝，故曰治已病也。

【校释】

[1] 上工治未病，中工治已病：丹波元胤：按上工治未病，不治已病，见于《灵枢·逆顺》篇，谓刺邪之未盛与已衰，而为其治，五脏传邪之义。又见于《金匮要略》。

第七十八难

【原文】

七十八难曰：针有补泻，何谓也？

然：补泻之法，非必呼吸出内针[1]也。知为针者，信其左；不知为针者，信其右[2]。当刺之时，必先以左手厌[3]按所针荥俞之处，弹而努之，爪而下之[4]，其气之来，如动脉之状，顺针而刺之[5]，得气因推而内之，是谓补[6]；动而伸之，是谓泻[7]。不得气，乃与男外女内[8]。不得气，是为十死不治也。

【校释】

[1] 呼吸出内针：呼吸补泻之法，吸气进针，呼气出针，摇大针孔，为泻法；呼气进针，吸气出针，按压针孔，为补法，见于《素问·调经论》《素问·离合真邪论》。

[2] 知为针者，信其左；不知为针者，信其右：信，信赖、善用的意思。信其左，言在针刺时，信用其左手押穴，即下文"弹而努之，爪而下之"。信其右，只信用持针的右手，即上文"呼吸出内针"。

[3] 厌：同压，指从上往下增加压力。

[4] 弹而努之，爪而下之：弹，以指弹击所针穴处的皮肤。努，通怒，即怒张，指脉络肌肉紧张。弹而怒之，即在进针穴位上，轻弹皮肤，使脉络和肌肉怒张，气血贯注。爪而下之，指用爪甲向下掐切进针穴位，一可起到固定针穴作用，二可使皮肤感觉变迟钝，减轻进针痛感。

[5] 顺针而刺之：顺，循、乘也。顺针而刺之，谓乘其气至而针刺。

[6] 推而内之，是谓补：内，纳入深部。推而内之，谓得气后，即将针推进而纳入深部，以济气之不足，这就是补法。

[7] 动而伸之，是谓泻：动，摇动。伸，舒展。动而伸之，即摇动针身浅提，以引气外出，泄其滞气，即为泻法。

[8] 不得气，乃与男外女内：外、内，指浅刺、深刺的提插法。男外女内，即男子浅提、女子深插的方法，以此提插法激动经气，以候气来。

第七十九难

【原文】

七十九难曰：经言迎而夺之[1]，安得无虚？随而济之[2]，安得无实？虚之与实，若得、若失[3]；实之与虚，若有、若无[4]。何谓也？

然：迎而夺之者，泻其子也；随而济之者，补其母也。假令心病[5]，泻手心主俞，是谓迎而夺之者也；补手心主井，是谓随而济之者也。所谓实之与虚者，牢濡之意也。气来牢实者为得，濡虚者为失，故曰若得若失也。

【校释】

[1] 迎而夺之：迎，逆也。夺，强取。迎而夺之，指迎逆经脉之气而强取的泻法。

[2] 随而济之：随，顺也。济，援助、增益。随而济之，指顺随经脉之气而助益的补法。

[3] 虚之与实，若得、若失：即虚证用补法后，患者感觉正气充实，症状好转，若有所得；实证用泻法后，患者感觉邪气衰退，症状减轻，若有所失。

[4] 实与之虚，若有、若无：是指在针刺时，医生指下有紧牢充实的感觉为有气，即下文"气来牢实者为得"；医生指下有软弱空虚的感觉为无气，即下文"濡虚者为失"。有气则虚证得补；无气则实证得泻。

[5] 假令心病：滑寿曰："此假心为例，而补泻则云手心主，即《灵枢》所谓少阴无俞者也。"

第八十难

【原文】

八十难曰：经言有见[1]如入、有见如出者，何谓也？

然：所谓有见如入[2]者，谓左手见气来至乃内针，针入见气尽乃出针。是谓有见如入、有见如出也。

【校释】

[1] 见：同现，出现、显现的意思。下同。

[2] 有见如入：滑寿曰："所谓有见如入下，当欠'有见如出'四字"，可参。

第八十一难

【原文】

八十一难曰：经言无实实虚虚，损不足而益有余，是寸口脉耶？将病自有虚实耶？其损益奈何？

然：是病[1]，非谓寸口脉也，谓病自有虚实也。假令肝实而肺虚，肝者木也，肺者金也，金木当更相平，当知金平木[2]。假令肺实而肝虚微少气，用针不补其肝，而反重实其肺，故曰实实虚虚，损不足而益有余。此者中工之所害也。

【校释】

[1] 是病：滑寿曰："'是病'二字，非误即衍。"可参。

[2] 知金平木：犹言理当佐金平木。

主要参考书目

明·王九思,等. 难经集注,北京: 人民卫生出版社,1956

元·滑寿. 难经本义,北京: 商务印书馆,1956

明·熊宗立. 勿听子俗解八十一难经,北京: 中医古籍出版社,1983

明·张世贤. 图注八十一难经辨真,北京: 中医古籍出版社,2001

清·徐大椿. 难经经释,南京: 江苏科学技术出版社,1985

清·丁锦. 古本难经阐注,上海: 上海科学技术出版社,1959

清·叶霖. 难经正义,上海: 上海科学技术出版社,1981

清·俞震. 古今医案按,上海: 上海科学技术出版社,1959

民国·张寿颐. 难经汇注笺正,太原: 山西科学技术出版社,2013

日·丹波元胤. 难经疏证,北京: 人民卫生出版社,1957

黄竹斋. 黄竹斋医学全书,天津: 天津科学技术出版社,2011

凌耀星. 难经校注,北京: 人民卫生出版社,2013

烟建华. 难经讲义,北京: 中国科学文化出版社,2002

郭霭春,郭洪图. 八十一难经集解,天津: 天津科学技术出版社,1984

烟建华,等. 医道求真,北京: 人民军医出版社,2007

李今庸. 读古医书随笔,北京: 人民卫生出版社,1984

甄志亚. 中国医学史,上海: 上海科学技术出版社,1984

翟双庆,王长宇. 王洪图内经临证发挥,北京: 人民卫生出版社,2006

烟建华. 难经理论与实践,北京: 人民卫生出版社,2009